A laboratory Manual

생명공학 의약품 표준시험서

부제: 생명공학 제품 개발을 위한 안전성 · 유효성 보증 실험 길잡이

박 순 희

Standard Bioassay Methods for Biotechnology Products and Biopharmaceuticals

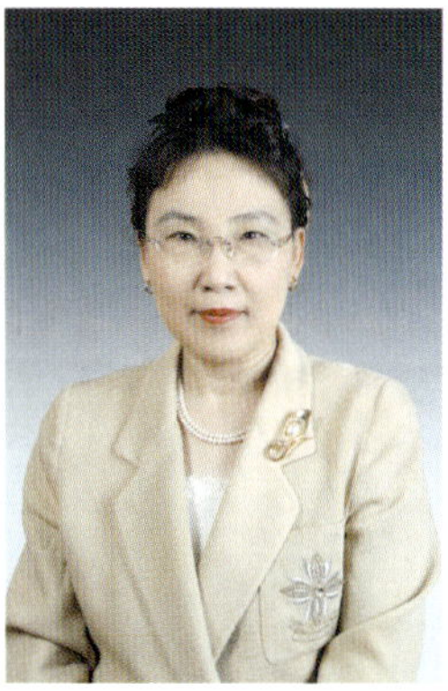

박 순 희(朴 順 姬)
식품의약품안전청 과장(현)
서강대학교 생명과학과 졸업, 서울대학교 미생물학과 석사,
미국 워싱턴주립대학교 미생물학과 박사

훈장 수훈(과학기술훈장 진보장)
국제보건기구(WHO) 생물생명공학의약품 전문위원
국제기구 OECD/IPCS 독성 유전체프로그램 자문위원
국제파필로마바이러스학회 이사
미국 FDA/NCTR 협력동의서 체결(LOA) 및 업무 실무책임자

고려대학교 생명공학원 겸임교수 및 고려대 생물법제학 운영위원
한림대학교 산학협력단 겸임교수
여성생명과학포럼 이사
한국여성과학기술단체총연합회 대의원
보건복지부 예방접종위원회 파필로마바이러스분과위원
산업자원부 생물산업기술인력 단기인력양성프로그램운영위원

한국생명공학연구원 바이러스종양연구실장(역임) 및 우수실험실상 수상
식품의약품안전청 바이러스제제과장, 혈액제제과장, 바이러스백신팀장 (역임)
서강대학교 생명과학과 겸임교수(역임)
대한여성과학기술인회 부회장(역임)
2006 년도 '올해의 와이즈멘토' 수상
국가과학기술지도작성참여 및 과학문화진흥
논문 (총 120 여편), 리뷰지(20 여편), 특허: 등록 10 건 이상
저서: 생명이란 무엇인가(공역), 생활 속의 과학이야기(공저), 과학으로 맛있는 직업 따라 하기(공저), On the convergence of Bio-, Information, Environmental, Energy, Space, and Nano-technologies(coeditor) 및 BT 섹션 책임편집 등

1) 훈장 & 훈장증

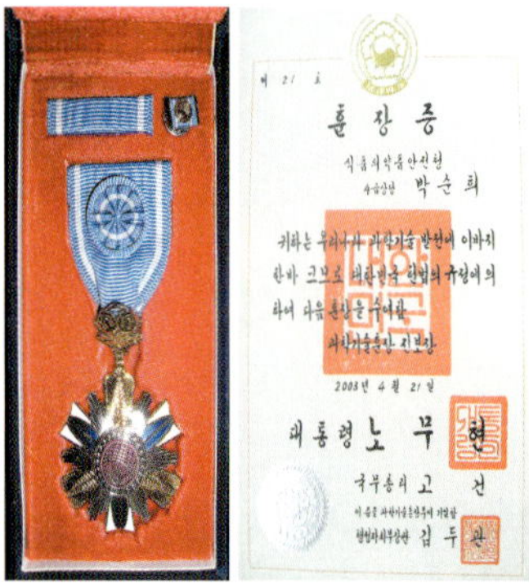

2) WHO생물의약품 전문위원 위촉장

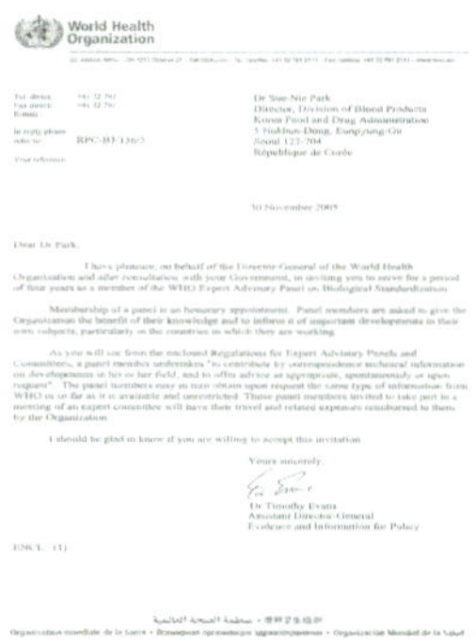

3) 국가생물의약품표준품 사업 기획

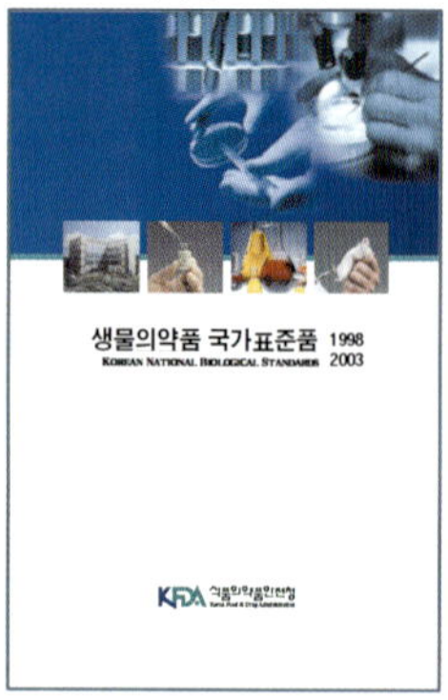

4) 산학연관 공동국제심포지움 기획

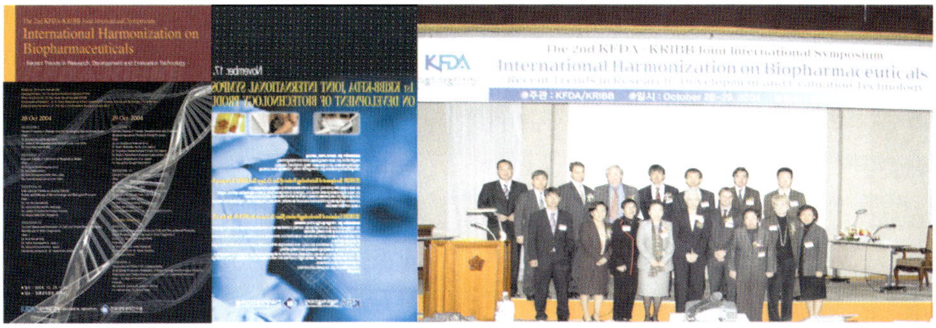

5)국제파필로마바이러스학회이사

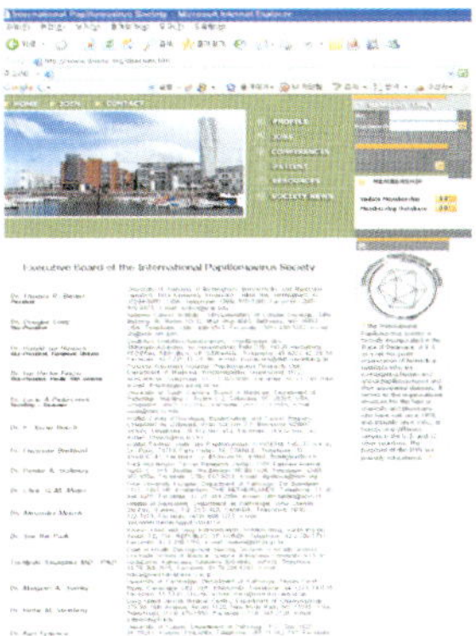

6)OECD/IPCS(WHO) 독성 유전체 프로그램 자문위원

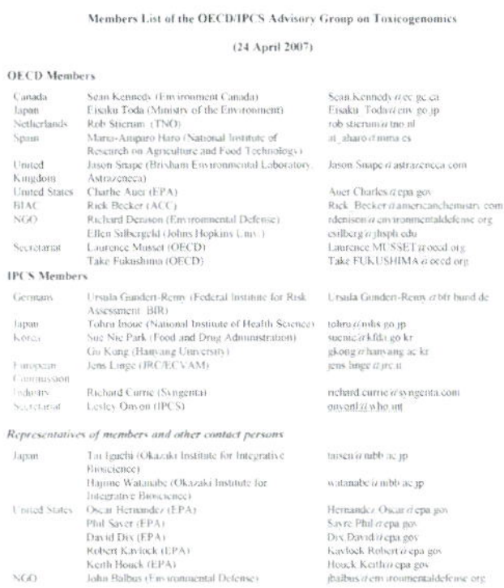

Members List of the OECD/IPCS Advisory Group on Toxicogenomics

(24 April 2007)

OECD Members

Canada	Sean Kennedy (Environment Canada)	Sean.Kennedy@ec.gc.ca
Japan	Eisaku Toda (Ministry of the Environment)	Eisaku_Toda@env.go.jp
Netherlands	Rob Stierum (TNO)	rob.stierum@tno.nl
Spain	Maria-Amparo Haro (National Institute of Research on Agriculture and Food Technology)	at_aharo@mma.es
United Kingdom	Jason Snape (Brixham Environmental Laboratory, Astrazeneca)	Jason.Snape@astrazeneca.com
United States	Charlie Auer (EPA)	Auer.Charles@epa.gov
BIAC	Rick Becker (ACC)	Rick_Becker@americanchemistry.com
NGO	Richard Denison (Environmental Defense)	rdenison@environmentaldefense.org
	Ellen Silbergeld (Johns Hopkins Univ.)	esilberg@jhsph.edu
Secretariat	Laurence Musset (OECD)	Laurence.MUSSET@oecd.org
	Take Fukushima (OECD)	Take.FUKUSHIMA@oecd.org

IPCS Members

Germany	Ursula Gundert-Remy (Federal Institute for Risk Assessment, BfR)	Ursula.Gundert-Remy@bfr.bund.de
Japan	Tohru Inoue (National Institute of Health Science)	tohru@nihs.go.jp
Korea	Sue Nie Park (Food and Drug Administration)	suenie@kfda.go.kr
	Gu Kong (Hanyang University)	gkong@hanyang.ac.kr
European Commission	Jens Linge (JRC/ECVAM)	jens.linge@jrc.it
Industry	Richard Currie (Syngenta)	richard.currie@syngenta.com
Secretariat	Lesley Onyon (IPCS)	onyonl@who.int

Representatives of members and other contact persons

Japan	Tai Iguchi (Okazaki Institute for Integrative Bioscience)	taisen@nibb.ac.jp
	Hajime Watanabe (Okazaki Institute for Integrative Bioscience)	watanabe@nibb.ac.jp
United States	Oscar Hernandez (EPA)	Hernandez.Oscar@epa.gov
	Phil Sayer (EPA)	Sayre.Phil@epa.gov
	David Dix (EPA)	Dix.David@epa.gov
	Robert Kavlock (EPA)	Kavlock.Robert@epa.gov
	Keith Houck (EPA)	Houck.Keith@epa.gov
NGO	John Balbus (Environmental Defense)	jbalbus@environmentaldefense.org

7) '2006 ;올해의 와이즈 멘토' 상 수상

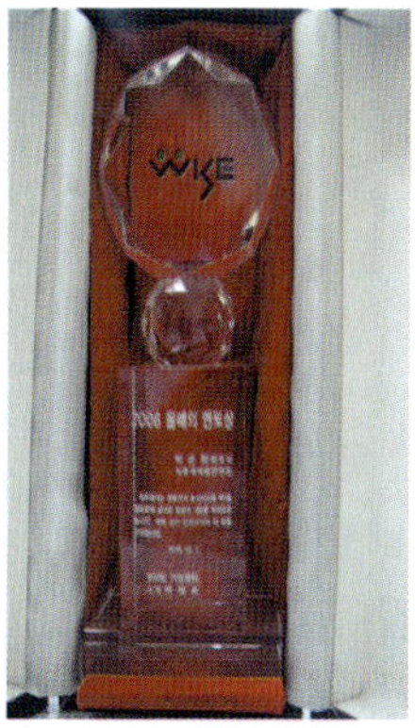

8) FDA/NCTR LOA Liason

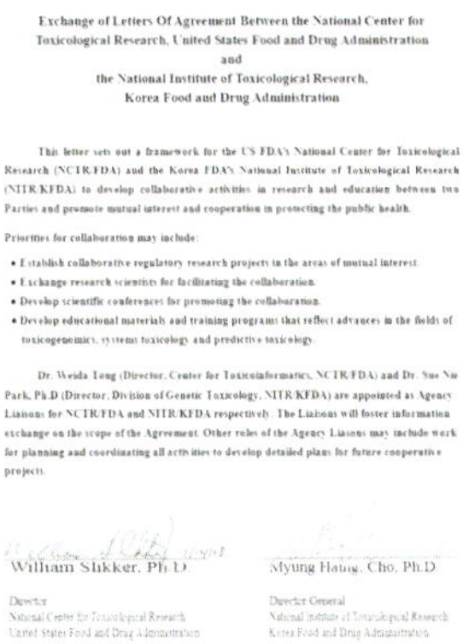

Exchange of Letters Of Agreement Between the National Center for Toxicological Research, United States Food and Drug Administration and the National Institute of Toxicological Research, Korea Food and Drug Administration

This letter sets out a framework for the US FDA's National Center for Toxicological Research (NCTR/FDA) and the Korea FDA's National Institute of Toxicological Research (NITR/KFDA) to develop collaborative activities in research and education between two Parties and promote mutual interest and cooperation in protecting the public health.

Priorities for collaboration may include:

- Establish collaborative regulatory research projects in the areas of mutual interest.
- Exchange research scientists for facilitating the collaboration.
- Develop scientific conferences for promoting the collaboration.
- Develop educational materials and training programs that reflect advances in the fields of toxicogenomics, systems toxicology and predictive toxicology.

Dr. Weida Tong (Director, Center for Toxicoinformatics, NCTR/FDA) and Dr. Sue Nie Park, Ph.D (Director, Division of Genetic Toxicology, NITR/KFDA) are appointed as Agency Liaisons for NCTR/FDA and NITR/KFDA respectively. The Liaisons will foster information exchange on the scope of the Agreement. Other roles of the Agency Liaisons may include work for planning and coordinating all activities to develop detailed plans for future cooperative projects.

William Slikker, Ph.D
Director
National Center for Toxicological Research
United States Food and Drug Administration

Myung Haing, Cho, Ph.D
Director General
National Institute of Toxicological Research
Korea Food and Drug Administration

9)한국생명공학연구원 우수실험실 수상

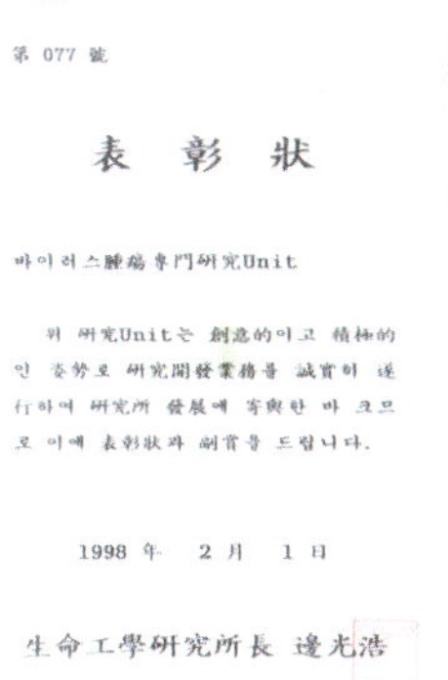

第 077 號

表 彰 狀

바이러스腫瘍專門硏究Unit

위 硏究Unit는 創意的이고 積極的인 姿勢로 硏究開發業務를 誠實히 遂行하여 硏究所 發展에 寄與한 바 크므로 이에 表彰狀과 副賞을 드립니다.

1998 年 2 月 1 日

生命工學硏究所長 邊光浩

10)과학기술인 예술의밤

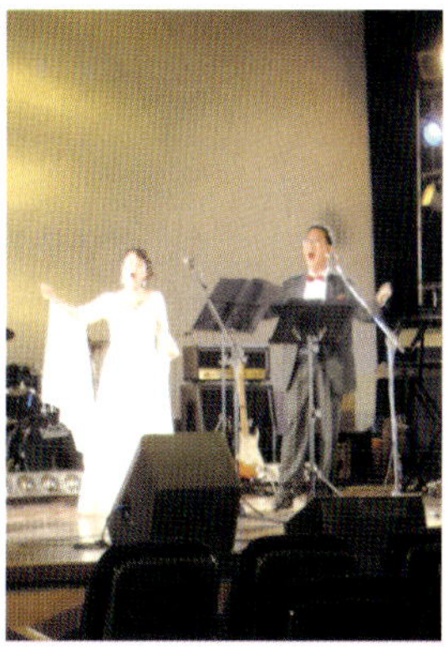

발 간 사

최근 바이오산업은 유전체(genomics) 및 단백체 (proteomics) 연구와 더불어 포스트지놈시대(Post Genome Era)에 돌입하여 급속히 발전하고 있으며 21세기 세계 경제를 주도할 핵심산업으로 부상하고 있습니다. 이에 따라 세계 각 국은 최첨단 생명공학 기술 경쟁과 바이오산업 육성에 나서고 있으며 경쟁우위 선점을 위하여 막대한 지원을 아끼지 않고 있습니다.

우리나라도 21세기에 바이오산업을 정보통신산업(IT) 이후의 차세대 주력산업 즉, 차세대 성장동력 산업으로 추진하는 등의 전략적 투자를 천명하고 실행해 나가고 있습니다. 한편, 바이오산업 중에서도 질병의 예방, 치료 또는 진단을 위한 생물•생명공학의약품은 그 시장규모가 가장 크며 또한 개발 전망이 밝고 관련 연구가 활발한 연구 분야 중 하나라고 할 수 있습니다.

그런데 이러한 백신, 혈액제제, 재조합단백질치료제, 유전자치료제, 세포치료제, 세포조직공학제제, 첨단진단제제 등 생물•생명공학의약품은 물론 나아가서 BT, IT, NT기술에 의한 융합제품의 허가에 있어서는 안전하고 유효한 제품의 허가, 즉 유효성(efficacy)과 안전성 (safety)의 확보가 국민 건강과 복지 증진에 직결되어 있어 제품 허가의 신속성 못지 않게 안전성 확보의 중요성에 대한 인식 또한 국내•외에서 급격히 고조되고 있는 실정입니다.

따라서 국내에서도 생물•생명공학의약품의 제품허가를 담당하는 식품의약품안전청(식약청)에서는 관련 국가경쟁력을 확보하는데 일역을 담당하고자 다각도로 노력할 뿐만 아니라, 특히 품질이 우수하고 안전성이 확보 되어 국제적으로 경쟁력이 있는 제품이 신속하게 허가될 수 있도록 제도적 마련을 하는 등의 노력을 경주하여 왔습니다.

이에, 생물•생명공학의약품의 허가 관련 기술적 평가 업무를 담당하고 있는 식약청 생물의약품본부에서는 제제의 안전성, 유효성 그리고 품질평가와 관련하여 국제보건기구(WHO)와 국제조화협력체(ICH), 그리고 미국, 유럽 등 선진국의 기준, 규격, 지침서 등을 면밀히 검토하여 국내 실정에 맞는 지침서와 가이드 등을 제정해오고 있습니다. 이러한 노력의 일환으로 본 저자도 세포주(cell line) 등에서 생산한 재조합백신과 치료제 등 관련 '생물의약품 생산에 사용되는 세포기질관리 가이드' 및 바이러스 오염 제거 및 검증 관련 지침서인 '세포주로부터 개발한 생물공학 제제의 바이러스 안전성 평가 가이드' 등을 포함 다수의 가이드 발간에 참여한 바 있습니다.

한편 본 저자는 국내에서 생명공학제품 등 생물의약품 개발 연구자들이나 개발자들이 현행 국내•외 관리법에 대한 경험이 부족하여 제품개발 시 많은 시행착오를 하게 되는 것을 왕왕 경험하였습니다. 또한 제품의 평가자 및 연구자나 개발자로서 경험을 통해서 지금까지 발간하였던 몇몇 가이드나 지침서 이외에 좀 더 세부적인 가이드가 필요한 부분들이 있음을 알게 되었습니다. 바로 그 중의 하나가 기본적인 시험법에 대한 기술문서나 표준문서이고 바로 본 표준시험서와 같은 자료집, 즉 건축설계도나 시방서와 같은 자료집이라고 판단되어 공저자들과 협력으로 미흡하나마 본 서를 발간하게 되었습니다.

본 '생명공학 의약품 표준시험서'가 생명공학제품의 개발을 위한 비임상 및 임상용 시험물질 생산 및 관리 그리고 나아가서 제품의 생산공정 설계 시, 규격설정 및 기준 및 시험방법 작성•검토 등에 참고자료로 널리 활용되기 바랍니다. 나아가 일반실험실에서도 Cold Spring Harbor 실험실 간행 Molecular Cloning(분자클로닝) 시험서처럼 실험실에 두고 실험실의 정도관리의 모델자료로서 활용되기를 바라면서 관련 전문가들의 관심과 많은 조언을 부탁드립니다.

본 서를 발간하는데 물심 양면으로 지원을 아끼지 않으신 산업자원부의 생물의약품 단기양성과제 사업을 주관하고 추진해온 생물산업협회 김문기 이사님과 고려대학교 생물법제학 김찬화교수님을 포함한 관련 제위, 그리고 산업자원부 관계자 여러분에게 충심으로 감사드립니다.

박 순 희

추 천 사

바이오산업은 미래첨단산업으로 향후 우리나라의 먹거리를 책임질 산업 중의 하나로 평가되고 있습니다. 바이오산업 중에서도 바이오의약품은 그 시장규모가 가장 크고 발전 전망도 밝은 것으로 알려져 있습니다. 그러나 국내 바이오의약품 시장규모는 전 세계시장의 2%에도 미치지 못할 정도로 왜소하고, 품목당 평균 매출액도 50억원/년 정도이어서 국내시장만으로는 우리나라의 먹거리를 책임질 수 없는 실정입니다. 따라서 전세계 시장의 85%에 이르는 미국, 유럽 등 선진국 시장으로 진출할 수 있는 수출 주도형 산업으로의 전환이 필수적으로 요구됩니다. 그러나 선진국 시장에 진출하기 위해서는 선진국에서 요구하는 인.허가와 GMP 준수가 필수적입니다. 또한 최근의 한•미 FTA, 한•EU FTA 등으로 국내 의약품시장의 개방의 위기와 선진국시장 진출의 기회가 동시에 주어진 상황입니다. 이러한 위기의 상황을 기회로 전환하기 위해서는 선진국 수준에 부합하는 GMP 기술과 전문인력 확보가 필수적입니다.

따라서 산업자원부에서는 2002년부터 고려대학교 생명과학대학에 인력양성사업인 BT교육혁신 프로그램을 지원하여 국내에서 처음으로 생물법제학(Regulatory Sciences) 학위과정을 개설하여 생물의약품 인.허가 및 GMP 고급전문인력양성을 위한 석사 및 박사학위 프로그램을 지원하고 있습니다. 고려대학교 생물법제학 학위과정에서는 인허가 및 GMP 전문인력양성을 위한 실무위주의 교과과정을 개설하였고, 국내외 산업체 및 전문기관에서 실무경험이 풍부하신 전문가분들을 산업체 겸임교수로 모시어 강의를 진행하고 있습니다. 이미 배출된 졸업생들이 여러 기업 및 기관에서 우리나라의 GMP 기술의 선진화를 위해 크게 기여하고 있으며 이들의 역학은 더욱 확대되리라 예상되고 있습니다.

일반적으로 생물•생명공학의약품은 생체에서 유래된 물질로서, 분자구조가 복잡하고 불안정하며 활성과 기능이 완벽하게 밝혀져 있지 않고, 정제되지 않은 경우가 많습니다. 특히 이들은 일반의약품과 달리 물리.화학적 분석만으로 효능 및 역가를 평가하기 어려워 생물학적 시험방법이 이용되고 있을 뿐만 아니라, 내인성 또는 외래성 오염물질이 생리적 활성이 있거나 미생물과 같이 오염미생물이 증식하여 궁극적으로 인체에 위해를 끼칠 우려가 많습니다.

이러한 이유로 생물•생명공학의약품은 최종제품뿐만 아니라 제조원료 및 제조공정의 철저한 관리가 무엇보다 강조되고 있습니다. 그 중에서도 세포 기질은 대부분의 생물.생명공학의약품의 생산에 관여되고 있으므로 생산의 출발점이자 가장 핵심적인 요소로서, 이의 철저한 관리가 없이는 안전하고 유효한 우수 생물.생명공학의약품 생산이 불가능하다고 해도 과언이 아닐 것입니다.

특히 제품의 개발 및 판매를 위해서는 안전성과 효능을 분석하기 위해 비임상시험이나 임상시험 그리고 최종제품을 제조해서 분석해야 하는데 이 때 생산세포주나 세포기질 등의 안정성과 특성을 분석하는 등 관리함으로써 시험결과의 신뢰성과 임상시험 피험자나 최종 생산된 의약품의 사용자의 안전을 확보할 수 있게 됩니다. 그동안 식품의약품안전청에서 생물•생명공학 의약품의 연구.개발에 전념하고 있는 과학자들에게 세포기질의 올바른 취급•생산•유지•평가 방안을 제시하고자 ICH, WHO, 미국의 세포기질관리지침을 연구•분석하여 가이드들을 발간하여 왔습니다.

마침 박순희 박사님께서 그동안 고려대학교 생명과학대학의 겸임교수로써 대학원 생명공학과 생물법제학전공 교과목인 "세포주의 검증과 오염관리"에서 강의하여 오신 강의 내용을 바탕으로 실제 실무자들에게 더 필요한 보다 구체적이고 실무적인 내용으로 "생명공학 의약품의 표준시험서"를 발간하게 되었습니다. 본 서에서 ICH, WHO, 미국 가이드에서 제시하는 관리방안과 관련하여 세포주나 세포기질의 특성 분석 및 오염 검증과 제조공정 단계에서의 오염검증에 관한 몇 몇 기본시험법을 선별하여 그 시험법들에 대해 누구라도 쉽게 이해할 수 있도록 자세히 제시하는 기술문서와 표준시험법의 통합형식으로 표준시험서를 발간하게 된 것은 참으로 시기적절하다고 사료됩니다. 따라서 본 서는 바이오의약품의 생산공정 설계 시, 기준 및 시험방법 작성. 검토 등에 직접적으로 실무적인 도움을 주리라 확신합니다.

바쁘신 업무 중에도 여러 가지로 본 서를 발간하여 우리나라의 GMP 수준 향상에 큰 도움을 주신 박순희 박사님에게 감사드립니다.

고려대학교 생명과학대학
김 찬 화 교수

헌 사

아마도 이 책을 발간하기로 작정하지 않았더라면 지금보다 조금이라도 더 나은 딸이 되었을텐데 생각한다. 연로한 어머님 생각에 늘 마음자리가 무거웠다. 한번이라도 더 함께 해드리는 것이 자식된 도리임을 잘 알면서도 이 핑계 저 핑계로 자주 뵙지 못했다. 이제 드디어 이 책을 마무리하게 되어 불효가 큰 이 딸이 자주 함께 해드리지 못했음에 대한 변명으로 그리고 오랫동안 건강하게 사시기를 기도하면서 어머님 윤금산여사에게 이 책을 바친다.

차 례

Part I. 세포기질 특성분석 및 오염 검증

제 1 장. 무균시험법 1

제 2 장. Authentikit™ Isoenzyme 분석 시스템 이용 동종효소 분석에 의한 배양 세포 확인과 특성화 29

제 3 장. 써던 블롯팅 방법 이용 세포주 염색체 내 발현유전자 구조확인시험 61

제 4 장. MycoAlert® 이용 마이코플라스마 부정시험 103

제 5 장. 세 종류 검사 세포주 이용 바이러스성 오염물질 검출 *in vitro* 시험 121

제 6 장. CHO cell line 세포파쇄물(cell lysate) 에서 Porcine Parvovirus 확인 *in vitro* 분석 153

제 7 장. 정량중합연쇄반응(QPCR) 방법 이용 Bunyavius 검출 확인 175

제 8 장. 투과 전자 현미경 이용 세포주 오염 여부 판별시험 197

Part II. 제조공정 단계에서 오염 검증

제 9 장. 공정단계에서 세포유래 잔류 DNA 제거검증 233

제 10 장. Limulus Amebocyte Lysate (LAL) Kinetic-QCL® 이용 *In Vitro* 발열물질 검출시험 259

제 11 장. 곤충세포에서 생산하는 생명공학 의약품의 바이러스 제거 검증 295

책말미에 323

Part I. 세포기질 특성분석 및 오염 검증

제 1 장. 무균시험법

(Sterility Test)

오연선, 김현일

1. 서론 2

2. 목적 4

3. 적용범위 4

4. 기기 및 기구 4

5. 시약 및 시액 5

6. 흐름도 10

7. 시험방법 11

8. 결과판독 20

9. 결과 23

10. 결과기록 23

11. 참고문헌 24

제 1 장

무균시험법
(Sterility Test)

1. 서 론

생물의약품은 화학적 합성방법으로 만들어진 의약품과는 달리, 생물. 생명공학 기술을 이용하여 만든 백신, 항체의약품, 유전자 재조합 의약품, 유전자 치료제, 세포치료제, DNA 백신 등을 포함한다. 생물의약품의 발달은 생명과학 분야의 급속한 발달에 힘입어 이루어 졌다. 1950년대 이후 생명의 기본 단위인 핵산 및 단백질에 대한 연구가 활발해지면서 기존의 생화학 분야 이외에 분자 생물학이라는 분야가 태동하였고, 유전자의 개념이 확립되고 DNA의 조작이 가능해지면서 유전공학이 발달하기 시작하였으며, 생명과학의 진보에 따른 유전자재조합기술과 세포 공학 기술 등의 발전을 배경으로 치료용 단백질 대량 생산이 가능하게 되었다. 그 결과 고순도의 사람 인슐린이나 성장호르몬 등을 안정적으로 확보할 수 있게 되었다. 이렇듯 편리하게 대량으로 필요한 단백질을 생산할 수 있게 되었으나 그에 따라 생물의약품에 대한 안전성 문제가 대두되기 시작하였다. 안전성 문제를 해결하기 위하여 생물 의약품을 개발, 제조하는 실험실이나 회사에서는 표준화된 지침을 따라 제품을 제조하여야 하며 생산된 제품을 여러 방면에서 세포기질부터 제조공정, 완제품에 이르기까지 오염여부를 확인하는 것을 포함 안전성을 확보하기 위한 검사를 수행해야한다.

여기서 "세포기질" 이란 *in vivo* 나 *ex vivo* 로 사람에게 사용되는 생물학적제제 또는 생물공학제제의 생산에 사용될 수 있는 미생물 세포나 사람 또는 동물 세포주를 의미한다.[(3)] 세포주는 모든 후생동물을 그 기원으로 할 수 있으며, *in vitro* 에서 무한하게 증식하는 무한증식 세포주(continuous cell line)와 유한한 수명을 갖는 이배체 세포가 이에 포함된다. 미생물 유래 세포는 세균, 곰팡이, 효모, 기타 단세포 생물을 말한다.

실질적으로, '특정 생물의약품이 무균상태이다' 라고 하는 것은 특정한 배양액에서 보여지는 그리고 활발히 증식하는 미생물이 없다는 것으로 정의된다. 무균시험법은 무균상태 또는 무균상태로 만든 의약품을 적절한 배지를 써서 배양할 때 자라는 세균 또는 진균의 유무를 확인하기 위하여 시행되며 검체를 직접 배지에 담가 배양하는 직접법과 검체를 멤브레인필터를 이용하여 필터하고 그 멤브레인을 배지에 배양하는 방법인 멤브레인 필터법이 있다.

무균시험법은 흔히 배양 액의 혼탁 정도로 평가하는데 배양액이 혼탁하다는 것은 그만큼 시험된 산물이 미생물에 오염되어있다는 것을 나타낸다. 이러한 시험은 최종 산물을 가지고 시행한다. 그러나 무균시험이 시험된 산물의 전 배치(batch)의 무균상태를 입증하지는 못한다. 단지, 시험을 통과한 배치가 무균 상태이므로 동일한 공정을 거쳐 만들어진 최종 산물의 다른 배치들도 아마 무균 상태일 것이라는 점을 말해줄 뿐이다. 즉 무균시험법에는, 경중한 오염이 아닌 극미한 오염일 경우 시험을 통하여 미생물을 검출할 수 있는 확률이 낮아진다는 심각한 통계적 한계가 있다. 하지만 이러한 한계는 무균시험을 미생물을 검출하는 데에 적합한 여러 조건 하에서 시행함으로써 극복될 수도 있다. 이러한 무균시험법을 시행하는데 있어서 시험법으로 얻은 결과가 유효성을 가지도록 하려면 잘 만들어진 표준안을 따르는 것이 필요하다. 이러한 표준안을 제공하는 것 중 하나로 USP(United States Pharmacopeia)를 들 수 있다. USP 는 1820 년대에 치료제의 질을 향상시키기 위해 설립되어 의약품 등의 산물에 있어 표준화된 방침을 제시하고 있다. 1975 년 NF(National Formulary)에 병합 된 이래 매년 USP-NF 라는 지침서를 출간하고 있다. 본래 USP-NF 는 의약품 제조

과정에 대한 표준안이었는데 오랜 시간에 걸쳐 의약품 제재와 제품 등에 대한 모노그래프(monograph)로 발전하였다. 이 장에서는 무균시험법에 대한 표준안 중 USP가 제공하는 표준안에 따라 검체를 시험하는 방법을 서술하고자 한다.

2. 목적

의약품이 미생물에 오염되지 않은 상태를 무균이라 하며, 의약품 중에서 모든 미생물을 사멸시키거나 제거한 것을 멸균상태라고 하는데, 무균시험법은 무균적으로 제조된 생물의약품 혹은 관련 의약품 및 장비 등의 안전성을 확보하기 위하여 시행된다.

3. 적용범위

무균성에 대한 검증을 요구하는 생물학적 의약품, 주사제와 안과제제, 비주사제성 용품들의 시험에 적용할 수 있다.

4. 기기 및 기구

1) 클린벤치

(1) 제조회사 : 청아공조 / (2) 모델명 : CACBN-900-V

2) 멤브레인필터(membrane filter funnel)

(1) 제조회사 : Gelmal Laboratory / (2) 모델명: 1238

3) 배양기

(1) 제조회사 : 제이오텍 / (2) 모델명 : OF-11E

4) 저울

(1) 제조회사 : Mettler Toledo / (2) 모델명 : B303-S

5) pH 측정기

(1) 제조회사 : Corning / (2) 모델명 : 530

6) 냉장고

(1) 제조회사 : Corning / (2) 모델명 : 530

7) 전자 현미경(inverted microscope)

(1) 제조회사 : Nikon / (2) 모델명 : TS 100

8) 기타 실험기구

(1) 1회용 피펫 5 mL(Falcon) / (2) 1회용 피펫 10 mL(Falcon)

(3) 1회용 피펫 25 mL(Falcon) / (4) 비이커

(5) 랙(rack) / (6) 피펫 에이드(Drummond) / (7) 마이크로피펫(Gilson)

(8) 마이크로피펫 팁(Sarsted)/ (9) 메스실린더 1 L(Nalgene)

(10) 메스실린더 500 mL(Nalgene) / (11) 메스실린더 100 mL(Nalgene)

(12) 솜 / (13) 여과지 / (14) 패트리디쉬(대한과학)

5. 시약 및 시액

1) 시약

(1) 수산화나트륨(Sigma) / (2) L-시스틴(Sigma) / (3) 한천(BioShop)

(4) 염화나트륨(Sigma) / (5) 포도당(Sigma) / (6) 효모엑스(BioShop)

(7) 카제인제 펩톤(Sigma) / (8) 치오글리콜산나트륨(Sigma)

(9) 레사주린용액

(10) 미생물 균주

① *Staphylococcus aureus* (ATCC 6538, CIP 4.83, NCTC 10788, NCIMB 9518)

② *Bacillus subtilis* (ATCC 6633, CIP 52.62, NCIMB 8054)

③ *Pseudomonas aeruginosa* (ATCC 9027, NCIMB 8626, CIP 82.118)

④ *Clostridium sporogenes* (ATCC 19404, CIP 793, NCTC 532 or ATCC 11437)

⑤ *Candida albicans* (ATCC 10231, IP 48.72, NCPF 3179)

⑥ *Aspergillus niger* (ATCC 16404, IP 1431.83, IMI 149007)

2) 시액

(1) 액상치오글리콜산배지 I (세균용 배지)

L-시스틴 0.5 g, 한천 0.75 g, 염화나트륨 2.5 g, 포도당 5.0 g

효모엑스 5.0 g, 카제인제 펩톤 15.0 g, 치오글리콜산나트륨 0.5 g

레사주린용액(1000 에 1 을 넣기) 1.0 mL

① 증류수로 최종 부피 1000 mL 로 맞춤

② 모든 성분을 넣고 가열하여 녹임

③ 필요시 수산화나트륨시액(1 N)을 넣어 멸균한 다음, pH 가 6.9 ~ 7.3 이 되도록 조정

④ 필요시 완전히 식기전에 여과지로 여과

⑤ 잘 섞어 배양

⑥ 배양이 끝난 다음의 엷은 적색부분이 위로부터 1/2 이하가 되도록 표면적과 깊이가 일정비를 갖는 적당한 시험용기에 필요한 양씩 나누어 담기

⑦ 121℃에서 15 ~ 20 분간 고압증기멸균

⑧ 차광하여 상온에서 보존

⑨ 보존 중에 수분이 증발하여 유동성에 변화가 생기거나 위로부터 1/3 이상이 엷은 적색으로 변한 배지는 쓰지 않음.

(2) 액상치오글리콜산배지 Ⅱ(세균용 배지)

L-시스틴 0.5 g, 염화나트륨 2.5 g, 포도당 5.0 g

효모엑스 5.0 g, 카제인제 펩톤 15.0 g, 치오글리콜산나트륨 0.5 g

① 증류수로 최종 부피 1000 mL로 맞춤

② 조제법은 액상치오글리콜산배지 Ⅰ을 따름

(3) 대두카제인소화액체배지(진균용 배지)

카제인제펩톤 17.0 g, 대두제 펩톤 3.0 g, 염화나트륨 5.0 g

인산일수소칼륨 2.5 g, 포도당 2.5 g

① 증류수로 최종 부피 1000 mL로 맞춤

② 모든 성분을 넣고 가열하여 녹임

③ 필요시 수산화나트륨시액(1 N)을 넣어 멸균한 다음, pH 가 7.1 ~ 7.5 가 되도록 조정

④ 필요시 완전히 식기 전에 여과지로 여과

⑤ 121℃에서 15 ~ 20분간 고압증기멸균

⑥ 차광하여 상온에서 보존

(4) 세정액 A

동물세포 펩신 소화물 1 g

① 증류수로 최종 부피 1000 mL로 맞춤

② 필요시 필터하거나 원심분리

③ 멸균한 후 pH가 6.9 ~ 7.3이 되도록 조정

④ 용기에 분주하고 멸균

⑤ 페니실린이나 세파로스포린을 위한 준비 : 검액을 필터한 후 멤브레인에 존재하는 잔류 항생제 활성을 제거하기 위해 필요시 멸균된 베타락타메이즈를 위 용액 A 일정량에 넣어줌

(5) 세정액 D

① 1 mL 의 폴리소르베이트 80(1 L 의 세정액 A 당) 첨가

② 멸균한 후 pH 가 6.9 ~ 7.3 이 되도록 조정

③ 용기에 분주하고 멸균

④ 이 용액을 레시친이나 오일 혹은 멸균된 제품을 위해서 사용 할 것

(6) 세정액 K

동물세포 펩신 소화물 5 g, 육우(肉牛) 추출물 3 g

폴리소르베이트80 10 g

① 증류수로 최종 부피 1000 mL 로 맞춤

② 멸균한 후 pH 가 6.7 ~ 7.1 이 되도록 조정

③ 용기에 분주하고 멸균

3) 배지의 멸균도 시험

멸균된 각 배치의 배지 일부를 특정 배양 온도에서 14 일 동안 배양했을 때 미생물 생장이 발생하지 않는 것으로 멸균성을 확인한다.

4) 배지의 성능 시험

세균용 배지 및 진균용 배지는 <표 1>의 해당 시험균주(100 CFU / 0.1 mL 이하)를 접종하여 배양함으로써 배지 성능시험을 실시한다. 박테리아는 배양기간 3 일을 넘기지 말고, 균류는 5 일을 넘기지 말아야 한다. 미생물의 생장이 분명히 보이는 것으로 배지의 성능시험의 합격 여부를 판정한다. 배지는 조제할 때마다, 시판 액체배지는 구입할 때마다 시험한다.

(1) 액상치오글리콜산배지 Ⅰ의 일부를 따서 각각에 *Clostridium sporogenes, Pseudomonas aeruginosa, Staphylococcus aureus*를 접종한다.

(2) 액상치오글리콜산배지 Ⅱ의 일부를 따서 각각에 *Clostridium sporogenes*를 접종한다.

(3) 대두카제인소화액체배지의 일부를 따서 각각에 *Aspergillus niger, Bacillus subtilis, Candida albicans*를 접종한다.

5) 배지의 보관 : 밀봉하지 않은 용기에 보관할 경우 1달 이내에 사용하여야 하며 사용 전 2주 이내에 배지 성능 시험을 통해 성능을 입증하여야 한다. 밀봉하여 보관할 경우 1년 동안 사용 가능하며 사용 전 3달 이내에 배지 성능 시험을 통하여 성능을 입증하여야 한다.

표 1. 배지 성능 시험과 밸리데이션 시험에 적합한 미생물 균주

호기성 박테리아	
STAPHYLOCOCCUS AUREUS[*1]	ATCC 6538, CIP 4.83, NCTC 10788, NCIMB 9518
BACILLUS SUBTILIS[*2]	ATCC 6633, CIP 52.62, NCIMB 8054
PSEUDOMONAS AERUGINOSA[*3]	ATCC 9027, NCIMB 8626, CIP 82.118
혐기성 박테리아	
CLOSTRIDIUM SPOROGENES	ATCC 19404, CIP 793, NCTC 532 OR ATCC 11437
균류	
CANDIDA ALBICANS	ATCC 10231, IP 48.72, NCPF 3179
ASPERGILLUS NIGER	ATCC 16404, IP 1431.83, IMI 149007

[1] 대체 균주는 *Bacillus subtilis* (ATCC 6633)

[2] 대체 균주는 *Micrococcus luteus* (ATCC 9341)

[3] 대체 균주는 *Bacteroides vulgatus* (ATCC 8482)

6. 흐름도

<멤브레인 필터법>

1. 필터케이스의 튜브를 무균시험 장치의 펌프헤드에 연결

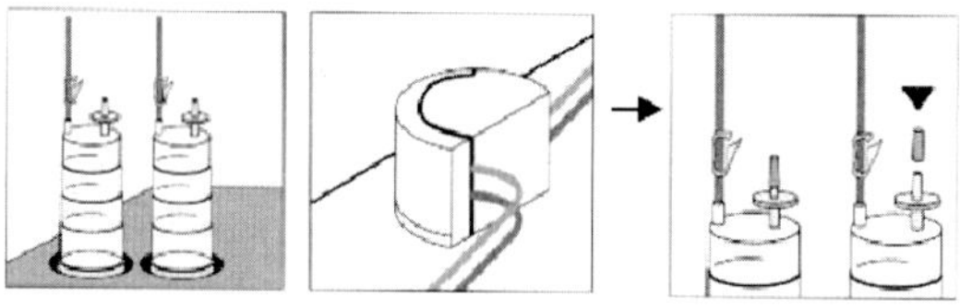

2. 필터케이스의 벤트필터를 캡으로 막기

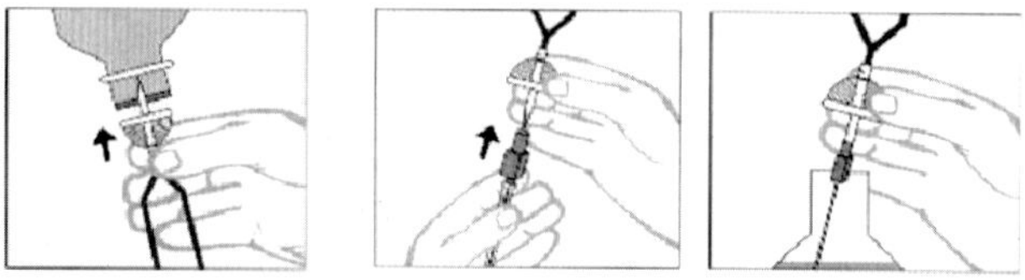

3. 검체 채취량 및 여과량에 따라 준비 한 검체에 필터 케이스의 튜브를 연결

4. 한 필터의 아랫 부분을 캡으로 막아 원위치

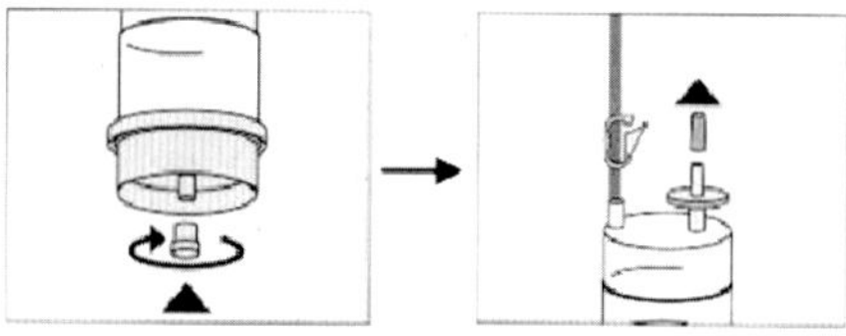

5. 아랫부분을 막은 필터 케이스의 벤트 필터부분의 붉은색 캡을 필터 케이스에서 제거

6. 무균시험장치를 가동해 아랫부분을 막은 필터 케이스에 배지 채운 후 정지 시킴

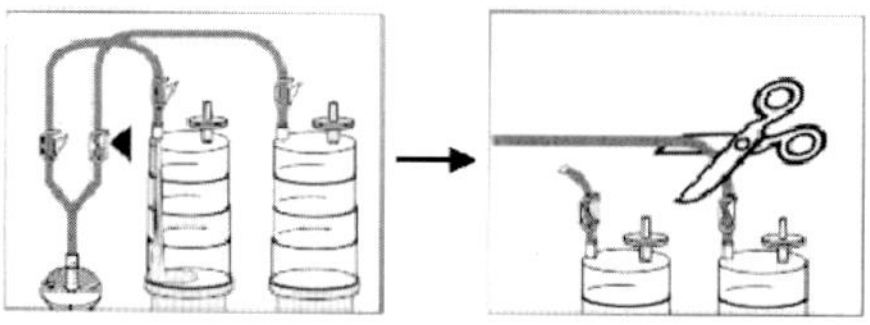

7. 무균시험장치의 Pump Head에 연결된 튜브를 가위로 절단

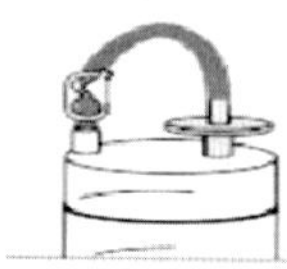

8. 절단면을 제거

<직접법>

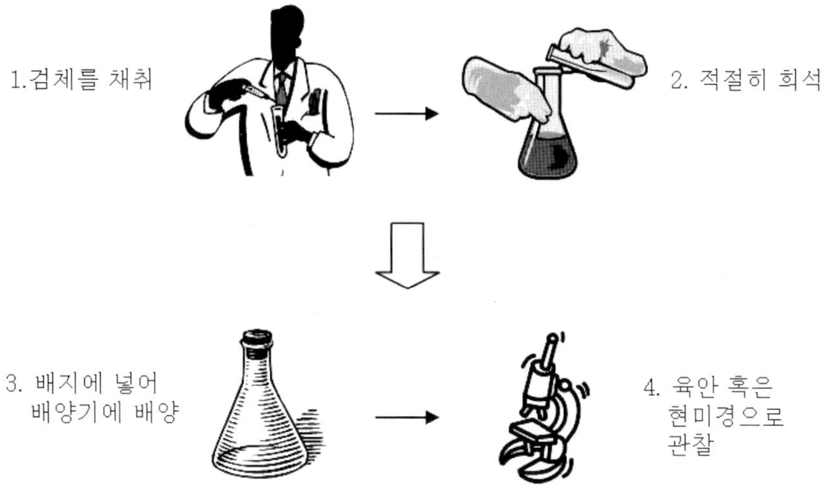

7. 시험방법

1) 멤브레인 필터법

이 법은 멤브레인필터로 검체를 여과하고 씻은 다음 그 필터를 배지에 넣거나 여과기에 배지를 넣어 배양하는 방법이다. 0.45 ㎛보다 작은 입자 크기의 멤브레인필터를 사용하며 수용액, 오일성, 약 알코올성 수용액에는 셀룰로즈 나이트레이트(cellulose nitrate) 필터를 사용하고 강한 알코올성 수용액에는 셀룰로즈 아세테이트 (cellulose acetate) 필터를 사용한다. 항생제 활성을 가지고 있는 검체를 시험할 때에는 그에 적합한 특별 필터가 필요하다. 본서에서는 멤브레인의 지름이 50 ㎜인 경우를 예로 들어 희석액과 세정액의 부피를 명기하였으므로 멤브레인의 지름이 다를 경우 희석액과 세정액의 부피는 적절히 조정되어야 한다.

(1) 여과장치

멤브레인필터는 지름 20 ~ 50 mm, 공경(membrane pore size) 0.45 μm 이하인 적당한 재질의 것을 사용한다. 여과기는 고압증기멸균법 등 적당한 방법으로 멸균이 가능하고 필터를 장착하였을 때 새거나 역류되지 않는 것을 사용한다.

(2) 검액의 조제

① 액상검체

세정액 A로 희석한 적은 양의 검액을 멤브레인필터에 주입하여 필터한다. 시험할 검액은 필요시 멸균된 세정액으로 희석하고 멤브레인필터로 옮긴다. 이때 검액의 부피는 표 2나 3을 참고하여 결정하고 옮겨진 검액은 즉시 필터한다. 만약 검액이 항생제 활성을 가지고 있다면 멤브레인을 세정액 A와 같은 적절한 세정액으로 3번 이상 필터링하여 세정한다. 그러나 항생제 활성을 제거하는데 불충분 하더라도 200 mL로 5번을 초과하여 세정하지는 않도록 한다. 전체 멤브레인을 배양액에 넣기 위해 무균상태에서 균등하게 두 조각으로 잘라서 적절한 두 배양액에 나누어 옮기거나 배지를 멤브레인필터 용기에 넣어준 뒤 14일 이상 배양한다.

② 수용성 고체(항생제 제외)

표2와 표3을 참고하여 검체를 세정액 A와 같은 적절한 용매에 녹인다. 용매의 특성에 맞는 멤브레인을 선택 사용하여 액상 검체에 기술된 방법에 따라 시험한다.

③ 오일과 오일성 용액(溶液)

낮은 점성을 가지는 오일과 오일성 수용액들은 부가적인 희석 작업 없이 건조된 멤브레인을 통해 필터할 수 있다. 점성이 높은 오일은 시험에 쓰이는 조건하에서 항생제 활성을 보이지 않는 미리스틴산 이소프로필(isopropyl myristate)과 같은 적절한 멸균된 희석액을 사용하여 희석할 수 있다. 오일을 대기압 하에서 멤브레인에 침투하게 한 후 점차적으로 흡입(suction)하거나 압력을 가하여 필터한다. 멤브레인을 100 mL 정도의 세정액 A와 같은 적절한 세정액을 사용하여 적어도 3번 이상 세정한다. 세정액에는 폴리소르베이트 80 (polysorbate 80) 1 g/L 와 같은 적절한 유화제(emulsifying agent)가 포함 되어 있어야 한다(세정액 K). 멤브레인을 배양액에 넣거나 배양액을 멤브레인필터 용기에 넣어서 액상검체에서 기술된 대로 시험을 수행한다.

④ 내용물이 함유된 주사제류

멸균된 바늘이 부착되어 있지 않은 내용물이 함유된 주사제류는 하나 혹은 두개의 별개의 멤브레인필터 깔때기 (funnel)로 분출시키거나 멤브레인필터 용기로 옮기기 전에 내용물을 나누어 빼낼 수 있는 용기 (pooling vessel)로 옮겨준다. 만약 분리할 수 있는 멸균 바늘이 부착되어 있다면 주사기의 내용물을 위에 언급한 것과 같이 직접 분출시키고 액상검체에 언급된 것과 같이 시험한다. 바늘의 무균시험은 직접법을 이용하여 수행한다.

⑤ 항생제를 제외한 주사용 고체

액상검체나 오일과 오일성 용액(溶液)에 기술된 바와 같이 시험한다.

⑥ 주사를 위한 항생제성 고체

가. 저용량 제약 품목 (5 g 미만)

각 20개의 용기로부터 무균상태로 300 mg의 고체를 멸균된 500 mL 삼각 플라스크(conical flask)로 옮긴다. 혼합제일 경우는 300 mg의 고체에 해당하는 액체나 현탁액을 멸균된 500 mL 삼각 플라스크로 옮긴다. 약 200 mL의 세징액 A에 녹이고 섞는다. 액상검체나 오일과 오일성 용액에 기술된 바와 같이 시험한다.

나. 대용량 제약 품목 (5 g 이상)

각 6개의 용기로부터 무균상태로 1 g의 고체를 멸균된 500 mL 삼각 플라스크로 옮긴다. 혼합제일 경우는 300 mg의 고체에 해당하는 액체나 현탁액을 멸균된 500 mL 삼각 플라스크로 옮긴다. 약 200 mL의 세정액 A에 녹이고 섞는다. 액상검체에 기술된 대로 시험한다.

다. 항생제성 고체, 대용량, 혼합물

표 2를 참고하여 적절한 양의 용기로부터 충분한 고체를 무균적으로 옮긴다. 혼합물을 얻기 위해 섞어서 6 g에 해당하는 고체를 멸균된 500 mL 삼각 플라스크로 옮기고 세정액 A와 같은 액체에 녹이고 섞는다. 액상검체에 기술된 대로 시험한다.

⑦ 멸균된 에어로솔 검체

가압하의 유동성 제품을 검사하기 위해서는 용기를 -20℃의 알코올-드라이아이스 믹스쳐에 최소 1시간 얼린다. 가능하면 용기를 열기 전에 고압가스를 빼내고 내용물을 넣은 후 꺼낼 수 있는 별도의 용기(pooling vessel)로 옮겨준다. 100 mL의 세정액 D를 용기에 넣고 잘 섞어준다. 액상검체나 오일과 오일성 용액에 기술된 바와 같이 시험한다.

⑧ 멸균된 기구

검사해야 할 각 기구별로 세정액 D를 멸균하에 통과 시킨다. 적합한 멸균용기에 통과시킨 후 수집한 용액을 담아 액상검체나 오일과 오일성 용액에 기술된 바와 같이 시험한다. 멸균한 빈 주사기의 경우에는 희석액을 멸균 바늘을 통하여 주사기 내부로 빨아 들이고 멸균된 내용물을 넣은 후 꺼낼 수 있는 별도의 용기(pooling vessel)로 옮긴다.

(3) 멤브레인필터 조작

① 클린벤치를 가동한 후 소독액을 사용하여 소독한다.

② 무균시험장치를 10분 이상 예비 가동 시킨다.

③ 각 세균 및 진균 배지를 검체의 수량에 맞도록 준비한다.

④ 필터 케이스를 무균시험장치에 설치한 후 필터 케이스에 연결 되어 있는 튜브를 무균시험 장치의 펌프헤드(Pump Head)에 연결 한다.

⑤ 필터 케이스의 벤트필터(Vent Filter) 부분을 두 케이스 모두에 붉은색

캡(Cap)으로 막는다.

⑥ 해당하는 검체 채취량 및 여과량에 따라 준비한 검체에 필터 케이스의 튜브를 연결한다.

⑦ 300 rpm으로 무균시험장치를 가동한다. (단, 회전속도는 해당 검체와 상황에 따라 변경 가능하다.)

⑧ 검체를 여과한 후 무균시험장치를 정지시킨다.

⑨ 필터 케이스의 튜브를 세정액 100 mL에 연결시킨 후 무균시험 장치를 가동한다. 세정액 100 mL로 총 3 회 세정한다.

⑩ 두 개의 필터 케이스 중 하나의 필터 케이스를 빼낸 후 케이스 아랫부분을 노란색 캡으로 막아 원위치 시킨다.

⑪ 아랫부분을 막은 필터 케이스의 벤트필터(Vent Filter) 부분의 붉은색 캡을 필터 케이스에서 제거한다.

⑫ 이외의 다른 필터 케이스에 연결되어 있는 튜브의 동일한 색의 클램프 두 부분을 조인다.

⑬ 해당하는 배지를 필터 케이스의 튜브와 연결한다.

⑭ 무균시험장치를 가동하여 아랫부분을 막은 필터 케이스에 배지가 채워지면 무균시험장치를 정지시킨다.

⑮ 배지가 채워진 필터 케이스와 연결된 튜브의 클램프 두 부분을 조인다.

⑯ 필터 케이스의 튜브를 세정액 100 mL 에 연결시킨 후 무균시험 장치를 가동한다.

⑰ 배지가 채워지지 않은 필터 케이스의 아랫부분을 노란 캡으로 막고, 벤트 필터(vent filter) 부분의 붉은 캡을 제거한다.

⑱ 배시가 채워지지 않은 필터 케이스에 넣을 배지를 필터 케이스의 튜브와 연결한 후 무균시험장치를 가동한다.

⑲ 배지가 다 채워지면 무균시험장치를 정지시킨다.

⑳ 무균시험장치의 펌프헤드에 연결된 튜브를 빼낸 후 가위로 절단 한다.

㉑ 절단한 튜브 부분을 <흐름도 8>과 같이 마무리한다.

㉒ 필터 케이스에 진균, 세균의 구분명과 검체명, 시험일자를 기재한다.

㉓ 필터 케이스를 해당하는 온도의 배양기에 넣어 배양한다.

㉔ 음성 대조군으로는 세정액을 여과하여 위의 검체 시험방법과 동일하게 처리한 후 배양한다.

2) 직접법

이 방법은 검체의 전부 또는 일부를 배지에 넣어 직접 배양하는 방법이다. 일반적으로 멤브레인필터법을 적용할 수 없는 의약품 및 멤브레인필터법보다 직접법을 적용하는 것이 합리적인 의약품에 적용한다. 표2와 3에 기술된 것을 참고하여 알맞은 양의 검체를 바로 배지 옮긴다. 검체의 부피는 따로 언급이 없는 한 배지의 10%를 넘지 않아야 한다. 만약 검체가 항생제 활성을 가지고 있는 지를 시험하려면 적당한 중성화 제제를 써서 중성화 하거나 충분한 양의 배양액으로 희석한 후 시험한다.

(1) 검액의 조제

① 오일성 액체(液體)

폴리소르베이트80(polysorbate80) 1 g/L 와 같은 적당한 유화제가 첨가된 배지를 사용한다.

② 연고와 크림

세정액 A에 유화제를 첨가한 것과 같은 적합한 희석액으로 1/10으로 유화하여 희석한다. 희석된 것을 유화제를 포함하지 않은 배지에 옮긴다. 접종된 배지를 14일 이상 배양한다. 배양기간 동안 배양액을 수 차례 관찰한다. 오일성 검체가 포함된 배양액은 매일 흔들어 준다. 그러나 혐기성 미생물 검출에 사용할 액상치오글리콜산 배지나 다른 유사한 배지는 혐기성 조건을 유지시키기 위하여 될 수 있는 한 최소한으로 흔들거나 섞어준다.

③ 수의학에 사용되는 장선과 다른 봉합사들

표 2와 3을 참고하여 시험한다. 무균상태로 유지하면서 봉인된 용기를

열고 봉합사 가닥의 양 끝과 중간부위를 30 cm 길이로 잘라내어 각각을 선택된 배지에 옮겨 배양한다. 시험할 검체를 담그기에 충분한 양의 배지를 이용한다. (20 mL에서 150 mL사이)

④ 고체

표 2와 3을 참고하여 시험한다. 건조된 고체의 일부를 200 mL 액상치오글리콜산배지로 옮기고 섞는다. 유사하게 같은 양을 200 mL의 대두카제인소화액체배지로 옮기고 섞는다. 위에 언급된 바와 같이 시험한다.

⑤ 솜, 거즈, 수술복 및 그와 관련된 장비들

솜이나 말린 거즈, 붕대나 큰 수술복은 가장 안쪽 부분의 100 ~ 500 mg 정도를 두 부분 혹은 그 이상을 무균적으로 채취 하여 시험한다. 개별적으로 포장된 일회용품은 전체를 무균적으로 시험한다. 검체를 배지에 잘 잠기게 하고 위에 언급된 바와 같이 시험한다.

⑥ 멸균된 기구들

전체나 혹은 분해하여 담근다. 전체가 담길 정도의 충분한 양의 배지를 사용하며 각 배지당 적절한 수의 단위체를 넣고 위에 기술된 바와 같이 시험한다. 내부와 외부가 모두 멸균 상태여야 하는 카테터(catheter) 같은 것들은 잘라서 배지가 카테터의 내·외부와 닿을 수 있게 하거나 내강을 배지로 채워서 전체 단위체를 배지에 넣어 시험한다.

(2) 검액의 여과량

액상 의약품 및 녹이거나 현탁하여 사용하는 의약품의 여과량은 표 2 에 따른다. 비수성 의약품의 검체는 따로 규정이 없는 한 표 3 에 따른다. 고형 원료의약품의 경우는 각 원료용기 당 보통 최종제품 10 개에 해당하는 양을 취한다. 단, 최종 원액까지의 시험에 제공하는 검체는 별도로 규정하는 경우를 제외하고 표 4 의 최종 원액까지의 검체 채취량과 접종량을 따른다.

표 2. 각 배지에 넣을 최소 검체량

검체 표시량 및 특성 등	최소 채취량 (배지당)
액상 및 수용성 (항생물질 제외)	
1 mL 미만	전체량
1 ~ 40 mL	반 량, 그러나 1 mL 보다 적지 않게
40 mL 이상, 100 mL 미만	20 mL
100 mL 이상	표시량의 10%, 20 mL보다 적지 않게
항생물질성 액체	1 mL
나머지 수용성이거나 미리스틴산 이소프로필에 녹는 물질	전체량, 그러나 200 mg보다 적지 않게
비수성, 크림, 연고 등의 현탁 하거나 유화 해야 하는 것들	200 mg보다 적지 않게
고체	
50 mg 미만	전체량
50 mg 이상, 300 mg 미만	반 량, 그러나 50 mg보다 적지 않게
300 mg ~ 5 g	150 mg
5 g 이상	500 mg
검체 표시량 및 특성 등	**최소 채취량 (배지당)**
장비들	
수의학에 쓰이는 장선과 다른 수술용 봉합사	한 줄당 3 부분 (각 30 cm의 길이)
수술용 옷, 솜, 거즈 (한 포장용기에 담긴)	포장당 100 mg
봉합사와 다른 개별 포장된 일회용품들	전체
다른 의학용 장비들	전체, 조각 내거나 분해하여

표 3. 검사할 최소 검체 수

배치당 검체 수	검사할 최소 검체 수
주사제	
100개 미만	10% 또는 4개 중 많은 쪽
100개 이상 500개 미만	10개
500개 이상	2%나 20개 중 적은 쪽
대용량 제품 (표시량 100 mL 이상)	2%나 10개 중 적은 쪽
항생제 성 고체	
대용량 제약 품목 (5 g 미만)	20개
대용량 제약 품목 (5 g 이상)	6개
대용량 혼합물	대용량 고체품목을 볼 것
안과 제제와 주사제 이외의 물품	
200개 미만	5% 또는 2개 중 많은 쪽
200개 이상	10개
제품이 일회용의 형태인 경우	주사제의 경우를 적용
배치당 검체 수	**검사할 최소 검체 수**
장비들	
수의학에 쓰이는 장선과 다른 수술용 봉합사	2%나 5개 중 많은 쪽
100개 미만	10%나 4개중 많은 쪽
100개 이상 500개 미만	10개
500개 이상	2%나 20개중 적은 쪽
대용량 고체	
4개까지	각 용기
4개 이상 50개 미만	20%나 4개중 많은 쪽
50개 이상	2%나 10개중 많은 쪽

(3) 배 양

① 세균용 배지는 30 ~ 35℃, 진균용 배지는 20 ~ 25℃에서 14 일 이상 배양한다.

② 각 배지는 3 ~ 5 일째에 1 회, 7 ~ 9 일 째에 1 회, 배양 최종 일에 1 회 관찰하여 총 3 회 동안 균의 증식 유무를 관찰한다.

③ 관찰시 검체로 인하여 배지가 혼탁하여 판정이 곤란할 경우나 기타 필요한 경우에는 최소 1.0 mL 이상의 배양액을 새로운 배지에 접종하여 같은 온도에서 14 일 이상 배양하여 관찰한다.

8. 결과판독

표 4. 시험방법 적용기준

공정서	적 용 기 준
USP	멤브레인필터법 : 우선 적용 직접법 : 멤브레인필터법을 적용할 수 없는 경우 의료용구 (멸균 표시된 제조 경로가 있는 의료용구 제외)
	판 정
	음성 대조군에 균의 증식이 확인되지 않을 경우: 시험에 적합하다. 검체에서 균의 증식이 인정되지 않을 경우: 시험에 적합하다

무균시험을 수행할 때에 검체를 접종한 배지를 14일 이상 배양하여 현미경으로 관찰하여 확인한다. 만약 무균 시험 중 사용한 검액이 배지를 혼탁하게

하였기 때문에 미생물의 생장을 눈으로 확인 할 수가 없다면 배양을 시작한지 14일 후에 1 mL보다 적은 양의 배지를 따서 동일한 새 배지로 옮겨준다. 이 때 처음 배양할 때와 마찬가지로 새배지로 옮긴 시료도 14일 이상 배양한다. 만약 미생물 생장에 대한 증거가 발견되지 않았다면 그 산물은 무균 상태임이 증명된 것이다. 만약 미생물 생장에 대한 증거가 발견되었다면 그것이 시험법 자체의 맹점을 명확히 입증하지 않는 한 그 산물은 무균시험을 만족하지 않는 것이다. 무균시험 결과는 만약 다음의 하나 혹은 그 이상의 조건들을 따를 때에만 무효하다.

1) 무균시험의 시설에 대한 미생물 모니터링에 대한 결과가 그것에 결점이 있음을 증명할 때
2) 사용된 시험 방법 중 의문 사항이었던 점에 대한 검증 결과가 그것에 결점이 있음을 판명 하였을 때
3) 미생물의 생장이 음성 대조군에서도 확인 되었을 때
4) 배양액으로부터 분리한 미생물의 종류를 확인한 결과 이런 종의 성장이 무균시험에 사용한 재료나 기술에 의한 것일 수도 있음을 명료하게 확인 하였을 때

만약 시험 결과가 판정하기에 명료하지 않으면 동일 산물의 동일 로트에 대하여 이전 시험과 동일한 검체수를 가지고 반복 실험을 수행한다. 만약 반복된 시험에서도 미생물 생장에 대한 증거가 발견되지 않으면, 시험된 산물은 무균시험을 만족한다. 만약 미생물의 성장이 재실험에서 발견되면 무균에 대한 시험을 만족하지 않는다.

미생물의 특성(대수증식, 대수감소)에 의하여 과학적으로 증명 가능하고 또 무한소 (無限小)라고 해도 좋을 값으로서 제품 중의 미생물의 존재확률을 1 × 10^6 /unit 이하로 하는 것이 현재 검체를 무균상태라고 보증하는 국제적 기준이다. 또한 벨리데이션의 개념에서도 '단위당 미생물의 양이 10^6 (1,000 liters 중의 미생물 수 1 개)개 이하일 때 검사대상이 무균상태이다' 라고 정의 하고 있다. 그렇다고 해서 주사제 중에 1 × 10^6 /unit 이하의 미생물은 존재해도 된다는 의미는 아니다. 1 × 10^6 /unit 이라고 하는 숫자는 무균성 증명의 수단으로 볼 때 추정 가능한 보증수준을

의미한다. 내열성균의 D 값(생균수를 1/10 로 감소시키는데 요하는 시간〔分〕)을 D121 = 1(분) 이라고 가정해서 고압증기멸균을 하면 10^6 이하를 달성할 수 있다. 일반균의 경우는 이것보다도 한 자리수 이상 작은 D 값을 나타내며 실제는 이 보다 훨씬 작은 값(높은 무균성)이 멸균에 의하여 보증되고 있다. 이 값은 멸균에 의한 미생물의 사멸시간(thermal death time)으로부터 산출된 것이며 최종멸균을 거친 것에 대해서는 무균성이 보증되고 있다고 생각해도 좋다. 분말주사제의 무균성 검증은 배지충진 시험(media fill 혹은 simulation test)에서 양성율 0.1% 이하로 하는 것이 현재 국제적으로 인정되고 있는 값이다. 0.1%의 양성율을 신뢰성 95% 이상으로 검출하기 위해서는 1000 개의 제조단위 중 1 개 이하를 검사하는 것으로는 판단하기 곤란하고 3000 개의 배지충진시험을 필요로 한다.

3000 개의 배지충진시험이 필요하다는 근거는 다음과 같다.

모집단 제조단위 중 오염확률 X 로서 미생물이 존재하는 경우 N 개의 배지충전시험을 실시하여 1 개의 양성이 나올 확률(P)은 $P = 1 - (1 - X)^N$ 로 나타낸다. 따라서,

- N = 1000, X = 0.001 (0.1%)일 때는 $P = 1 - (1-0.001)^{1000}$, P = 0.63 즉, 검출확률은 63%에 불과하지만,
- N = 3000, X = 0.001 (0.1%)일 때는 $P = 1 - (1-0.001)^{3000}$, P = 0.95 즉, 검출확률은 95%로 시험의 신뢰성으로 충분하다.

9. 결과

1) 시험방법 : 멤브레인필터법

2) 사용된 무균배지

	배지명	제조사/CATALOG#	제조번호 / 유효일자
세 균	액상치오글리콜산 배지 I	SCHARLAU / 064-BA1026	39443 / 2007.05.16
진 균	대두카제인소화 액체배지	SCHARLAU / 064-BA1012	39497 / 2007.05.22

3) 시험결과

구분	1차 확인일	2차 확인일	3차 확인일
	9/21	9/25	10/2
세 균	—	—	—
진 균	—	—	—
음성대조군	—	—	—

(+ : 양성 결과(균 증식), - : 음성 결과(균 증식 없음))

▶ 균의 증식 없음

10. 결과기록

1) 기록양식 #1 : 무균시험 기록서

11. 참고문헌

1) Gary Walsh, John Wiley & Sons Biopharmaceuticals: Biochemistry and Biotechnology. 2nd version. 2003.

2) USP 29 General information (United States Pharmacopeia) 2508-2513.

3) 의약품등의 미생물 허용기준 및 시험방법, 1998.12.22, 식품의약품안전청 고시 제 1998-124 호.

4) 의약품등의 미생물 한도 기준 및 시험방법, 2005.12.29, 식품의약품안전청 고시 제 2005-83 호.

기록양식 #1

무균시험(Sterility test) 기록서

검　　체　　명 : ________________ 시　험　일　자 : ______________________

제조(구입)번호 : ________________ 시　　험　　자 : ______________________

제조(구입)일자 : ________________ 확　　인　　자 : ______________________

1. 시험 준비

1) 배　　지 : __________ (세균용, 진균용)　제조일 : ____________

밀봉여부 : __________

(1) 배지의 멸균도 시험

배양기간 : ______ 배양온도 : ______ 결과 : (합격, 불합격)

(2) 배지의 성능 시험

사용 미생물 균주 : __________

배양기간 : ______ 배양온도 : ______ 결과 : (합격, 불합격)

2) 세정액 : __________　　제조일 : __________

3) 검액의 조제

검사 대상의 종류 : __________ 희석에 사용할 액체 : __________

4) 멤브레인필터 : 지름 _____　공경 _____

멤브레인 종류 : __________ (Lot No. ________)

5) 배양기 (기기번호 : __________)

2. **시험과정 :** ____________________법 으로 시험

1) 검액의 조제

검체의 종류 : _____, ___g(혹은 ___μL)를 세정액____, ___mL에 희석

2) 멤브레인필터법

(1) 클린벤치를 가동한 후 소독액을 사용하여 소독한다.

(2) 무균시험장치를 10분 이상 예비 가동 시킨다.

(3) 필터 케이스를 무균시험장치에 설치한 후 필터 케이스에 연결되어 있는 튜브를 무균시험 장치의 펌프헤드(Pump Head)에 연결한다.

(4) 필터 케이스의 벤트필터(vent filter) 부분을 두 케이스 모두에 붉은색 캡(cap)으로 막는다.

(5) 해당하는 검체 채취량 및 여과량에 따라 준비한 검체에 필터 케이스의 튜브를 연결한다.

(6) _______rpm으로 무균시험장치(기기번호 : ______)를 가동한다.

(단, 회전속도는 해당 검체와 상황에 따라 변경 가능하다.)

(7) 검체를 여과한 후 무균시험장치를 정지시킨다.

(8) 필터 케이스의 튜브를 세정액 ______mL에 연결시킨 후 무균시험장치를 가동한다. 세정액 ____mL로, 총 ___회 세정한다.

(9) 두 개의 필터 케이스 중 하나의 필터 케이스를 빼낸 후 케이스 아랫부분을 노란색 캡으로 막아 원위치 시킨다.

(10) 아랫부분을 막은 필터 케이스의 벤트필터(vent filter) 부분의 붉은색 캡을 필터 케이스에서 제거한다.

(11) 다른 필터 케이스에 연결되어 있는 튜브의 동일한 색의 클램프 두 부분을 조인다.

(12) 해당하는 배지를 필터 케이스의 튜브와 연결한다.

(13) 무균시험장치를 가동하여 아랫부분을 막은 필터 케이스에 배지가 채워지면 무균시험장치를 정지시킨다.

(14) 배지가 채워진 필터 케이스와 연결된 튜브의 클램프 두 부분을 조인다.

(15) 필터 케이스의 튜브를 세정액 _____mL에 연결시킨 후 무균시험장치를 가동한다.

(16) 배지가 채워지지 않은 필터 케이스의 아랫부분을 노란 캡으로 막고, 벤트필터(vent filter) 부분의 붉은 캡을 제거한다.

(17) 배지가 채워지지 않은 필터 케이스에 넣을 배지를 필터 케이스의 튜브와 연결한 후 무균시험장치를 가동한다.

(18) 배지가 다 채워지면 무균시험장치를 정지시킨다.

(19) 무균시험장치의 펌프헤드에 연결된 튜브를 빼낸 후 가위로 절단 한다.

(20) 절단한 튜브 부분을 <흐름도 8>과 같이 마무리한다.

(21) 필터 케이스에 진균, 세균의 구분명과 검체명, 시험일자를 기재한다.

(22) 필터 케이스를 해당하는 온도의 배양기에 넣어 배양한다.

3) 직접법

희석된 검체 ______mL을 _____mL 플라스크에 접종해서: ___________ 배지에 배양.

4) 배양

(1) 배양기(기기번호 : _____________)에 배양.

(2) 세균용 배지는 _____℃, 진균용 배지는 _____℃에서 ____일 이상 배양.

(3) 각 배지는 ______일째에 1 회, ______일째에 1 회, 배양 최종일에 1 회 관찰하여 총 3 회 동안 균의 증식 유무를 관찰.

(4) 관찰 시 검체로 인하여 배지가 혼탁하여 판정이 곤란할 경우나 기타 필요한 경우에는 최소 ___mL이상을 새로운 배지에 접종하여 ___℃ 에서 14 일 이상 배양하여 관찰.

3. 사용된 무균배지

	배지명	제조사 / LOT#	제조번호 / 유효일자
세 균			
진 균			

4. 시험결과

구분	1 차 확인일 (/)	2 차 확인일 (/)	3 차 확인일 (/)
세 균			
진 균			
음성대조군			

(+ : 양성 결과(균 증식), - : 음성 결과(균 증식 없음))

5. 판정

제 2 장. Authentikit™ Isoenzyme 분석 시스템 이용 동종효소 분석에 의한 배양 세포 확인과 특성화

(Identification and Characterization of Cultured Cells by Analysis of Isoenzymes Using the Authentikit™ Isoenzymes Analysis System)

이재윤

1. 서론 30

2. 목적 34

3. 적용범위 34

4. 기기 및 기구 34

5. 시약 및 시액 36

6. 흐름도 38

7. 시험방법 39

8. 결과판독 42

9. 유효성조건 45

10. 결과판정 방법 45

11. 결과기록 46

12. 참고문헌 46

제 2 장

Authentikit^{TM} Isoenzyme 분석 시스템 이용 동종효소 분석에 의한 배양 세포 확인과 특성화

(Identification and Characterization of Cultured Cells by Analysis of Isoenzymes Using the Authentikit^{TM} Isoenzymes Analysis System)

1. 서론

동종효소(isoenzyme)분석[(1)]은 배양된 세포의 기원종(species of origin)을 확인하기 위해 사용하는 표준화된 방법이다. 이의 원리를 이해하기 위해서는 동종효소와 이종효소(alloenzyme)의 차이에 대한 이해가 필요하다.

세포가 이배수체(diploid)이며, 각각 'A' 와 'a' 의 두 대립유전자(allele)가 있을 경우 이 유전자에 의해 폴리펩티드 사슬이 되는 상황을 가정해보자.

유전자 복제에 의해 'a' 유전자는 두 개 또는 그 이상으로 반수체(haploid) 게놈 안에 존재할 수 있다. 이 때 'a' 유전자가 1 개의 염색체에 있는지 또는 여러 개의 염색체에 있는지는 중요하지 않다. 이처럼 특정 효소에 대해 서로 다른 유전자 위치(gene loci)에 있는 유전자 산물(효소)를 동종효소라고 한다.

유전자가 이형접합체(heterozygote)의 형태로 존재한다면 2 개의 다른 폴리펩티드 사슬이 만들어 진다. 이들은 적당한 조건의 전기영동으로 분리될 수 있으며, 기질

전환 속도(substrate turnover rate)도 다를 것이다. 예로서 이런 유전자 산물(gene product)인 'a' 는 활성이 없는 반면 'A' 는 활성이 있을 수도 있다. 하지만 반대의 경우도 있을 수 있고, 'a' 와 'A' 가 모두 활성이 있을 수도 있다. 게다가, 'A' 의 경우는 어떤 환경 하에서 활성을 가지는 반면, 'a' 의 경우는 다른 환경 하에서 활성을 가질 수도 있다. 이와 같이 다른 대립형질에서 만들어지는 효소를 이종효소이라고 한다.

많은 효소들이 동종효소를 갖는 것으로 알려져 있고, 이 효소들의 생산은 기관(organ)이나 발생 단계에 따라서 다르다. 다양한 동종효소들이 색소체 (plastid), 미토콘드리아, 세포질(cytosol)같은 다른 세포소기관(compartment) 에서 주로 발견되며, 이들은 기질 전환 속도나 기질을 조절하는 능력이 다르다. 한편, 전기영동만으로는 동종효소와 이종효소를 구별할 수 없다.

동종효소를 검출하기 위해서는 한 종의 각 개체가 같은 패턴의 분포를 갖기 때문에 원칙적으로 한 개체에서 시료를 취하여 분석하는 것이 필요하다.

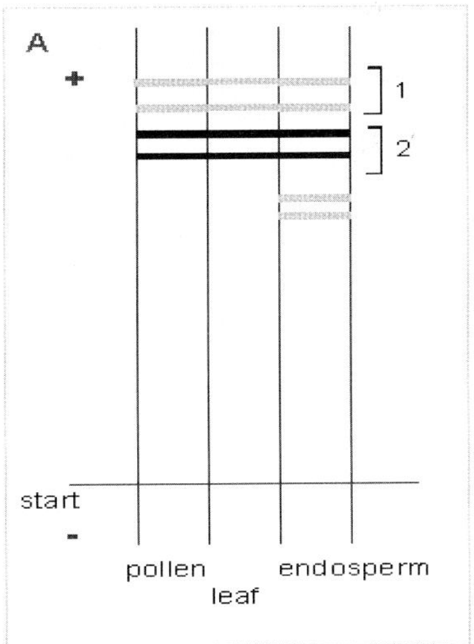

그림 1. 옥수수의 leucine amino peptidase 의 대립효소와 동종효소.

동종효소(노란색 선으로 표시됨)의 분포는 기관특이적(organ-specific)이고, 이종효소(대괄호로 표시됨)는 다른 대립 형질의 산물이다.

(참고 : J. L. BREWBAKER, M. D. UPADHYA, Y. MÄKINEN and T. MacDONALD, 1968)

이종효소를 연구하기 위해서는 같은 종의 다른 개체가 필요하며, 같은 세포가 비교되어야 한다. 이종효소는 집단 유전학(population genetics)의 연구를 위한 좋은 도구가 되고 동종효소는 생리학적 연구를 위하여 필요하다.

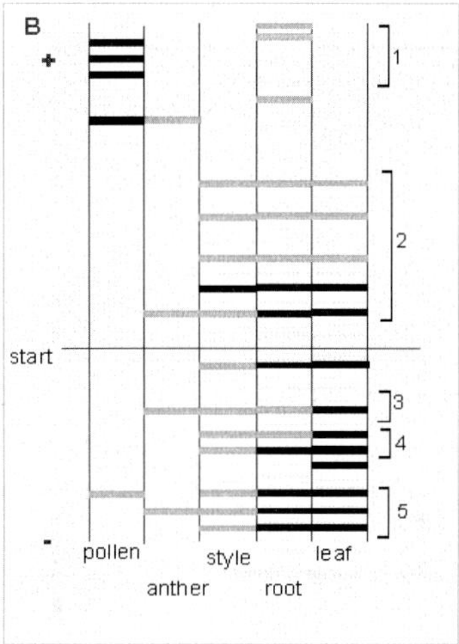

그림 2. Peroxidase의 다형성(polymorphism). 옥수수의 이종효소와 동종효소. 동종효소(노랑색 선으로 표시됨)의 분포는 기관 특이적(organ-specific)이고, 대립효소(대괄호로 표시됨)는 다른 대립형질의 산물이다.
(참고 : D. E. HAMILL and J. L. BREWBAKER, 1969)

세포기질의 특성분석(characterization)을 위한 동종효소 분석은 마스터세포은행(master cell bank, MCB), 제조용세포은행(working cell bank, WCB), 세포연령한도에 도달한 세포(cells at the limit of *in vitro* cell age used for production)의 확인시험에 적용되며, 비슷하거나 동일한 특이성 (specificity)을 갖지만 분자구조가 다른 동종효소의 존재에 기초한 시험법이다.

정해진 여러 개의 효소에 대한 동종효소 분석은 특징적인 이동 형태(mobility pattern)에 따라 특성화 될 수 있다. 만약 다른 종으로부터 유래한 동종효소가 다른 전기영동 이동성을 보인다면, 이런 시료들은 각각 구별될 수 있을 것이다.[2-4]

또한, 동종효소 분석은 배양된 세포의 기원종(species of origin)을 확인하기 위해 사용되는 표준화된 방법이며, 전체 세포군의 특정 부분에 존재할 수 있는 어떤 오염된 세포에서 나올 수 있는 종간 세포 오염 물질의 존재를 검출할 수 있는 검출력을 가지고 있다.

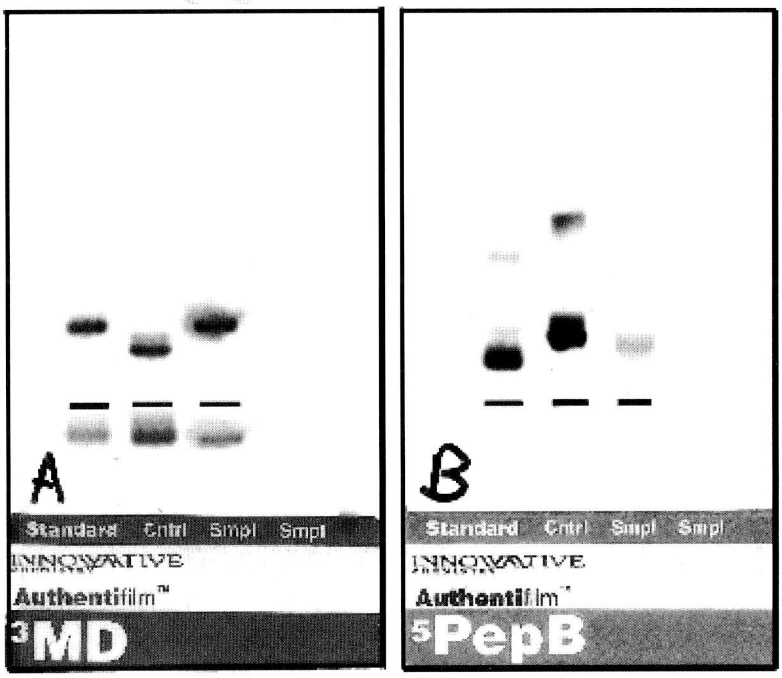

그림 3. 종 확인을 위해 사용된 동종효소 겔 패턴.

(A) Malate dehydrogenase(MD), (B) Peptidase B(PepB)에 대해 표준물질, 대조군, 시료를 각각 가하고 전기영동한 결과

하지만, 동종효소는 실험자나 실험실간에 전기영동상의 효소의 이동 거리의 편차가 크므로 이를 해결하기 위해서 표준화된 실험적 조건에서 표준화된 특이한 효소를 사용하여야 한다.

최근에는 햄스터, 랫드 그리고 마우스 유래 세포주에 대하여 동종효소분석을 PCR방법[(7)]으로 대체하는 방법도 사용되고 있다.

2. 목적

동종효소 분석을 위하여 **Authentikit™** System(Innovative Chemistry Inc, USA)을 이용하여 시료에 포함된 Lactate dehydrogenase(이하 LD), Mannose phosphate isomerase(이하 MPI), Peptidase B(이하 PepB), Glucose-6-phosphate dehydrogenase(이하 G6PD), Malate dehydrogenase(이하 MD), Nucleoside phosphorylase(이하 NP), Aspartate aminotrasferase(이하 AST) 등을 포함한 다양한 세포효소에서 동종효소의 전기영동상의 이동 거리와 밴드 패턴을 분석함으로써 배양한 세포의 기원종(species of origin)을 확인하기 위하여 실시한다.

3. 적용범위

이 장은 Chinease Hamster Ovary(이하 CHO) 세포로부터 제조된 마스터세포은행, 제조용세포은행, 세포연령한도에 도달한 세포의 동종효소 분석에 적용된다.

4. 기기 및 기구

1) 37 ± 0.5℃ 항온수조

(1) 제조회사 : Adventec / (2) 모델명 : LH 2000

2) Hot plate/stirrer, magnetic bar

(1) 제조회사 : Corning / (2) 모델명 : PC420

3) pH 측정기

(1) 제조회사 : Beckman Coulter / (2) 모델명 : Φ204

4) CO_2 배양기

(1) 제조회사 : Daihan / (2) 모델명 : DH.LCO.366WIP

5) 현미경

(1) 제조회사 : Olympus / (2) 모델명 : BX41

6) 클린 벤치

(1) 제조회사 : Yamato / (2) 모델명 : ADS-130

7) 원심분리기

(1) 제조회사 : Beckman Coulter / (2) 모델명 : Avanti J-20 XP

8) 얼음 제조기

(1) 제조회사 : Vision Scientific / (2) 모델명 : KMC-625

9) 냉동고

(1) 제조회사 : Samsung / (2) 모델명 : CF-1141D

10) UV 분광광도계, 큐벳

(1) 제조회사 : Shimazhu / (2) 모델명 : UV 1601-PC

11) Image analyzer

(1) 제조회사 : Vilber Lourmat / (2) 모델명 : Chemi-Smart 5000

12) 온도조절가능수조(Temp.-controlled chamber filled with 4 ~ 10℃ water)

13) 전원공급장치(Power supply with Timer/Interconnector(160 volts DC, 150 mA))

14) 배양기/건조기(Incubator/drier)

15) 세포계수기(Sigma)

16) 기타 실험기구

(1) 1회용 피펫 2 mL(Falcon) / (2) 1회용 피펫 5 mL(Falcon)

(3) 1회용 피펫 10 mL(Falcon) / (4) 1회용 피펫 25 mL(Falcon)

(5) 마이크로피펫 5 ~ 50 μL, 팁(Proline사)

(6) 마이크로피펫 50 ~ 200 μL, 팁(Proline사)

(7) 마이크로피펫 200 ~ 1,000 μL, 팁(Proline사)

(8) 염색용기(Stain and Wash trays) / (9) 시계 / (10) 흡습지

(11) 무진 장갑 / (12) 피펫 에이드(Drummond) / (13) 비이커(Schott-Duran사)

(14) T-75 배양 플라스크(Nunc) / (15) 15 mL 코니칼 튜브(Falcon)

(16) 1.5 mL 에펜도르트 튜브(QCP사)

(17) 1 L 또는 2 L 용량 플라스크(Schott사)

5. 시약 및 시액

1) 배양배지 / 2) D-PBS(GibcoBRL, cat.no.21600-010)

3) 트립신-EDTA액(GibcoBRL, cat.no.25300-062)

4) 소혈청알부민(Bovine Serum Albumin)(GibcoBRL, cat.no.16000-044)

5) 0.9% 생리식염수

6) **AuthentiKit**™ System(Innovative chemistry, Marshfield, MA, USA)

(1) 아가로스 필름(Agarose Electrophoresis Film, Gel label)

(2) 버퍼(**AuthentiKit**™ Buffer, SAB *plus* 8.6)(Innovative chemistry, cat.no.B-486)

(3) 효소기질(Enzymatic substrates)

① LD, EC 1.1.1.27 / ② MPI, EC 5.2.1.8 / ③ PepB, EC 3.4.11.4

④ G6PD, EC 1.1.1.49 / ⑤ MD, EC 1.1.1.37 / ⑥ NP, EC 2.4.2.1

⑦ AST, EC 2.6.1.1

(4) 표준물질(reference standard) : stabilized NCTC clone 929(L929) (ATCC, CCL1) mouse extract

(5) 대조군(control) : stabilized HeLa(ATCC, CCL2) human extract

(6) 세포추출 완충액(Cell extraction buffer)(Innovative chemistry, cat.no. A-475)

(7) 효소 안정제(Enzyme stabilizer™)(Innovative chemistry, cat.no. R-578)

(8) Quench-A-Zyme™ 시액(Quench-A-Zyme™ reagent)(Innovative chemistry, cat.no. A-476)

7) 종특이 대조군(species specific control) : stabilized CHO-K1(ATCC, CCL 61) extract

8) 0.05 mol/L SAB *plus* buffer(5.6).(2)항 참고)

SAB *plus* 8.6 powder 25 g을 2 L flask에 넣고, 주사용수 2 L를 가한 후 20분 동안 교반하면서 완전히 녹인 후 2 ~ 8℃에서 보관하며 6 개월간 사용 가능하다.

9) 0.1 mol/L SAB *plus* buffer

SAB plus 8.6 powder 25 g을 1 L flask에 넣고, 주사용수 1 L를 가한 후 20분 동안 교반하면서 완전히 녹인 후 2 ~ 8℃에서 보관하며 6 개월간 사용 가능하다.

10) 효소 안정액(Enzyme stabilizer solution)

효소 안정제(Enzyme stabilizer™)에 주사용수 1 mL을 가하여 녹이고 -20℃에서 보관하며 1 년간 사용 가능한다.

11) 표준물질(Standard solution)과 대조군(control solution)의 조제

Standard와 control에 효소 안정액 0.1 mL을 가하고 조심스럽게 흔들며 녹인다. 만약 희석이 필요하다면 효소 안정액으로 희석하여야 한다. -20℃에서 보관하며 1 년간 사용 가능하다.

12) 효소 기질액(Enzyme substrate solution)

(1) Isoenzyme 검출용

효소 기질에 주사용수 0.5 mL을 가하여 녹인다. 얼음에 방치할 경우 6시간 동안 안정하다.

(2) Enzyme activity 측정용

효소 기질에 0.1 mol/L SAB plus buffer 2.5 mL을 가하여 녹인다. 얼음에 방치할 경우 1시간 동안 안정하다.

6. 흐름도

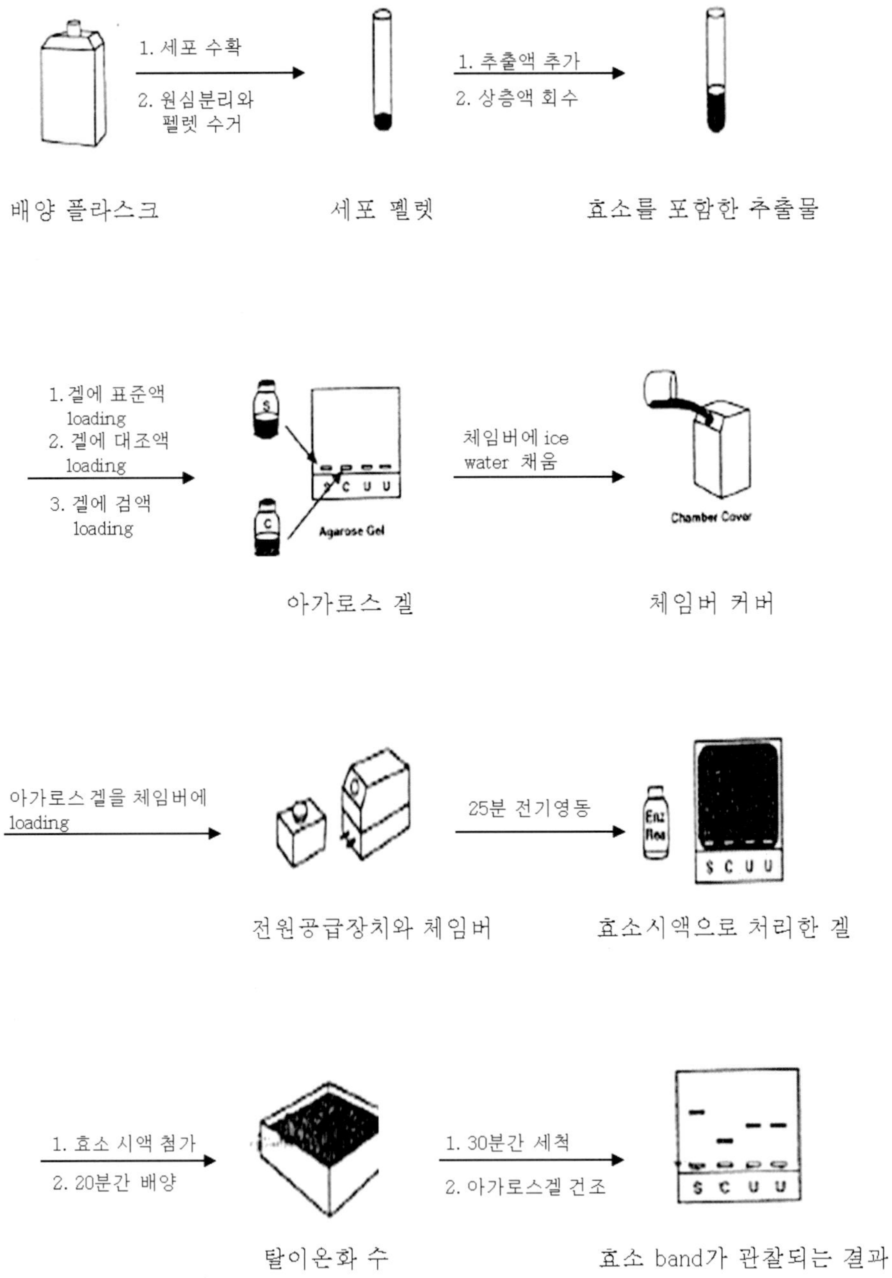
1. 세포 수확
2. 원심분리와 펠렛 수거
1. 추출액 추가
2. 상층액 회수
배양 플라스크
세포 펠렛
효소를 포함한 추출물
1. 겔에 표준액 loading
2. 겔에 대조액 loading
3. 겔에 검액 loading
S
C
S C U U
Agarose Gel
체임버에 ice water 채움
Chamber Cover
아가로스 겔
체임버 커버
아가로스겔을 체임버에 loading
25분 전기영동
S C U U
전원공급장치와 체임버
효소시액으로 처리한 겔
1. 효소 시액 첨가
2. 20분간 배양
1. 30분간 세척
2. 아가로스겔 건조
S C U U
탈이온화 수
효소 band가 관찰되는 결과

7. 시험방법

1) 시험 세포주의 수집

시험을 위해서는 약 10^7 개의 세포가 필요하며, 1 개의 T-75 배양 플라스크에 세포가 완전히 자라도록(confluent) 준비할 경우 약 10^7 개의 세포가 된다.

(1) T-75 배양 플라스크에 계대 중인 세포주의 형태학적 이상, 오염 여부, 성장 정도, 배지의 색을 현미경을 이용하여 확인한다. 단층(monolayer)으로 세포가 완전히 자란 경우 다음 과정을 진행한다.

(2) 배양배지를 1 회용 피펫 25 mL을 사용하여 제거하고, D-PBS 8 mL을 가하여 세포주를 잘 씻어 준 후 제거한다. 이 과정을 2 회 반복한다.

(3) 트립신-EDTA액 2 mL을 가한 후 약 30초 동안 방치하고 피펫을 사용하여 제거한 후 37℃에서 3 ~ 5분간 방치한다. T-75 배양 플라스크의 한쪽 면을 가볍게 두드렸을 때 세포층이 플라스크 표면에서 미끄러지듯이 떨어져야 한다.

(4) 배양배지 1 mL을 가하여, 배지 중 포함된 소혈청알부민이 트립신-EDTA의 활성을 중화하도록 한다.

(5) 배양배지를 15 mL 가하고 여러 번 피펫팅하여 세포주가 T-75 배양 플라스크로부터 완전히 분리되어 단일 세포로 되도록 한다.

(6) 전량을 피펫으로 취하여 15 mL 코니칼 튜브로 옮긴 후 1,000 × g로 5분간 원심분리하여 트립신-EDTA 성분을 제거한다.

(7) 상층액을 전부 버리고, 냉장보관한 0.9 % 생리식염수 10 mL을 가하여 세포 펠렛을 재현탁하고 (6)의 조건으로 원심분리한다.

(8) 상층액을 최대한 버리고 세포 펠렛을 수거한다. 상층액에 남아있는 염, 트립신 또는 혈청성분은 세포추출 완충액내에 있는 효소의 활성을 감소 시킨다.

2) 시료(세포추출물)의 준비

(1) 수거된 펠렛에 세포추출 완충액을 동량 가한 후 1.5 mL 에펜도르프 튜브로 전량 옮긴 후 피펫팅을 반복하여 잘 섞어 준다. 이 때 거품이 생기지 않도록 주의한다.

(2) 얼음에 30분 방치한다.

(3) 2,000 × g로 4℃에서 10분간 원심분리한다.

(4) 상층액을 새로운 1.5 mL 에펜도르프 튜브로 옮기고, 동량의 효소 안정액을 가하고 잘 섞어 준 후 시험 전까지 추출물을 -20 ± 5℃에 보관한다. 1 년간 보관 가능하다.

3) 시료의 효소활성 확인

(1) 4℃에 보관 중인 각 효소 기질(NP, G6PD, MD, MPI, PepB, LD, AST) 바이알에 0.1 mol/L SAB plus buffer 2.5 mL을 넣어 녹인다. 녹인 효소 기질은 얼음에 방치하며 1시간 내에 사용한다.

(2) 각 효소 기질액을 에펜도르프 튜브로 100 μL씩 옮긴 후 효소 이름을 표시하고, 대조액(blank)으로 0.1 mol/L SAB plus buffer를 100 μL 가한다.

(3) 37℃ 항온수조에서 2분간 반응시킨다.

(4) 각 효소 기질액에 시료 10 μL를 각각 가한 후 잘 섞어 준다. 이 때 세포추출물을 가하는 순서는 NP, G6PD, MD, MPI, PepB, LD, AST 바이알 순서로 하여야 하며, 시간은 약 30초 간격으로 순차적으로 진행한다.

(5) 대조액에는 주사용수 10 μL를 가한다.

(6) 37℃ 항온수조에서 10분간 반응시킨다.

(7) 시료를 가한 순서대로 30초 간격을 유지하면서 Quench-a-Zyme™ 시액 1.0 mL을 각 에펜도르프 튜브에 가하고 잘 섞는다.

(8) UV 분광광도계를 사용하여 565 nm의 파장에서 각 튜브의 흡광도를 측정한다. 대조액으로 흡광도를 보정한다.

(9) 세포추출물 내에 존재하는 효소활성은 별첨 1의 표에 제시한 범위안에 있어야 분석이 가능하다 같으며 보정된 흡광도가 최대값과 최소값 사이에 있을 경우는 전기영동을 바로 진행한다. 최대치 보다 높을 경우는 효소 안정액으로 희석하고 최소치 보다 낮을 경우는 시료를 농축하여 진행하여야 한다.

4) 전기영동

(1) 체임버와 배양기/건조기를 켠다.

(2) Tray liner 1장을 올려 놓은 배양기 트레이에 주사용수 6 mL을 가하고 배양기에 장착하고 20분간 예열한다.

(3) Electrophoresis cell base의 각 체임버에 0.05 mol/L SAB plus buffer 95 mL을 가한다. 채워진 cell base를 전원공급장치의 인터코넥터 포트와 연결한다. 저온에 보관되었던 주사용수 500 mL을 전기영동 체임버 커버에 채운다. 주사용수 500 mL을 염색용기에 가한다.

(4) 효소 안정제에 주사용수 1.0 mL을 가하여 녹인다. 표준물질과 대조군에 효소 안정제 0.1 mL을 가하여 녹인다.

(5) Label에 각 효소의 이름을 표시하고 조심스럽게 아가로스 겔에 label을 올려 놓는다..

(6) 시험은 세 개의 기준 추출물, 즉 표준물질, 대조군 및 종특이 대조군과 시료를 사용하고 측정된 효소활성에 따라 적절히 조정된 시료를 트랙에 1 μL 씩 가한다. 샘플을 가하는 시간은 15분 이내이어야 한다.

Track 번호	1	2	3	4
구분	표준물질	대조군	종특이대조군	시료

(7) 완충액은 0.05 mol/L SAB plus buffer를 사용한다.

(8) 각각의 아가로스 겔 필름을 전기영동 장치에 넣고, 체임버 커버를 닫은 후 전원을 연결한다.

(9) Timer를 25분(160 V DC)으로 조정한다. 이 시간은 매우 중요하며 ±1분

이내로 전기영동하여야 한다.

(10) 각 효소기질 1 바이알에 주사용수 0.5 mL을 가하고 완전히 녹인다.

(11) 전기영동이 완료된 후 체임버 커버를 제거하고 아가로스겔을 꺼내서 뒤집어지지 않도록 흡습지에 올려 놓는다.

(12) 각각 필름 표면에 상기 (10)에서 녹인 해당되는 효소기질액 0.5 mL를 골고루 뿌려 주고, 전체 면에 3회에 걸쳐 충분히 도말 될 수 있도록 한다.

(13) 배양기/건조기를 37℃로 조정하고 20분간 반응시켜 효소기질 반응에 의한 밴드가 나타나는 것을 확인한다. 시간은 밴드의 짙은 정도에 따라 적절히 조정한다.

(14) 단백질 밴드가 완전히 발색되었을 때 필름을 배양기/건조기에서 꺼낸다.

(15) 배경(background)이 염색되는 것을 최소화하기 위해 주사용수 500 mL을 사용하여 2 회 세척하여 반응을 정지시킨다.

(16) 세척이 완료된 후 온도가 65℃가 초과되지 않도록 주의하면서 배양기/건조기에서 60분간 필름을 건조시킨다.

(17) Image analyzer를 사용하여 촬영한다.

8. 결과판독

촬영된 이미지와 건조된 필름을 비교 확인하여 표준물질, 대조군, 종특이대조군 및 시료의 밴드 패턴(band pattern)에서 각각의 명확하게 구분되는 밴드에 대한 이동거리를 적용지점의 중심부터 각 밴드의 중심까지 밀리미터 단위(mm)로 측정한다.

1) 표준물질의 이동 거리를 측정하여 다음의 참값과 비교한다. ±2 mm의 차이를 기준으로 다음의 절차를 따른다.

(stabilized NCTC clone 929(L929)(ATCC, CCL1) mouse extract)

효소	NP	G6PD	MD	MPI	PepB	LD	AST
참값	24.6	18.1	12.0	15.5	7.2	7.1, 12.0, 15.7	10.0

(1) ±2 mm를 벗어나지 않을 경우

대조군의 이동 거리를 측정한다. 표준물질의 이동거리가 참값의 ±2 mm를 벗어나지 않을 경우 종특이대조군과 시료의 이동 거리를 측정한다.

(2) ±2 mm를 벗어날 경우

① 아래의 계산식으로 보정계수(correlation factor)를 계산한다.

보정계수 = $S_{tabular}$ / $S_{experimental}$

$S_{tabular}$: AuthentiKit™ system에서 제공하는 각 효소의 표준 이동 거리표(별첨 #2)의 참값(이동 거리)

$S_{experimental}$: film에서 측정된 이동 거리

② 대조군의 이동 거리를 측정한다. 보정계수로 보정한 이동 거리와 $S_{tabular}$ 값을 비교한다. 차이가 ±2 mm 이하일 경우는 ③을 따르고, 이상일 경우는 재시험한다.

③ 종특이대조군과 시료의 이동 거리를 측정하고 보정계수로 보정한다.

2) 결과의 예

(1) 이동 거리표

시료	보정된 이동 거리(mm)					
	NP	G6PD	MD	PepB	MPI	LD
표준물질(STD)	24.6	18.1	12.0	7.2	15.5	7.2,11.8,(16.5)
대조군(CTRL)	12.8	15.2	8.0	11.9	12.3	-4.7,3.2,10.6,19.0
종특이대조군 (Hamster)	21.0	16.1	13.0	13.7	16.7	6.2

시료	보정된 이동 거리(mm)					
	NP	G6PD	MD	PepB	MPI	LD
시료	22.8	16.1	13.0	12.3	15.3	6.2

(2) 결과의 해석

① 표준물질(Standard)

구분	이동 거리					
	NP	G6PD	MD	MPI	PepB	LD
참값	24.6	18.1	12.0	15.5	7.2	7.1, 12.0, 15.7
결과	24.6	18.1	12.0	15.5	7.2	7.2, 11.8, (16.5)

→ 모든 동종효소에서 결과가 참값의 ±2 mm 범위를 벗어나지 않으므로 보정계수 없이 진행함

② 대조군(Control)

구분	이동 거리					
	NP	G6PD	MD	MPI	PepB	LD
참값	12.9 [1] (12.8) [2]	14.5 (12.1)	8.3 (8.3)	12.9 (12.9)	12.4 (12.4)	-5.6,2.8,10.6,18.5,24.8 (-5.0,3.0,10.6,18.7,26.9)
결과	12.8	15.2	8.0	12.3	11.9	-4.7,3.2,10.6,19.0,—

→ 대조군은 HeLa S3 human extract이며 $S_{tabular}$의 Human A에 해당됨

→ 각 동종효소의 결과가 참값의 ±2 mm 범위를 벗어나지 않으므로 보정계수 없이 진행함

→ LD의 경우 24.8 mm에 해당하는 band가 관찰되지 않았으나, 유효한 것으로 판정함

③ 종특이대조군과 시료

구분	이동 거리					
	NP	G6PD	MD	MPI	PepB	LD
참값	23.0	16.9	13.2	13.7	16.1	6.1

[1] $S_{tabular}$의 Human A인 경우의 이동거리

[2] $S_{tabular}$의 Human B인 경우의 이동거리

구분	이동 거리					
	NP	G6PD	MD	MPI	PepB	LD
종특이대조군	21.0	16.1	13.0	13.7	16.7	6.2
시료	22.8	16.1	13.0	12.3	15.3	6.2

→ 각 동종효소의 결과가 참값의 ±2 mm 범위를 벗어나지 않음

(3) 결론

① 유효성 조건을 만족함

② 종특이대조군과 시료의 이동 거리는 참값의 이동 거리의 ±2 mm 범위 이내이므로 같은 기원종(species of origin), 즉 CHO cell로 판정함

9. 유효성조건

대조군의 각 효소에 대한 보정된 이동 거리가 참값의 ±2 mm 내에 존재한다면 시험이 유효한 것으로 간주한다.

10. 결과판정 방법

1) 보정된 이동 거리를 AuthentiKit™ system에서 제공하는 각 효소 이동 거리표 ($S_{tabular}$,별첨 #2의 표)의 참값과 비교한다.

2) 기원종의 결정

(1) 종특이대조군과 시료의 보정된 이동 거리와 참값(별첨 #2의 표)을 비교함으로써 시료의 기원종(species of origin)을 결정한다. 이 때의 기준은

±2 mm의 범위로 한다.

(2) 시료가 알고 있는 기원종의 참값의 범위를 벗어나는 경우에는 가장 가까운 즉 가장 가능성 있는 기원종으로 판정한다.

11. 결과기록

1) 기록양식 #1 : 시험기록서

2) 기록양식 #2 : Raw data 기록서

12. 참고문헌

1) The AuthentiKit™ System. Handbook for Cell Authentication and Identification, *Innovative Chemistry*, 2nd Edition. Marshfield, MA (1988)

2) http://140.112.23.81/culture/sop-authentication.htm

3) Montes De Oca, et al, Isoenzyme characterization of animal cell culture, *Proceedings of the society for experimental biology and medicine*, 132, 462-469(1969)

4) Macy M. L., Identification of cell line species by isoenzyme analysis. *TCA Manual* 4, 833-836(1978)

5) http://www.biologie.uni-hamburg.de/b-online/e17/17g.htm

6) http://www.dsmz.de/mutz/mutzisoe.htm

7) Halton, D. et al, Cell culture quality control by rapid Isoenzymatic Characterization, *In Vitro*, 19, 16-24(1983)

8) Thacker J, Fingerprinting of mammalian cell lines with a single PCR primer,

BioTechniques 16, 252-253(1993)

9) Lavappa, K. et al, Examination of ATCC stocks for HeLa marker chromatosomes in Human cell lines, *Nature*, 259, 211-213(1976)

10) Markert, C. et al, Conceptual History and Biological significance, *Analytical Biochemistry*, 7(1983)

11) Gartler S. M., Apparent HeLa cell contamination of human heteroploid cell lines. *Nature* 217, 750-751(1968)

12) Halton, D. et al, Cell culture quality control by rapid isoenzymatic characterization, *In Vitro*, 19, 16-24(1983)

기록양식 #1

시 험 기 록 서

품 명 : ______________ 시 험 일 자 : ______________

제조(구입)번호 : ______________ 시 험 자 : ______________

제조(구입)일자 : ______________ 확 인 자 : ______________

1. 시험준비

1) 시험에 필요한 기기 및 기구는 준비가 되었는가? 특히, 온도 조정이 필요한 배양기 등의 경우는 반드시 확인한다. (적합, 부적합)

2) 시험에 필요한 시약 및 시액의 잔량 및 유효기간은 시험에 적합한가? (적합,부적합)

(1) AuthentiKit™ (Lot# , 유효기간)

(2) SAB plus buffer (Lot# , 유효기간)

(3) Cell substrate (Lot# , 유효기간)

(4) Quench-A-Zyme™ reagent (Lot# , 유효기간)

(5) 세포추출 완충액 (Lot# , 유효기간)

(6) Enzyme stabilizer™ (Lot# , 유효기간)

(7) 아가로스 필름 (Lot# , 유효기간)

(8) ______________ (Lot# , 유효기간)

(9) ______________ (Lot# , 유효기간)

2. 시험 세포주의 수집

1) 시료에 대한 정보

계대번호 : ______________ 최종 계대일 : __________________

2) 시료(배양 중인 세포주)는 완전하게 자랐는가? 형태학적 이상, 오염, 배지의 색에 이상은 없는가? (적합, 부적합)

3) 배양배지 제거 후 D-PBS로 3 회 세척한다.

D-PBS Lot#__________, 유효기간:____.____.____, 첨가량:______mL

4) 트립신-EDTA액 2 mL 가하고 30초 방치 후 피펫으로 제거, 37℃ 에서 3분간 방치 후, 배양배지 1 mL 가한다.

트립신-EDTA액 유효기간:____.____.____, 37℃ 방치시간:_____분

5) 배양배지 15 mL 가하고, 피펫팅 반복하여 단일세포로 한다. 현미경으로 관찰한다.

배양배지 Lot#________, 유효기간:____.____.____, 첨가량:_____mL

(적합, 부적합)

6) 15 mL 코니칼 튜브로 배양액을 전량 옮긴 후 1,000 × g로 5분간 원심분리 후 상층액을 전부 버린다.

배양액량:_____mL, 원심기 번호:______, 원심속도:_______rpm

7) 저온에 보관되었던 0.9% 생리식염수 10 mL을 가하여 재현탁한 후 1,000 × g로 5분간 원심분리 후 상층액을 최대한 전부 버린다.

배양액량:_____mL, 원심기 번호:______, 원심속도:_______rpm

8) 펠렛과 동량의 세포추출 완충액을 가한 후 1.5 mL 에펜도르프 튜브로 전량 옮기고 피펫팅을 반복하여 잘 섞어 준다. 거품발생 주의

세포추출 완충액 첨가량:____mL, 튜브로 옮긴 량:____mL

9) 얼음에 30분 방치 후 2,000 × g로 4℃에서 10분간 원심분리한다.

원심기 번호:______, 원심속도:_______rpm

10) 상층액을 새로운 1.5 mL 에펜도르프 튜브로 옮기고, 동량의 효소 안정액을 가하고 잘 섞어 준 후 시험 전까지 추출물을 -20 ± 5℃에 보관하며, 추출물은 1 년간 보관 가능하다.

효소 안정액 유효기간:____.____.____, 첨가량:______mL

(유효기간 : ____________________)

3. **시료의 효소활성 확인**

1) 4℃에 보관 중인 각 효소 기질에 0.1 mol/L SAB *plus* buffer 2.5 mL을 넣어 녹인다. 녹인 효소기질은 얼음에 1시간 내에 사용한다.

녹인시간 : ____:____, 사용시간 : ____:____

2) 각 효소 기질액을 에펜도르프 튜브로 100 μL씩 옮긴 후 효소 이름을 표시하고, 대조액(blank)으로 0.1 mol/L SAB *plus* buffer 100 μL 가한다. 37℃ 항온수조에서 2분간 반응

NP Lot#__________, 유효기간:____.____.____

G6PD Lot#__________, 유효기간:____.____.____

MD Lot#__________, 유효기간:____.____.____

MPI Lot#__________, 유효기간:____.____.____

PepB Lot#__________, 유효기간:____.____.____

LD Lot#__________, 유효기간:____.____.____

AST Lot#__________, 유효기간:____.____.____

항온수조 번호:______, 사용시 온도:_____℃

3) 각 효소 기질액에 시료 10 μL를 각각 가한 후 잘 섞어 준다. 이 때 세포추출물을 가하는 순서는 NP, G6PD, MD, MPI, PepB, LD, AST 바이알 순서로 하여야 하며, 시간은 약 30초 간격으로 순차적으로 진행하고, 대조액에는 주사용수 10 μL를 가한다. 37℃ 항온수조에서 10분간 반응시킨다.

항온수조 번호:______, 사용시 온도:_____℃

4) 시료를 가한 순서대로 30초 간격을 유지하면서 Quench-a-Zyme™ 시액 1.0 mL을 각 에펜도르프 튜브에 가하고 잘 섞는다.

5) UV 분광광도계를 사용하여 565 nm의 파장에서 각 튜브의 흡광도를 측정한다. 대조액으로 흡광도를 보정한다.

UV 분광광도계 번호:______, 최종 보정일:____.____.____

6) 흡광도

구분	효소기질						
	NP	G6PD	MD	MPI	PepB	LD	AST
보정된흡광도							
기준	0.1~0.5	0.1~0.7	0.1~0.9	0.1~0.6	0.1~0.6	0.1~1.2	0.1~0.6
결과	적, 부	적, 부	적, 부	적, 부	적, 부	적, 부	적, 부

보정된 흡광도가 기준에 적합할 경우는 전기영동을 진행하고, 보정된 흡광도가 최대치 보다 높을 경우는 효소 안정액으로 희석하고 최소치 보다 낮을 경우는 시료를 적절하게 농축한 뒤 전기영동을 진행하여야 한다.

(1) NP : 그대로 사용, ______배 농축, ______배 희석

( )

(2) G6PD : 그대로 사용, ______배 농축, ______배 희석

( )

(3) MPI : 그대로 사용, ______배 농축, ______배 희석

( )

(4) PepB : 그대로 사용, ______배 농축, ______배 희석

( )

(5) LD : 그대로 사용, ______배 농축, ______배 희석

( )

(6) AST : 그대로 사용, ______배 농축, ______배 희석

( )

4. 전기영동

1) Tray liner 1 장을 올려 놓은 배양기 트레이에 주사용수 6 mL을 가하고 배양기에 장착하고 20분간 예열한다.

2) Electrophoresis cell base의 각 체임버에 0.05 mol/L SAB *plus* buffer 95 mL을 가한다. 차가운 주사용수 500 mL을 전기영동 체임버 커버에 채운다. 주사용수 500 mL을 염색용기에 가한다.

0.05 mol/L SAB *plus* buffer 유효기간:____.____.____,

첨가량:_____mL

3) 효소 안정제에 주사용수 1.0 mL을 가하여 녹인다. 표준물질과 대조군을 효소 안정액 0.1 mL을 가하여 녹인다.

효소 안정액 유효기간:____.____.____, 첨가량:_____mL

4) 시험은 세 개의 기준 추출물, 즉 표준물질, 대조군 및 종특이 대조군과 시료를 사용하고 측정된 효소활성에 따라 적절히 조정된 시료를 트랙에 1 µL씩 가한다. 15분 이내 완료

NP 시작 : ____:____, 끝 : ____:____

G6PD 시작 : ____:____, 끝 : ____:____

MD 시작 : ____:____, 끝 : ____:____

MPI 시작 : ____:____, 끝 : ____:____

PepB 시작 : ____:____, 끝 : ____:____

LD 시작 : ____:____, 끝 : ____:____

AST 시작 : ____:____, 끝 : ____:____

Track 번호	1	2	3	4
구분	표준물질	대조군	종특이대조군	시료

5) 전기영동 완충액은 0.05 mol/L SAB *plus* buffer를 사용하고, 25분간 전기영동 (160 V DC)한다. 전기영동 시간은 매우 중요하므로 ±1분으로 관리 한다.

(시작 : ____시____분, 끝 : ____시____분)

6) 각 효소기질 1 바이알에 주사용수 0.5 mL을 가하고 완전히 녹인다.

7) 전기영동이 완료된 후 체임버 커버를 제거하고 뒤집어 지지 않도록 흡습지에 올려 놓는다. 아가로스 필름을 cell cover에서 제거한다.

8) 각각 필름 표면에 6)에서 녹인 해당되는 효소기질액 0.5 mL를 골고루 뿌려 주고, 전체 면에 충분히 도말될 수 있도록 한다.

9) 배양기/건조기를 37℃로 조정하고 20분간 반응시켜 효소기질 반응에 의한 밴드가 나타나는 것을 확인한다. 시간은 밴드의 짙은 정도에 따라 적절히 조정

배양기/건조기 반응시작 온도: _____℃

10) 배경(background)이 염색되는 것을 최소화하기 위해 주사용수 500 mL을 사용하여 2회 세척하여 반응을 정지시킨다.

11) 세척이 완료된 후 온도가 65℃가 초과되지 않도록 주의하면서 배양기/건조기에서 60분간 필름을 건조시킨다.

배양기/건조기 반응시작 온도: _____℃

12) Image analyzer를 사용하여 촬영한다.

5. 전기영동 결과

1) 보정계수의 계산

구분	이동 거리(단위 : mm)						
	NP	G6PD	MD	MPI	PepB	LD	AST
참값							
표준물질							
표준 보정계수[3]							
대조군							
대조군 보정계수[4]							

[3] 표준물질의 이동거리와 참값이 ±2 mm 이내일 경우는 표기하지 않음

[4] 대조군의 이동거리를 표준 보정계수로 보정한 값을 표기

2) 보정된 결과

구분	이동 거리						
	NP	G6PD	MD	MPI	PepB	LD	AST
종특이 대조군							
시료							

6. 유효성 판정

1) 각 효소기질의 대조군이 각각 참값의 ±2 mm 내에서 관찰되는가?

NP 결과:______mm (적합, 부적합)

G6PD 결과:______mm (적합, 부적합)

MD 결과:______mm (적합, 부적합)

MPI 결과:______mm (적합, 부적합)

PepB 결과:______mm (적합, 부적합)

LD 결과:______mm (적합, 부적합)

AST 결과:______mm (적합, 부적합)

2) 1)에서 부적합한 경우는 해당 효소기질에 대해 재분석하여야 한다.

7. 결과

1) 종특이대조군과 시료의 보정된 이동 거리를 참값과 대조한다.

2) 참값의±2 mm에 존재한다면 같은 종이라고 판정한다.

3) CHO에서 유래한 것이라고 판단되는 밴드 이외의 것이 관찰되었는가?

(되었다, 안되었다)

구분	이동 거리						
	NP	G6PD	MD	MPI	PepB	LD	AST
범위							
시료							

8. **판정**

1) 시료는 분석결과 CHO로부터 유래한 세포라고 할 수 (있다, 없다)

2) CHO 이외의 밴드가 관찰된 경우 두 번째로 가까운 종은 ______________이다.

기록양식 #2

Raw data 기록서 (예시)

1. Nucleside phosphorylase(NP)

결과 사진 부착

2. Glucose-6-phosphate dehydrogenase(G6PD)
3. Malate dehydrogenase(MD)
4. Peptidase B(PepB)
5. Mannose-6-phosphate isomerase(MPI)
6. Lactate dehydrogenase(LD)
7. Aspartate aminotrasferase(AST)

→ 상기 2-7까지 1과 같은 방법으로 raw data기록

별첨 #1

전기영동을 위해 필요한 최대/최소 활성 수준 (1 μL의 시료를 사용)

(from Innovative Chemistry, The **AuthentiKit**™ System)

효소	최대 활성		최소 활성	
	A_{565}	IU/L	A_{565}	IU/L
NP	0.5	500	0.1	100
G6PD	0.7	700	0.1	100
MD	0.9	900	0.1	100
MPI	0.6	600	0.1	100
PepB	0.6	600	0.1	100
LD	1.2	1200	0.1	100
AST	0.6	600	0.1	100

별첨 #2

여러 모델 종(species)에서 동종효소의 표준 이동거리

(from Innovative Chemistry, The AuthentiKit™ System)

Subset column 표준 이동거리	NP Subset	G6PD Subset	MD Subset	MPI Subset	PepB Subset	AST Subset	LD Subset
<u>Set of Possible Species</u>							
Spodoptera(Sf9)	Null	-4.5	0.2	19.0	19.9.15.4	21.5	13.0
Dog	10.6	13.0	11.2	9.4	16.1	10.2	-4.4,3.8,11.1,16.1,21.9
Pig	10.8	10.8	13.2	16.2	25.8	13.0	0.05,7.4,14.7,22.0,29.4
Monkey, Cercopithecus	11.3	15.0	8.6	12.6	12.4	12.6	-5.2,2.9,10.2,18.3,24.9
Fox	11.4	13.9	12.1	6.7	18.0	9.4	-1.5,6.3,13.5
Rat	11.5	18.7	12.2	9.8	16.2	10.2	-4.9,3.0,10.9,16.6
Horse	12.4	—	—	—	27.9	12.1	-0.9,5.9,12.4,18.9,28.1
Human B	12.8	12.1	8.3	12.9	12.4	15.0	-5.0,3.0,10.6,18.7,26.9
Human A	12.9	14.5	8.3	12.9	12.4	15.0	-5.6,2.8,10.6,18.5,24.8
Cat	16.4	9.5	12.4	13.5	20.1	10.5	-4.3,2.0,7.8,13.8,20.1
Aoudad	17.2	10.4	12.1	11.0	20.3	10.3	0.7,4.9,9.2,13.9,18.9
Racoon	17.5	10.4	13.9	—	—	13.4	-0.4,7.0,13.5,20.5
Guinea Pig	18.7	18.5	10.4	11.6	17.8	12.0	-0.7,6.5,13.4,20.7
Baboon	18.8	15.7	10.4	12.5	15.9	13.7	-5.6,2.8,10.6,18.0,26.3
Bat	19.7	8.9	5.6	12.8	11.3	10.0	-7.0,-1.1,5.3,12.0,16.1
Buffalo	19.7	9.6	16.5	—	—	10.2	—,3.0,8.2,12.6,17.4
Monkey, Rhesus	20.0	15.0	8.6	13.7	—	12.7	-5.5,3.0,11.6,20.8,28.7
Mink	20.0	13.5	12.9	10.4	18.5	8.8	0.2,7.0,13.6,21.0
Hamster, Syrian	21.4	17.5	11.6	10.9	16.5	12.4	4.7
Hamster, Chinese	23.0	16.9	13.2	13.7	16.5	11.8	6.1
Bovine	23.1	9.7	13.0	9.0	18.0	9.1	1.2,6.0,10.6,15.8,21.3
Rabbit	25.1	12.3	9.9	14.3	4.7	14.6	0.2,5.5,10.7,16.7
Mouse	25.2	18.1	12.0	16.8	8.0	10.0	5.5,9.7,12.8

별첨 #3

전기영동의 결과

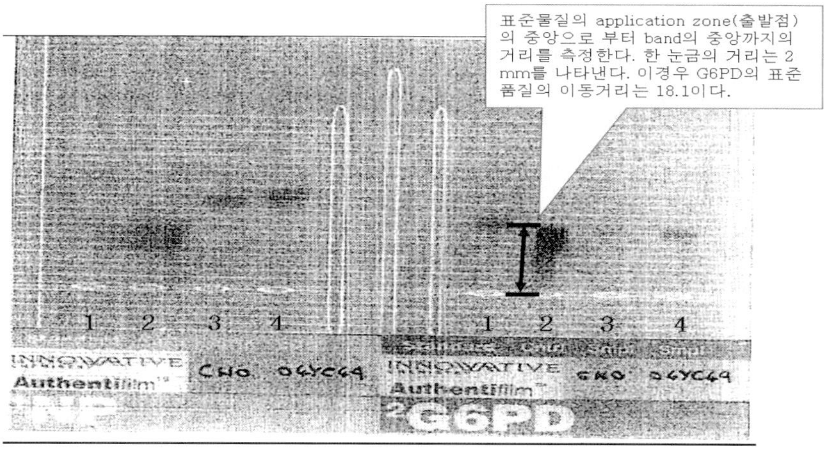

NP

Nucleoside Phosphorylase

G6PD

Glucose-6-Phosphate Dehydrogenase

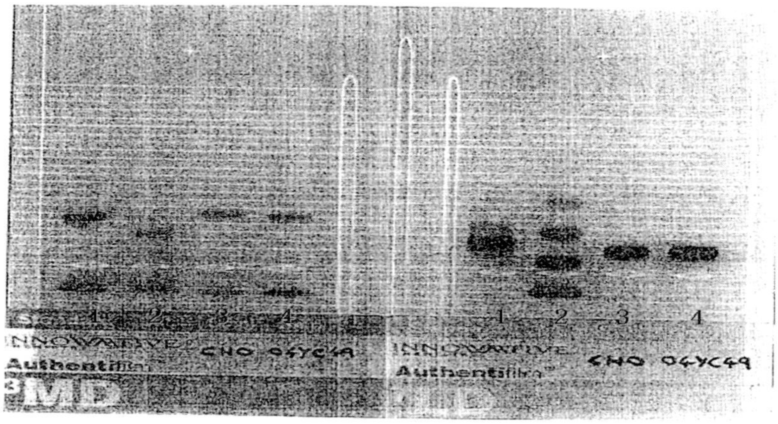

MD

Malate Dehydrogenase

LD

Lactate Dehydrogenase

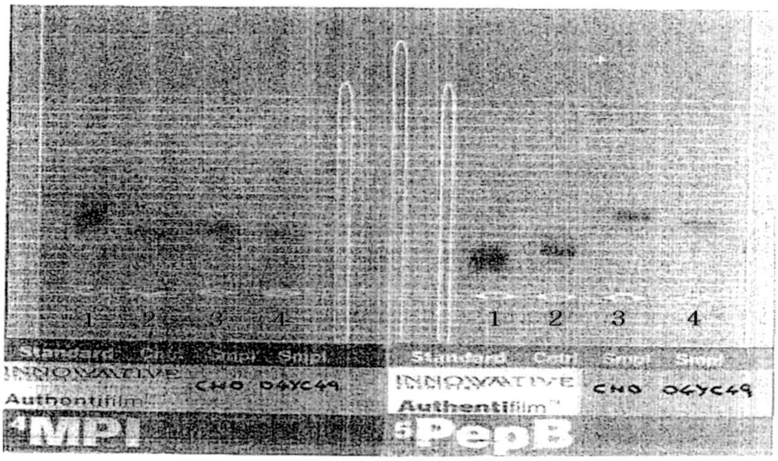

MPI

Mannose Phosphate Isomerase

PepB

Peptidase B

Lane 1, 표준물질: 안정화된 NCTC clone 929(L929) 마우스 추출물

Lane 2, 대조군: 안정화된 HeLa S3 사람 추출물

Lane 3, 종특이대조군: 안정화된 CHO 추출물

Lanr 4, 시료

제 3 장. 써던 블롯팅 방법 이용 세포주 염색체 내 발현유전자 구조 확인 시험

(Protocol for the Structural Analysis of the Expression Cassette Integrated in the Genome of the Recombinant Cell Lines by Southern Blotting)

최성철

1. 서론 62
2. 목적 66
3. 적용범위 66
4. 기기 및 기구 66
5. 시약 및 시액 69
6. 흐름도 74
7. 시험방법 75
8. 결과판독 83
9. 결과 84
10. 결과기록 85
11. 참고문헌 85

제 3 장

써던 블롯팅 방법 이용한 세포주 염색체 내 발현유전자 구조 확인 시험
(Protocol for the Structural Analysis of the Expression Cassette Integrated in the Genome of the Recombinant Cell Lines by Southern Blotting)

1. 서론

유전자 재조합 의약품 생산에 있어서 생산용 세포기질에 대한 검증과 이에 포함된 발현체(expression construct)의 유전적 특성 및 안정성 (stability) 분석과 평가는 유전자 재조합 단백질 자체의 품질(quality)과 안전성(safety)을 결정하는 가장 근본적인 요소들이다. 따라서 생명공학의약품의 생산에 이용하는 세포기질에 대한 유전자 안정성의 검증은 최종 정제된 산물의 검증과 함께 보증된 품질의 제품을 안정적으로 생산하는데 필수적인 과정으로서 각국의 규제기관은 가이드라인(guideline)을 설정하고 개발기관에 시행을 요구하고 있다.[1]

재조합 세포주의 유전적 특성 분석 및 안정성 검증은 염기서열 분석법, 제한효소 지도에 의한 유전형질 확인시험법, 유전자 copy number 확인법 및 RT-PCR(Reverse Transcription Polymerase Chain Reaction)시험법 등을 통해서 시행할 수 있다. 이 장에서는 제한효소 지도에 의한 유전형질 확인시험법에 대해서 실제의 사례를 중심으로 기술하여 세포주 검증에 활용할 수 있도록 하였다.

제한효소 지도에 의한 유전형질 확인시험법은 써던 블롯팅 방법을 사용하여 유전자 재조합 세포주의 염색체 내의 발현유전자의 존재 및 이상 유무를 확인 할 수 있는 방법이다.[2]

플라스미드(Plasmid)와 같은 유전자 운반체(DNA vector)와 같이 비교적 작은 DNA는 특정 위치를 절단할 수 있는 제한효소(restriction enzyme)로 처리해 준 후, 이를 전기영동(Electrophoresis) 시키면 분자량에 따라 분리 되어 원하는 유전자의 위치 확인이 용이한 경우가 많으나 (그림 1 (a)), 유전자의 크기가 큰 진핵생물의 염색체 내에서의 특정 유전자의 위치 확인은 전기영동만으로는 확인하기가 쉽지 않고, 써던 블롯팅(Southern blotting)에 의해서 확인 할 수 있다.

써던 블롯팅 또는 써던 혼성화(Southern hybridization)은 1975 년 써던(Southern)에 의하여 고안된 유전자 연구 기법이다.[2] 먼저 진핵생물의 유전자를 제한요소로 절단하면 여러 크기의 DNA절편이 생긴다. 다양한 절편을 전기영동 하면 절편의 크기에 따라 분리된다. 한천 겔에 있는 DNA 절편을 흡착지로 이동시키면, 한천 겔에 있는 위치와 정확하게 일치하는 곳에 DNA 절편이 흡착 된다. 겔에서 흡착지로 이동(transfer) 시키는 기법이 포함되기 때문에 '써던이동법(Southern transfer)' 이라고도 한다. 사람의 유전자의 경우 크기가 다른 약 300만 개의 DNA 절편이 흡착지로 이동하기 때문에 이 중에서 원하는 한 가지의 절편을 찾아낸다는 것이 간단한 일은 아니다. DNA 절편이 찾고자 하는 DNA의 전부 혹은 일부분을 가지고 있다면, 이것을 찾고자 하는 DNA를 탐침(Probe)으로 사용하여 흡착지 위의 DNA와 탐침 사이의 보합(hybrid) 되는 위치에 결합되는 DNA-DNA 보합 결합의 기법을 이용하여 원하는 DNA 절편의 유무를 확인할 수 있다. 이와 유사한 방법으로서 DNA-RNA 보합 결합의 기법을 이용하여 원하는 RNA 절편의 유무를 확인하는 시험법은 '노던 블롯팅(Northern blotting)' 이라 하고, 단백질-단백질 보합결합의 기법을 이용하여 원하는 특정 유전자에 상응하는 단백질의 유무를 확인하는 시험법은 웨스턴 블롯팅 (Western blotting)' 이라 한다.

써던 블롯팅 방법을 사용하여 재조합 세포주의 염색체 내 특정 유전자를 확인하는 절차는 다음과 같다. 재조합 세포주의 염색체를 추출하여 재조합되어 삽입시킨 유전자를 절단할 수 있는 제한효소(Restriction enzyme)로 처리해 준 후, DNA 절편들을 한천 겔에서 나이론 흡착지로 이동·흡착 시킨다. 한천 겔에서 나이론 흡착지로 DNA 절편들을 이동시키는 방법은 모세관 현상을 이용한 '모세관 이동법(Capillary transfer)', 전기력을 이용한 '전기 영동 이동법(Electrophoretic transfer)' 및 진공 또는 가압을 이용한 '진공/가압 이동법 (Vacuum/ Pressure transfer)'이 있다. 본 시험에서는 가장 널리 쓰이는 모세관 이동법을 사용하였다. 그림 1의 (b)와 같이 장치해 두면 완충액(Buffer)이 모세관현상으로 서서히 지지체(Support)로부터 한천 겔, 여과지(Filter paper), 페이퍼 타월로 이동하게 된다. 이때, 한천 겔로부터 제한효소로 절단된 유전자 절편들이 완충액의 흐름과 함께 나이론 흡착지로 이동하여 흡착된다. 한천 겔로부터의 DNA 절편의 이동은 한천 겔의 두께에 따라 이동에 소요되는 시간이 달라진다.

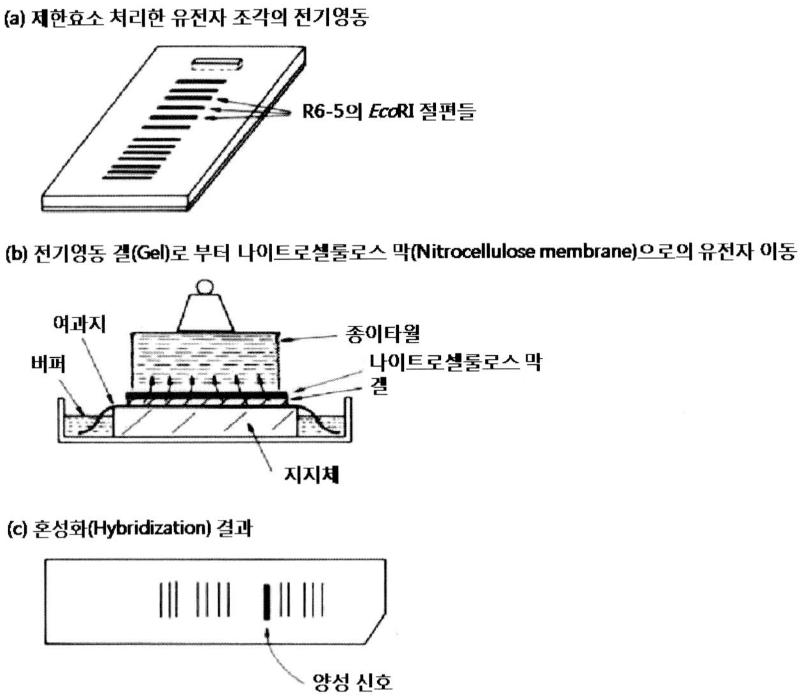

그림 1. 써던 혼성화 절차도.

제한효소로 절단된 유전자 절편이 흡착된 나이론 흡착지는 [α-^{32}P] dATP로 표지된(Labelling) 유전자 전달체(Vector)내의 재조합 DNA부분을 탐침으로 사용하여 혼성화(Hybridization) 시킨다(그림 2). 혼성화에 영향을 미치는 요인은 온도, 염 농도, 시간, 동위원소의 방사선 강도 등이다.

혼성화가 완료된 나이론 흡착지는 엑스레이 감광 필름에 노출시켜, 동위원소로 표지된 탐침과 혼성화 된 DNA 절편을 확인 할 수 있다 (그림 1. (c)).

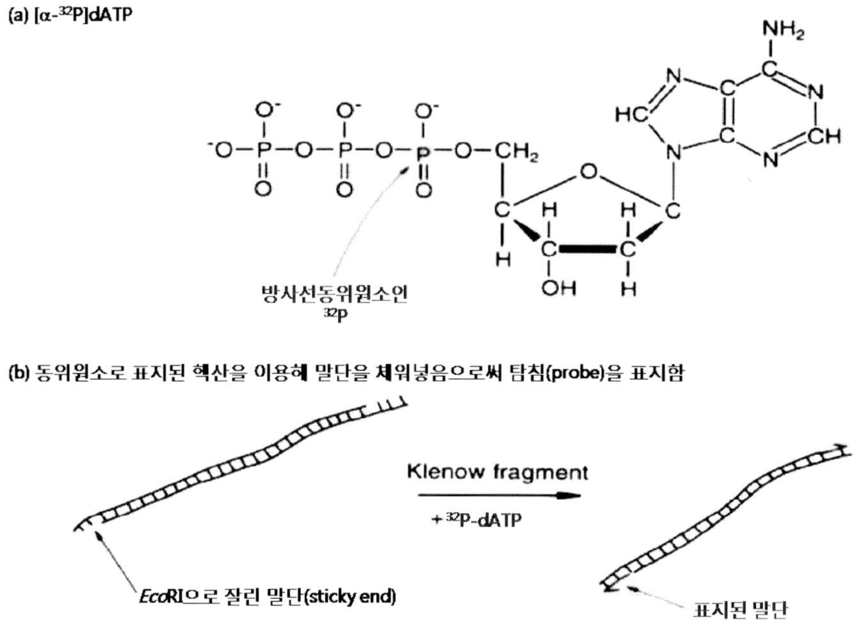

그림 2. 동위원소 표지(labeling).

최근에는 간편히 시험할 수 있는 많은 종류의 키트가 개발되어 활용되고 있다. 키트를 사용하는 시험법은 제조사에 따라 다르고 각 제조사에서 자세한 시험법을 제공하고 있으므로, 이 장에서는 보편적으로 시험할 수 있도록 키트를 사용하지 않는 전통적인 방법에 국한하여 EPO(Erythropoietin) 재조합 단백질 생산용 재조합 세포주를 예로 들어 기술하였다.

2. 목적

이 시험의 목적은 유전자 재조합 세포주의 염색체 내의 재조합 단백질 발현 유전자의 존재 유무 및 유전적 변이 유무를 확인하기 위한 것이다. 전체 염색체를 유전자 재조합 세포주로부터 준비하고, 이 염색체에 재조합 발현 유전자를 절단할 수 있는 몇 가지 제한효소를 조합하여 처리한다. 절단된 DNA는 동일한 제한효소로 절단한 재조합 DNA 운반체 내의 발현유전자와 같이 동위원소로 처리된 탐침과 혼성화시켜 비교함으로써, 세포주 내 염색체에 삽입된 재조합 발현 유전자의 재배열, 결손 등의 변이 유무를 확인할 수 있다.

3. 적용범위

본 시험법은 재조합 세포주로부터 제조된 마스터 세포은행(Master Cell Bank), 제조용 세포은행(Working Cell Bank), 세포연령한도에 도달한 세포의 유전 형질 검증에 사용할 수 있다.

4. 기기 및 기구

1) 전기영동장치

(1) 제조회사: E-C Apparatus cooperation / (2) 모델명: Maxicell EC 360

2) 항온기

(1) 제조회사: Jeio tech / (2) 모델명: IB-10

3) Vortex mixer

(1) 제조회사: Thermolyne / (2) 모델명: Maxi mix II

4) 폴라로이드 카메라

(1) 제조회사: 폴라로이드사 / (2) 모델명: Mp-4

5) 마이크로 원심기

(1) 제조회사: 비젼과학 / (2) 모델명: VS-15000CF

6) 진탕항온기

(1) 제조회사: 한국사이언스 / (2) 모델명: HK-2100

7) 항온수조

(1) 제조회사: B.Braun / (2) 모델명: Thermomix 1442D

8) Heat block

(1) 제조회사: LAB line / (2) 모델명: Multi-block heater 2093

9) Speed vacuum

(1) 제조회사: Heto co. / (2) 모델명: 003810

10) DNA 전기영동장치

(1) 제조회사: E-C apparatus co. / (2) 모델명: Maxicell EC 360M

11) 고속원심기

(1) 제조회사: Beckman / (2) 모델명: GS-6KR

12) Orbital Mixer

(1) 제조회사: Hofer / (2) 모델명: RP70

13) 건열기

(1) 제조회사: Jeio tech. / (2) 모델명: FOL-2

14) 항온기

(1) 제조회사: Boekel / (2) 모델명: 131000-2

15) Survey meter

(1) 제조회사: Technical associates / (2) 모델명: PUG7

16) Bag sealer

(1) 제조회사: 환주실업 / (2) 모델명: Lovero HJ-200

17) 전기멸균기

(1) 제조회사: 한국사이언스 / (2) 모델명: HS-100

18) 기타 실험기구

(1) 500 mL 플라스크(Bellco) / (2) 헤모사이토 메터(Gilson)

(3) 마이크로 피펫 1,000 μL(Gilson) / (4) 마이크로 피펫 200 μL(Gilson)

(5) 마이크로 피펫 100 μL(Gilson) / (6) 마이크로 피펫 20 μL(Gilson)

(7) 마이크로 튜브(Eppendorf tube) / (8) 1회용 피펫 1 mL(Falcon)

(9) 1회용 피펫 5 mL(Falcon) / (10) 1회용 피펫 10 mL(Falcon)

(11) 겔 로딩 팁(Quality Scientific Plastics)

(12) 마이크로 피펫 팁 20 μL(Quality Scientific Plastics)

(13) 마이크로 피펫 팁 200 μL(Quality Scientific Plastics)

(14) 마이크로 피펫 팁 1,000 μL(Quality Scientific Plastics)

(15) 겔 콘테이너(Nalgene) / (16) 비이커 4 L(Bellco)

(17) 비이커 2 L(Bellco) / (18) 비이커 1 L(Bellco)

(19) 비이커 500 mL(Bellco) / (20) 비이커 200 mL(Bellco)

(21) 메스실린더 2 L(Nalgene) / (22) 메스실린더 1 L(Nalgene)

(23) 메스실린더 500 mL(Nalgene) / (24) 메스실린더 100 mL(Nalgene)

(25) 500 mL 프라스크(Bellco) / (26) 100 mm 배양접시(Gibco BRL)

(27) 세포계수기(Sigma) / (28) DNeasy 스핀컬럼(DNeasy co.)

(29) 3 MM 와트만여과지(Whatman)

5. 시약 및 시액

1) 시약

(1) Megaprime^{TN} DNA labelling system(Amersham life science)

(2) [α-^{32}P] d ATP 3000ci/mmol(NEN)

(3) Ultra pure buffer saturated phenol(Gibco BRL)

(4) 에탄올(Merck) / (5) NaI 용액(Bio101. Co.)

(6) Glass milk(Bio101. Co.) / (7) 한천(Sigma)

(8) DNA size marker(New England Biolabs Inc.)

(9) 염화나트륨(Riedel-deHaen) / (10) Potassium acetate(Sigma)

(11) Sodium dodecyl sulfate(Sigma) / (12) 이소프로판올(Merck)

(13) Ribonuclease(Sigma) / (14) 포도당(Riedel-deHaen)

(15) 트리스(히드록시메틸아미노)메탄(Merck) / (16) EDTA(Riedel-deHaen)

(17) 초산(Riedel-deHaen) / (18) *Stu*I(New England BioLabs Inc.)

(19) *Eco*RI, *Bam*HI, *Bst*EII(New England BioLabs Inc.)

(20) Sephadex G50(Sigma) / (21) 수산화나트륨(Riedel-deHaen)

(22) Bromophenol blue(Sigma) / (23) 염산(Riedel-deHaen)

(24) 효모 추출물(Becton Dickinson) / (25) Sorbitol(Sigma)

(26) 박토 트립톤(Becton Dickinson) / (27) Ethidium bromide(Sigma)

(28) 포름아마이드(Sigma) / (29) Xylene cyanol FF(Sigma)

(30) 농 글리세린(Riedel-deHaen) / (31) 구연산(Sigma)

(32) Proteinase K(Sigma) / (33) 트립신(Sigma)

2) 시액

(1) LB(Luria Bertani) 배지

① 염화나트륨 1 g, 박토 트립톤 1 g, 효모 추출물 0.5 g 을 증류수 100 mL 에 가하여 용해시킨다.

② 500 mL 플라스크에 가한 후, 121℃에서 20분간 고압증기 멸균한다.

(2) 용액Ⅰ(Solution Ⅰ)

① 포도당(50 mmol/L) 0.9 g, 트리스(히드록시메틸아미노)메탄(25 mmol/L) 0.3 g, EDTA 0.37 g을 90 mL 증류수에 가하여 용해시킨다.

② 5 mol/L 수산화나트륨 용액 또는 5 mol/L 염산 용액을 사용하여 pH 를 8.0으로 보정한다.

③ 증류수를 가하여 부피를 100 mL로 맞춘다.

④ 121℃에서 20분간 고압증기 멸균한 후, 냉장 보관한다.

(3) 용액Ⅱ(SolutionⅡ)

① 1 mol/L 수산화나트륨 용액 2 mL, 10%(w/w) SDS 용액 1 mL 을 증류수 7 mL 에 가하여 혼합한다.

주의) 사용하기 직전에 만들어 사용한다.

(4) 용액Ⅲ(Solution Ⅲ)

① 5 mol/L potassium acetate 용액 60 mL, glacial acetate 11.5 mL 을 멸균증류수 28.5 mL에 가하여 혼합한다.

(5) TE 완충액(pH 7.4)

① 트리스(히드록시메틸아미노)메탄(10 mmol/L) 0.121 g, EDTA(1 mmol/L) 0.037 g을 90 mL 증류수에 가하여 용해 시킨다.

② 5 mol/L 수산화나트륨 용액 또는 5 mol/L 염산 용액을 사용하여 pH 를 7.4로 보정한다.

③ 증류수를 가하여 부피를 100 mL로 맞춘다.

(6) STE 완충액

① Sorbitol(0.9 mol/L) 16.4 g, 트리스(히드록시메틸아미노)메탄 (0.1 mol/L) 1.21 g, EDTA(0.1 mol/L) 3.72 g을 90 mL 증류수에 가하여 용해 시킨다.

② 5 mol/L 수산화나트륨 용액 또는 5 mol/L 염산 용액을 사용하여 pH 를 8.0으로 보정한다.

③ 증류수를 가하여 부피를 100 mL로 맞춘다.

(7) 5 mol/L Sorbitol 용액

① Sorbitol 9.81 g을 100 mL 증류수에 가하여 용해시킨다.

(8) 10% SDS(Sodium Dodecyl Sulfate) 용액

① SDS 10 g을 100 mL 멸균증류수에 가하여 용해시킨다.

(9) TAE(Tris-acetate-EDTA) 완충액

① 트리스(히드록시메틸아미노)메탄 242 g, 초산 57.1 mL, EDTA 18.6 g 을 600 mL 증류수에 가하여 용해시킨다.

② 5 mol/L 수산화나트륨 용액 또는 5 mol/L 염산 용액을 사용하여 pH 를 8.0으로 보정한다.

③ 증류수를 가하여 부피를 1,000 mL로 맞춘다(50배 농축액).

주의) 사용 직전에 멸균증류수를 사용하여 적절히 희석하여 사용한다.

(10) 겔 로딩 완충액

① Bromophenol blue 0.025 g, Xylene cyanol FF 25 μL, 농 글리세린 3 mL 을 멸균증류수 7 mL에 용해시킨다.

* Xylene cyanol FF 는 4.0 kb 의 linear double strand DNA 와 같이 TAE gel을 이동한다.

* Bromophenol blue 는 300 bp 의 Double strand DNA 와 같이 TAB gel 을 이동한다.

(11) DNA 염색용액(Staining solution)

① 10 mg/mL Ethidium Bromide 농축 용액 25 μL 를 멸균증류수 500 mL 에 가하여 혼합한다.

(12) Depurination 용액

① 37% 염산 용액 16.7 mL을 멸균증류수 983.3 mL에 혼합한다.

(13) 변성(Denaturation) 용액

① 염화나트륨 87.66 g, 수산화나트륨 20 g 을 멸균증류수 900 mL 에 가하여 용해시킨다.

② 멸균증류수를 가하여 부피를 1,000 mL로 맞춘다.

(14) 중화(Neutralization) 용액

① 트리스(히드록시메틸아미노)메탄 121.1 g, 염화나트륨 87.66 g 을 멸균증류수 900 mL 에 가하여 용해시킨다.

② 멸균증류수를 가하여 부피를 1,000 mL 로 맞춘다.

(15) 20 배 SSC(Saline Sodium Citrate) 용액

① 염화나트륨 350.6 g, 구연산 176.4 g 를 1,500 mL 멸균증류수에 가하여 용해시킨다.

② 5 mol/L 수산화나트륨 용해 또는 5 mol/L 염산 용액을 사용하여 pH 를 7.0 으로 보정한다.

③ 증류수를 가하여 부피를 2,000 mL 로 맞춘다.

(16) 0.2 mol/L EDTA 용액

① EDTA 372.2 g 을 멸균증류수 700 mL 에 가하여 용해시킨다.

② 멸균증류수를 가하여 부피를 1,000 mL 로 맞춘다.

(17) 혼성화(Hybridization) 용액

① 포름아마이드 50 mL, 20 배 SSPE(Sodium chloride Sodium Phosphate Ethylenediamine tetraactic acid) 용액 25 mL, 10 배 Denhardt 용액 20 mL, 10% SDS 용액 1 mL, 연어 정자 DNA (10 mg/mL)용액 1 mL 을 3 mL 멸균증류수에 혼합한다.

② 각 성분의 농축 용액은 'Molecular cloning' 책에 따라 조제한다.(4)

(18) 세척 완충액 1

① 20 배 SSC 용액 100 mL, 10% SDS 용액 50 mL 를 850 mL 멸균증류수에 혼합한다.

(19) 세척 완충액 2

① 20 배 SSC 용액 100 mL, 10% SDS 용액 10 mL 을 890 mL 멸균증류수에 혼합한다.

(20) 세척 완충액 3

① 20 배 SSC 용액 5 mL, 10% SDS 용액 50 mL 을 945 mL 멸균증류수에 혼합한다.

(21) 인산염완충식염수

① 인산 1 칼륨(KH_2PO_4) 0.54 g, 인산수소나트륨($Na_2HPO_4 \cdot 12H_2O$) 2.22 g, 염화나트륨 8.59 g 을 멸균증류수 900 mL 에 가하여 용해시킨다.

② 5 mol/L 수산화나트륨 용액 또는 5 mol/L 염산 용액을 사용하여 pH 를 7.0 으로 보정한다.

③ 증류수를 가하여 부피를 1,000 mL 로 맞춘다.

6. 흐름도

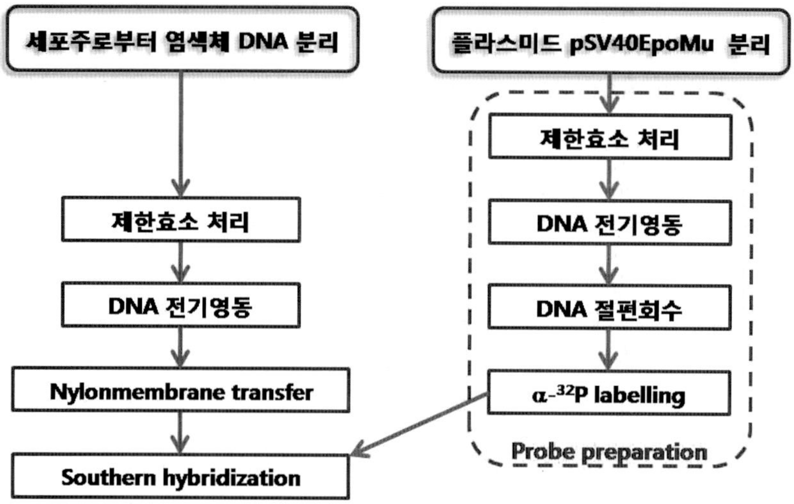

시험에 사용되는 출발 물질은 EPO 재조합 세포주의 염색체와 재조합 DNA를 포함하는 유전자 운반체(vector)인 플라스미드 gEPO이다.

두 출발 물질은 재조합 유전자를 절단할 수 있는 여러 조합의 제한효소를 처리하여 DNA 절편을 만들어 이를 분자량에 따라 분리될 수 있도록 전기영동 한다. 전기영동 후, 한천 겔로부터 DNA 절편을 나이론 흡착지에 이동·흡착 시켜 준비된 탐침과 혼성화시켜 재조합 DNA의 존재 및 변이 유무를 확인한다.

탐침의 준비는 플라스미드 DNA에서 재조합 DNA 부분이 적절히 절단될 수 있도록 적절한 제한효소를 사용하여 절단한 후, 분자량에 따라 분리 될 수 있도록 전기영동을 한다. 재조합 DNA 절편에 해당하는 한천 겔 부위를 잘라내어 재조합 DNA 절편을 회수하고, 이를 [α-^{32}P] 동위 원소를 사용하여 표지 시킨다.

7. 시험방법

1) 세포주로부터 염색체 DNA 분리 (Qiagen DNA mini kit 사용)

(1) 100 mmol/L 배양접시로부터 세포들을 0.025% 트립신 처리하여 수확한다.

(2) 인산염완충식염수로 2 회 씻은 후, 세포계수기로 세포수를 센다.

(3) 탁상용 원심분리기로 1,200 rpm에서 5분간 원심하여 세포를 수확한다.

(4) 200 μL의 인산염완충식염수에 약 5×10^6 개의 세포들을 현탁하여 멸균된 마이크로 원심분리튜브에 옮긴다.

(5) (4)의 용액에 20 μL Proteinase K와 200 μL AL 완충액을 넣고 진탕 혼합한 후, 70℃에서 10분간 반응시킨다.

(6) 200 μL 에탄올을 첨가한 후, 진탕 혼합한다.

(7) DNeasy 스핀 컬럼(Spin column) 에 혼합물을 넣고 6,000 rpm에서 1분간 원심분리하여 염색체 DNA를 흡착시킨다.

(8) 500 μL AW1 완충액을 DNeasy 스핀 컬럼에 넣고 6,000 rpm에서 1분간 원심분리하여 컬럼을 씻어준다.

(9) 500 μL AW2 완충액을 DNeasy 스핀 컬럼에 넣고 13,000 rpm 원심분리 속도로 3분간 원심분리하여 멤브레인을 건조한다. 수집 튜브와 통과한 용액을 버린다.

(10) DNeasy 스핀 컬럼을 새로운 수집 튜브를 넣은 후 50 μL AE 완충액을 넣고 1분간 방치한 후, 6,000 rpm에서 1분간 원심분리하여 DNA를 분리한다.

2) 플라스미드 gEPO 분리

(1) EPO 발현 벡터를 가지고 있는 *E. coli* 균주를 3 mL의 LB 배지에 접종한 뒤, 진탕 배양기에서 37℃, 150 rpm으로 약 16시간 진탕 배양한다.

(2) 1.5 mL의 배양액을 마이크로 튜브에 옮긴 후, 4℃에서 12,000 rpm으로 고정된 원심분리기를 사용하여 튜브에서 2분간 원심분리한다.

(3) 상층액을 버리고 100 μL의 용액 Ⅰ을 첨가한 뒤, 세포 침전물이 용액 Ⅰ에 충분히 현탁 되도록 진탕 한 뒤, 얼음에서 1분간 보관 한다.

(4) 200 μL의 용액 Ⅱ를 첨가한 뒤, 마이크로 튜브를 손으로 잡고 위 아래로 5번

가볍게 흔들어 세포 침전물을 용액 Ⅱ에 용해시킨 후 얼음에서 1분간 보관한다.

(5) 150 μL의 용액 Ⅲ을 첨가한 뒤, (4)와 같은 방법으로 마이크로 튜브를 가볍게 흔든 후에 얼음에서 10분간 보관한다.

(6) 4℃에서 12,000 rpm으로 고정된 원심분리기를 사용하여 10분간 원심분리한다.

(7) 상층액을 새 튜브에 옮긴 뒤에 400 μL의 페놀을 첨가한 후 2 ~ 3회 세게 흔들어 준다. 4℃, 12,000 rpm으로 고정된 원심분리기를 사용하여 1분간 원심분리 한다.

주의) 페놀은 피부접촉 시 피부점막 세포 손상을 주므로, 반드시 비닐장갑을 착용한 채로 작업할 것

(8) 상층액을 새 튜브에 옮긴 후, 1 mL의 100% 에탄올을 첨가한 뒤 얼음에서 10분간 정치한 다음 4℃, 12,000 rpm에서 10분간 원심분리한다. 상층액을 제거한 뒤 70% 에탄올로 DNA 침전물을 헹군다.

(9) Speed vac에 마이크로 튜브를 넣고 약 5분간 원심분리하여 남아 있는 알코올을 제거한다.

(10) DNA 침전물에 TE (Tris EDTA) 완충액 30 μL와 0.5 μL의 RNAse(10 mg/mL)를 첨가한 다음 가볍게 튜브 밑부분을 쳐준 뒤, 37℃ 항온수조에서 1시간 정치시킨다.

(11) DNA 용액은 필요 시까지 -20℃ 냉동고에 보관한다.

3) EPO 생산 재조합 세포주의 염색체 DNA와 EPO 발현벡터의 제한효소 처리

(1) 1)과 2)에서 추출한 DNA 를 TE 완충액으로 적절히 희석한 후, OD_{260} 에서 흡광도를 측정한 후, 아래 식에 의하여 DNA 농도를 계산한다.

* DNA 농도 = 시료의 OD_{260} 값 × 희석배수 × 50 μg/mL

* DNA 순도는 OD_{260}/OD_{280} 비율이 1.8 ~ 2.0인 경우 높다고 평가할 수 있다.

(2) 염색체 DNA농도를 10 μg/24.5 μL 으로, 발현벡터의 DNA를 10 ng/24.5 μL로 TE 완충액을 사용하여 희석한다.

(3) (2)에서 준비된 DNA를 각각 특이적으로 절단 할 수 있는 *Eco*RI, *Bam*HI, *Stu*I, *Bst*EII의 여러가지 제한효소 조합으로 아래 (4)와 같이 혼합하여 절단한다.

(4) 다음과 같이 혼합한 후, 37℃ 항온기에서 2 ~ 4시간 정치 반응 시킨다.

DNA	24.5 μL
10 배 완충액	3.4 μL
제한효소 1	1 μL
제한효소 2	1 μL
RNAse(50 μg/mL)	0.5 μL
총부피	30 μL

* 제한효소 조합 및 절단 후 EPO 발현 유전자의 크기는 다음과 같다.

조합 1: *Eco*RI/*Bam*HI - 923 bp, 2,719 bp

조합 2: *Eco*RI/*Stu*I - 1,128 bp, 2,195 bp

조합 3: *Bam*HI/*Stu*I - 319 bp, 2,400 bp

조합 4: *Bam*HI/*Bst*EII - 350 bp, 2,369 bp

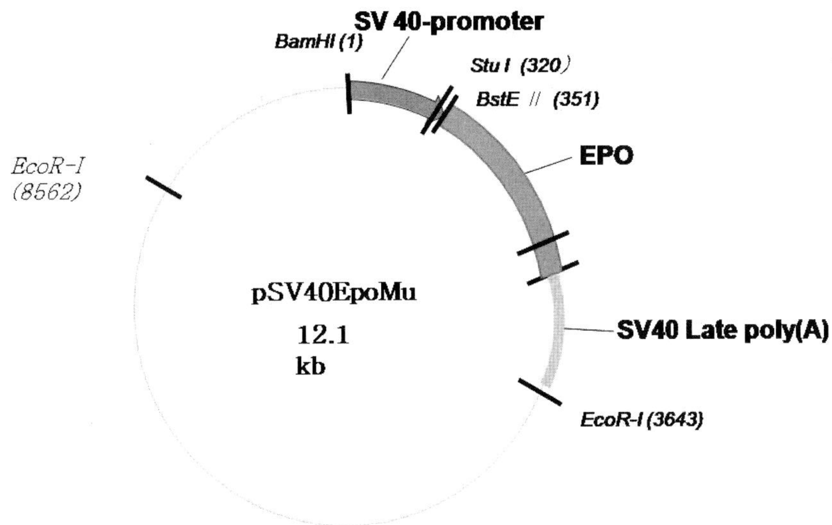

그림 3. 플라스미드 gEPO의 제한효소지도.

4) DNA 전기영동

(1) 한천 겔 로딩(loading)용 DNA 샘플 제조

제한효소로 절단된 염색체 DNA 와 EPO 발현벡터 DNA 에 각각 6 μL 로딩 염색액을 첨가한다.

(2) 한천 겔 제조

① 한천을 1% 되게 TAE 완충액에 현탁 시킨다.

② 전자레인지에서 한천이 TAE 완충액에 녹아 완충액 내에 고형 성분이 완전히 용해될 때까지 끓인다. 증발된 양만큼 멸균 증류수를 첨가한다.

③ 50℃까지 식힌 후, 겔 틀(gel tray)에 콤(comb)을 설치하고 겔을 붓는다.

④ 겔이 완전히 굳은 뒤에 전기영동 장치에 고정시키고 TAB(Tris-Acetate-EDTA) 완충액으로 전기영동 장치를 채운다.

⑤ DNA Size Marker 와 상기 (1)에서 제조한 DNA 시료를 한천 겔의 홈에 차례로 로딩 한다.

⑥ 100 V 로 전압을 조정하고 bromophenol blue 염색액이 8 cm 내려올 때까지 전압을 유지한다.

⑦ 전기영동이 종료된 겔을 0.5% Ethidium bromide 용액에 약 20 분간 담가둔다.

⑧ 자외선등 위에 겔을 놓고 DNA 밴드를 확인한다.

⑨ 폴라로이드 카메라로 찍는다.

5) 나이론 흡착지 이동(transfer)

(1) 전기영동을 끝낸 한천 겔을 아크릴판 위에 놓고 한쪽 모서리를 자른다.

(2) Depurination 용액이 포함된 접시에 한천 겔을 넣고 10분간 Orbital mixer에서 교반한다.

(3) Depurination 용액을 접시에서 비우고 멸균 증류수로 한천 겔을 헹군 뒤, 변성 용액에 한천 겔을 담근 뒤에 35분간 Orbital mixer에서 교반한다.

(4) 변성 용액을 비운 뒤 한천 겔을 멸균증류수로 헹구고 중화 용액에 한천 겔을 잠기게 한 뒤에 Orbital mixer에서 20분간 교반한다.

(5) 접시에 10 배 SSC 용액 500 mL을 붓고 38 cm × 15 cm의 3 mm 두께의 와트만 여과지를 접시에 5분 동안 담가 놓는다.

(6) 한천 겔 크기로 나이론 흡착지를 잘라 10배 SSC용액이 포함된 접시에 5분 동안 담가 놓는다.

(7) 한천 겔 크기로 3 mm 두께의 와트만 여과지를 2장 잘라 2배 SSC 용액에 5분 동안 담가 놓는다.

(8) (4)과정까지 마친 한천 겔을 꺼내 (5)에서 준비한 3 mm 와트만 여과지로 둘러 쌓인 유리판 위에 거꾸로 놓는다.

(9) 한천 겔 위에 (6)에서 준비한 나이론 흡착지를 거품이 생기지 않도록 밀착시킨다.

(10) 준비한 와트만 여과지를 올려 놓는다.

(11) 3 mm 와트만 여과지위에 5 ~ 7 cm 두께로 페이퍼 타월을 올려 놓은 뒤 아크릴판 위로 페이퍼 타월을 덮고 약 1 kg 가량의 물체를 올려 놓은 뒤 한천 겔 내의 DNA를 나이론 흡착지로 약 18 ~ 20시간 동안 전이 시킨다.

(12) 전이가 끝난 뒤 나이론 흡착지를 6배 SSC 용액에 5분간 담가 놓는다.

(13) 나이론 흡착지를 페이퍼 타월 위에서 30분간 실내 건조시킨다.

(14) 나이론 흡착지를 65℃ 건열기에 2시간 건조시켜 DNA를 나이론 흡착지에 고정시킨다.

6) 탐침 준비

(1) 제한효소처리

① 상기 시험방법 7. 2)에서 분리한 플라스미드 gEPO DNA 를 이용하고, Megaprime ™ labelling kit (Amersham)을 사용한다.

다음과 같이 혼합한 후 37℃에서 30 분간 반응시켜 부분 절단 시킨다.

gEPO DNA	10 μL
10 배 완충액	5 μL
*Stu*I	2 μL
*Bam*HI	2 μL
Rnase	1 μL
멸균증류수	30 μL
총부피	50 μL

(2) DNA 전기영동

7. 4) "DNA 전기영동법"에 따라 제한효소 처리한 gEPO DNA 를 전기영동한다.

(3) DNA 절편회수

① Ethidium bromide 로 염색된 한천 겔로부터 3,643 base pair 에 해당하는 DNA 밴드 부분을 면도칼을 이용하여 절단한다.

② 절단한 겔 조각을 무게를 알고 있는 마이크로원심튜브에 넣는다.

③ 겔 조각이 들어 있는 마이크로원심튜브의 무게를 측정하여 겔 조각의 무게를 계산한다. 무게 1 g 은 부피 1 mL 에 해당한다.

④ 겔 조각 무게의 3 배에 해당하는 NaI 용액을 첨가한 후 50℃로 고정된 heat block 에 넣어 겔 조각을 NaI 용액에 약 5분간 완전히 용해시킨다.

⑤ ④ 의 겔 조각이 녹은 NaI 용액을 잘 현탁 시킨 뒤, Glass milk 을 1 ~ 2 μg 의 DNA 당 1 μL 를 첨가한 후 잘 현탁 한 다음 얼음에 1분간 보관한다.

⑥ 5 초간 12,000 rpm 에서 원심분리하여 DNA 가 붙은 Glass milk 를 침전시킨 뒤에 상층액을 제거한다.

⑦ Glass milk 에 새로운 세척 완충액 400 μL 를 첨가하여 잘 현탁한 후, 5초간 12,000 rpm 에서 원심분리하여 상층액을 제거한다.

⑧ ⑦ 의 과정을 3 회 반복한다.

⑨ Glass milk 를 Speed vac 에서 5 분간 원심분리하여 남아 있는 세척 완충액을 완전히 제거한다.

⑩ 20 μL 의 TE 완충액을 첨가한 뒤 2 ~ 3 회 마이크로 튜브 밑 부분을 가볍게 쳐준 후, 50℃로 고정된 heat block 에서 3 분간 항온 시킨다.

⑪ 30 초간 12,000 rpm 에서 원심분리한 후에 상층액을 새 튜브에 옮긴다.

(4) α-^{32}P 표지(labeling)

① 7.6)(3) 에서 회수된 DNA 절편은 25 ng/μL 의 농도로 TE 완충액에 녹인다.

② Megaprime kit 내의 primer, 표지완충액은 실온에서 녹이고 Klenow 효소는 얼음 속에 비치한다.

③ ^{32}P 로 labelling 될 DNA 1 μL(25 ng/μL)를 1.5 mL 마이크로 튜브에 넣은 다음 primer 5 μL, 멸균증류수 22 μL 를 추가로 첨가한다.

④ 95 ~ 100℃에서 5 분간 열을 가하여 DNA 를 변성 시킨다.

⑤ 짧게 원심을 한 뒤에 튜브 내에 차례로 labelling 완충액 10 μL, α-^{32}P dATP 5 μL, Klenow 2 μL 를 첨가한다.

⑥ 37℃에서 10 분간 항온 시킨 뒤, 짧게 원심하고 0.2 mol/L EDTA 를 5 μL 첨가하여 Klenow 반응을 정지시킨다.

⑦ 95 ~ 100℃에서 5 분간 열을 가한 뒤, 얼음에 넣어 DNA 를 변성 시킨 다음 보관한다.

⑧ 1 kb DNA ladder 를 가지고 동일한 방법으로 탐침을 만든다.

7) 혼성화

(1) 시험방법 7.5)(14)에서 준비된 나이론 흡착지를 비닐백에 넣은 뒤, 혼성화 용액을 0.3 mL/cm^2 되게 넣고 비닐백 내에 거품이 생기지 않도록 봉합한다. 비닐백을 혼성화 용기에 넣고 약 5 시간 이상 42℃ 전용 혼성화 항온기에서 혼성화 전처리(pre-hybridization)를 시킨다.

(2) 시험방법 7.6)(4) ⑦과 ⑧에서 준비된 탐침을 혼성화 전처리 수행 중인 비닐백의 모서리를 가위로 자르고 비닐백 내의 혼성화 용액에 전부 첨가한다.

(3) 비닐백 내에 거품이 생기지 않도록 비닐백을 봉합하고 혼성화 용기에 넣은 뒤 42℃에서 약 16시간 이상 혼성화를 수행한다.

(4) 비닐백 내의 혼성화 용액을 제거하고, 나이론 흡착지를 300 mL 세척 완충액1에 넣어 실온에서 100 rpm 속도로 5분간 교반한다.

(5) 나이론 흡착지를 꺼내어 300 mL 세척 완충액2에 담근 후, 실온에서 100 rpm 속도로 15분간 교반한다.

(6) 나이론 흡착지를 68℃까지 덮인 300 mL 의 세척 완충액 3 에 담근 후, 100 rpm 속도로 15 ~ 30분간 교반한다.

(7) Survey meter 로 나이론 흡착지를 측정하여 cpm 값이 200 이하가 될 때까지 (6)의 과정을 반복한다.

(8) 나이론 흡착지를 비닐 랩으로 싼 뒤 카세트(X-ray film 노즐용) 크기의 3 mm 와트만 여과지에 스카치 테이프로 고정시킨 후, 암실에서 엑스레이 필름을 나이론 흡착지위에 놓고 카세트에 넣은 후 -70℃ 저온 냉장고에서 10시간 이상 노출시킨다.

(9) 암실에서 엑스레이 필름을 꺼내어 발색액에 1 분간 담근 후 증류수로 헹구고 이어 고정액에 1분간 넣어 고정시킨 후 증류수로 헹군 다음 건조시킨다.

8. 결과판독

아래의 표1 과 같이 표준대조군인 플라스미드 gEPO DNA와 EPO 생산 균주의 염색체 유래 유전자에서 제한효소 지도에 나타나는 특정한 크기의 DNA 절편이 모두 확인 되어야 한다.

표 1. EPO 발현 유전자의 제한효소 절단에 의한 DNA 절편의 크기

No.	제한효소 조합	DNA 절편의 크기
1	*Eco*RI / *Bam*HI	923 bp / 2,719 bp
2	*Eco*RI / *Stu*I	1,128 bp / 2,195 bp
3	*Bam*HI / *Stu*I	319 bp / 2,400 bp
4	*Bam*HI / *Bst*EII	350 bp / 2,369 bp

9. 결과

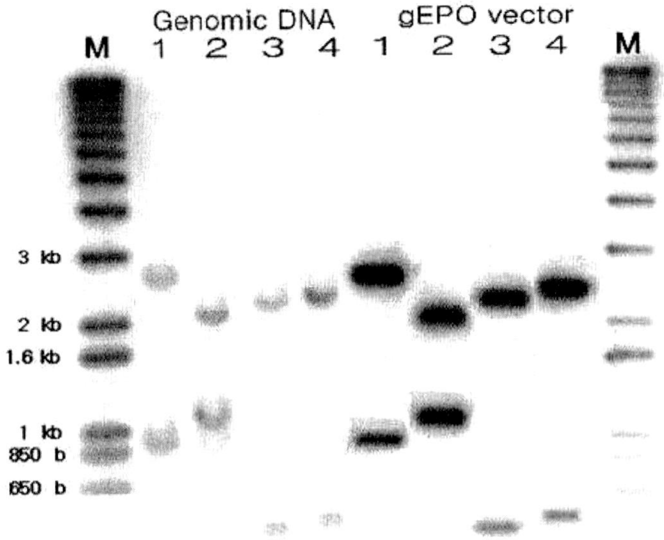

그림 4. 재조합 세포주의 염색체 및 플라스미드 gEPO DNA의 제한효소 처리 절편의 Epo 발현 유전자와의 써던 혼성화 결과.

M : 1 kb 분자량 마커

Genomic DNA : 재조합 세포주의 염색체 DNA

gEPO vector : Epo 발현 벡터의 DNA

Lane 1 : *Eco*RI/*Bam*HI 제한효소 절단 DNA 절편

Lane 2 : *Eco*RI/*Stu*I 제한효소 절단 DNA 절편

Lane 3 : *Bam*HI/*Stu*I 제한효소 절단 DNA 절편

Lane 4 : *Bam*HI/*Bst*EII 제한효소 절단 DNA 절편

여러 조합의 제한효소로 gEPO DNA와 염색체 DNA를 처리하여 전기영동, 써던 블롯팅을 실시한 결과(그림 4), *Eco*RI/*Bam*HI 처리된 시료에서 약 920 bp 와 2,700 bp에 해당하는 DNA 절편이 재조합 세포주 염색체 및 플라스미드 gEPO DNA에서 모두

관찰되었다. 또한 *Eco*RI/*Stu*I 처리된 시료에서 약 1,100 bp 와 2,200 bp에 해당하는 DNA 절편, *Bam*HI/*Stu*I 약 320 bp 와 2,400 bp에 해당하는 DNA 절편, *Bam*HI/*Bst*EII 처리된 시료에서 약 350 bp 와 2,350 bp에 해당하는 DNA 절편이 표준 대조군인 플라스미드 gEPO DNA와 재조합 세포주의 염색체에서 모두 관찰 되었다.

따라서 EPO 생산 세포주 내에 EPO 발현체가 동 시험방법의 검출 한계 내에서 큰 변이 없이 존재함을 확인 할 수 있었다.

10. 결과기록

1) 기록양식 #1 : 세포주로부터 염색체 DNA 분리시험 기초기록서
2) 기록양식 #2 : 플라스미드 gEPO 분리시험기초기록서
3) 기록양식 #3 : 제한효소처리 및 전기영동시험 기초기록서
4) 기록양식 #4 : 나이론 흡착지 이동 및 써던혼성화시험 기초기록서
5) 기록양식 #5 : DNA 탐침준비시험 기초기록서

11. 참고문헌

1) ICH Guideline Q5B, Quality of biotechnological products : Analysis of the expression construct in cells used for production of r-DNA derived protein products, 1995

2) Southern, E.N., Detection of specific sequence among DNA fragments separated by gel electrophoresis, Journal of Molecular Biology vol.98: 503-517, 1975

3) 생물의약품 평가가이드 2, 생물의약품의 생산에 사용되는 세포기질 관리가이드, 식품의약품안전청, 2003

4) In "Molecular cloning : A laboratory manual" (2nd edition), Sambrook, J., E.F.Fritsch, and T.Maniatis, Cold Spring Harbor Laboratory press, 1989

5) Sharp,P.A., B.Sugden and J.Sambrook, Ethidium bromide(EtBr) Electrophoresis, Biochemistry 12 : 3055

6) Protocols, Procedures and references, Bio 101 Corp.

7) Vogelstein, B., and D.Gillespie, Proc. Nat. Acad. Sci., USA76, 615

8) Hamaguchi,K., and E.P.Geiduschek, J. Amer. Chem. Soc. 84 : 1329

9) Megaprime™ DNA labelling systems protocol, Amersham Life Science

기록양식 #1

세포주로부터 염색체 DNA 분리시험 기초기록서

검 체 명 :____________ 시 험 일 자 :____________

제조(구입)번호 :____________ 시 험 자 :____________

제조(구입)일자 :____________ 확 인 자 :____________

1. 시험기록

1) 트립신을 사용하여 세포 수집을 한다.

트립신(제조번호: , 유효기간: , 첨가량:)

2) 인산염완충식염수로 2 회 세척 후, 세포수를 계수한다.

인산염완충식염수(제조번호: , 유효기간: , 사용량:)

세포수 측정 = (__________)개/ mL

3) 탁상용 원심기로 1,200 rpm에서 5분간 원심분리하여 세포를 수확한다.

탁상용 원심분리기 (기기번호:)

4) 200 μL의 인산염완충식염수에 약 5 × 10^6 개의 세포를 현탁하여 멸균된 마이크로원심튜브에 옮긴다.

인산염완충식염수(제조번호: , 유효기간: , 사용량:)

5) 20 μL Proteinase K와 200 μL AL 완충액을 넣고 진탕 혼합한 후, 70℃에서 10분간 반응시킨다.

Proteinase K(제조번호: , 유효기간: ,첨가량:)

AL 완충액(제조번호: , 유효기간: ,첨가량:)

반응온도(__________), 반응시간 (__________)

6) 200 μL 에탄올을 첨가한 후, 진탕 혼합한다.

에탄올(제조번호: , 유효기간: , 첨가량:)

7) DNeasy 스핀 컬럼 (spin column) 에 혼합물을 넣고 6,000 rpm에서 1분간 원심분리하여 염색체 DNA를 흡착시킨다.

DNeasy 스핀 컬럼(제조번호:　　　　　, 유효기간:　　　　　)

원심분리속도(__________), 원심분리시간(__________)

8) 500 μL AW1 완충액을 DNeasy 스핀 컬럼에 넣고 6,000 rpm에서 1분간 원심분리하여 컬럼을 씻어준다.

AW1 완충액(제조번호:　　　　, 유효기간:　　　　,첨가량:　　　　)

원심분리속도(__________), 원심분리시간(__________)

9) 500 μL AW2 완충액을 DNeasy 스핀 컬럼에 넣고 13,000 rpm 원심분리 속도로 3분간 원심분리하여 멤브레인을 건조한다. 수집 튜브와 통과한 용액을 버린다.

AW2 완충액(제조번호:　　　　, 유효기간:　　　　,첨가량:　　　　)

원심분리속도(__________), 원심분리시간(__________)

10) DNeasy 스핀 컬럼에 새로운 수집 튜브를 넣은 후 50 μL AE 완충액을 넣고 1분간 방치한 후, 6,000 rpm에서 1분간 원심분리하여 DNA를 분리한다.

AE 완충액(제조번호:　　　　, 유효기간:　　　　,첨가량:　　　　)

정치시간(_____), 원심분리속도(________), 원심분리시간(________)

11) 추출한 DNA 를 OD_{260} 에서 흡광도를 측정한 후, 아래 식에 의하여 DNA 농도를 계산한다.

＊ DNA 농도 = 시료의 OD_{260} 값 × 희석배수 × 50 μg/mL

＊ DNA 순도는 OD_{260}/OD_{280} 비율이 1.8 - 2.0인 경우 높다고 평가할 수 있다.

2. 시험결과

위에서 계산한 농도를 적는다.

기록양식 #2

플라스미드 gEPO 분리시험 기초기록서

검 체 명 :________________ 시 험 일 자 :____________________

제조(구입)번호 :________________ 시 험 자 :____________________

제조(구입)일자 :________________ 확 인 자 :____________________

1. 시험기록

1) EPO 발현 벡터가 들어 있는 *E. coli* 균주를 3 mL의 LB 배지에 접종한 뒤, 진탕 배양기에서 37℃, 150 rpm으로 약 16시간 진탕 배양한다.

E. coli 균주(균주명:__________, 제조번호:________)

LB 배지(제조번호:________,유효기간:________ 사용량:________)

진탕배양(사용기기번호:________, 배양온도:________,

교반속도:________, 배양시간:________)

2) 1.5 mL의 배양액을 마이크로 튜브에 옮긴 후, 4℃ 12,000 rpm 으로 고정된 마이크를 사용하여 원심분리 튜브에서 2분간 원심분리한다.

세포 수집(배양액량:____, 원심분리기 번호:____, 원심분리속도:________)

3) 상층액을 버리고 100 μL의 용액 Ⅰ을 첨가한 뒤, 세포 침전물이 용액Ⅰ에 충분히 현탁 되도록 진탕 한 뒤, 얼음에서 1분간 보관 한다.

용액 Ⅰ(제조번호:________,유효기간:________ 첨가량:________)

정치시간(________)

4) 200 μL의 용액 Ⅱ를 첨가한 뒤, 마이크로원심튜브를 손으로 잡고 위 아래로 5번 가볍게 흔들어 세포 침전물을 용액 Ⅱ에 용해시킨 후 얼음에서 1분간 보관한다.

용액 Ⅱ(제조번호: ,유효기간: 첨가량:)

정치시간(__________)

5) 150 μL의 용액 Ⅲ를 첨가한 뒤, (4)와 같은 방법으로 마이크로 튜브를 가볍게 흔든 후에 얼음에서 10분간 보관한다.

용액 Ⅲ(제조번호: ,유효기간: ,첨가량:)

정치시간(__________)

6) 4℃, 12,000rpm으로 고정된 마이크로 튜브에서 10분간 원심분리한다.

원심분리(기기번호: , 원심분리속도: , 원심분리시간:)

7) 상층액을 새 튜브에 옮긴 뒤에 400 μL의 원액 페놀을 첨가한 후 2 ~ 3회 세게 흔들어 준다. 4℃, 12,000 rpm으로 고정된 마이크로원심분리기에서 1분간 원심분리한다.

페놀(제조번호: ,유효기간: ,첨가량:)

원심분리(기기번호: , 원심분리속도: , 원심분리시간:)_

8) 상층액을 새 튜브에 옮긴 후, 1 mL의 100% 에탄올을 첨가한 뒤 얼음에서 10분간 정치한 다음 4℃, 12,000 rpm에서 10분간 원심분리한다. 상층액을 제거한 뒤 70% 에탄올로 DNA 침전물을 헹군다.

100% 에탄올(제조번호: ,유효기간: ,첨가량:)

정치시간(__________)

원심분리(기기번호: , 원심분리속도: , 원심분리시간:)

70% 에탄올(제조번호: ,유효기간: ,첨가량:)

9) Speed vac에 마이크로 튜브를 넣고 약 5분간 원심분리 하여 남아 있는 알코올을 제거한다.

Speed vac(기기번호: ,원심분리시간:)

10) DNA 침전물에 TE 완충액 30 μL와 0.5 μL의 RNAse(10 mg/mL)을 첨가한 다음

가볍게 튜브 밑부분을 쳐준 뒤, 37℃ 항온수조에서 1시간 정치 시킨다.

TE 완충액(제조번호: ,유효기간: ,첨가량:)

RNAse(제조번호: ,유효기간: ,첨가량:)

정치(항온수조번호: , 정치온도: , 정치시간:)

11) OD_{260} 에서 흡광도를 측정한 후, 아래식에 의하여 DNA 농도를 계산한다.

* DNA 농도 = 시료의 OD_{260} 값 × 희석배수 × 50 μg/mL

* DNA 순도는 OD_{260}/OD_{280} 비율이 1.8 - 2.0인 경우 높다고 평가할 수 있다.

12) 계산된 결과를 아래 결과에 기입한다.

2. 시험결과

위에서 계산한 농도를 적는다.

기록양식 #3

제한효소 처리 및 전기영동시험 기초기록서

검 체 명 :________________ 시 험 일 자 :________________

제조(구입)번호 :________________ 시 험 자 :________________

제조(구입)일자 :________________ 확 인 자 :________________

1. 시험기록

1) 염색체 DNA농도를 10 μg/24.5 μL 으로, 발현벡터의 DNA를 10 ng/24.5 μL로 TE 완충액을 사용하여 희석한다.

   염색체 DNA 첨가량(________ μL) = 농도(______ μg/μL) ÷ 10 μg

   TE 완충액 첨가량(____ μL) = 24.5 μL - 염색체 DNA 첨가량(____ μL)

   발현벡터의 DNA 첨가량(_______ μL) = 농도(______ ng/μL) ÷ 10 ng

   TE 완충액 첨가량(___ μL) = 24.5 μL - 발현벡터 DNA 첨가량(___ μL)

   TE 완충액(제조번호: ________,유효기간: ________)

2) 1)에서 준비된 시료에 각각 아래와 같이 *Eco*RI, *Bam*HI, *Stu*I, *Bst*EII의 여러가지 제한효소 조합으로 혼합한다.

   조합 1.

	표준량	제조번호	사용량
DNA	24.5 μL		
10 배 완충액	3 μL		
*Eco*RI	1 μL		
*Bam*HI	1 μL		
RNAse(50 μg/mL)	0.5 μL		

조합 2.

	표준량	제조번호	사용량
DNA	24.5 μL		
10 배 완충액	3 μL		
*Eco*RI	1 μL		
*Stu*I	1 μL		
RNAse(50 μg/mL)	0.5 μL		

조합 3.

	표준량	제조번호	사용량
DNA	24.5 μL		
10 배 완충액	3 μL		
*Bam*HI	1 μL		
*Stu*I	1 μL		
RNAse(50 μg/mL)	0.5 μL		

조합 4.

	표준량	제조번호	사용량
DNA	24.5 μL		
10 배 완충액	3 μL		
*Bam*HI	1 μL		
*Bst*EII	1 μL		
RNAse(50 μg/mL)	0.5 μL		

3) 37℃ 항온기에서 2 ~ 4시간 정치 반응시킨다.

항온수조(기기번호: , 설정온도: , 정치시간:)

4) 제한효소 처리된 시료에 각각 6 배 로딩완충액 6 μL 씩 첨가하여 혼합한다.

6 배 로딩완충액(제조번호: ,유효기간: ,첨가량:)

5) DNA 분자량 표준품과 4)에서 제조한 DNA 시료를 한천 겔의 홈에 차례로 로딩한다.

DNA 분자량 표준품(제조사: , 제조번호: ,
유효기간: , 첨가량:)

6) 100 V로 전압을 조정하고 bromophenol blue 염색액이 8 cm 내려올 때까지 전압을 유지한다.

전압기(기기번호: , 설정전압: , 전기영동시간:)

7) 전기영동이 종료된 겔을 DNA 염색 용액에 약 20분간 담가둔다.

DNA 염색 용액(제조번호: , 유효기간: , 염색시간:)

8) 자외선등 위에 겔을 놓고 DNA 밴드를 확인하고 폴리로이드 카메라로 찍어 시험결과 란에 부착한다.

2. 시험결과

결과 사진 부착

기록양식 #4

나이론 흡착지이동 및 써던혼성화시험 기초기록서

검 체 명 : ____________ 시 험 일 자 : ____________

제조(구입)번호 : ____________ 시 험 자 : ____________

제조(구입)일자 : ____________ 확 인 자 : ____________

1. 시험기록

1) 전기영동을 끝낸 한천 겔을 아크릴판 위에 놓고 한쪽 모서리를 자른 후, Depurination 용액이 포함된 접시에 한천 겔을 넣고 10분간 Orbital mixer에서 교반한다.

Depurination 용액(제조번호: ,유효기간:),

절단 위치(________),

교반(기기번호: , 교반속도: ,교반시간:)

2) Depurination 용액을 접시에서 비우고 멸균 증류수로 한천 겔을 헹군 뒤, 변성 용액에 한천 겔을 담근 뒤에 35분간 Orbital mixer에서 교반한다.

변성 용액(제조번호: ,유효기간:),

교반(기기번호: , 교반속도: ,교반시간:)

3) 변성 용액을 비운 뒤 한천 겔을 멸균증류수로 헹구고 중화 용액에 한천 겔을 잠기게 한 뒤에 Orbital mixer에서 20분간 교반한다.

중화 용액(제조번호: ,유효기간:),

교반(기기번호: , 교반속도: ,교반시간:)

4) 접시에 10 배 SSC 용액 500 mL을 붓고 38 × 15 cm의 3 mm 두께의 와트만 여과지를 접시에 넣어 5분간 교반한다.

10 배 SSC 용액(제조번호: ,유효기간: ,사용량:),

교반(기기번호: , 교반속도: ,교반시간:)

5) 한천 겔 크기로 나이론 흡착지 1장과 3 mm 두께의 와트만 여과지를 2장 잘라 10 배 SSC용액이 포함된 접시에 5분간 담가 놓는다.

10 배 SSC 용액(제조번호: ______,유효기간: ______,정치시간: ______)

6) 상기 3)과정까지 마친 한천 겔을 꺼내 4)에서 준비한 3 mm 와트만 여과지로 둘러 쌓인 유리판 위에 거꾸로 놓는다. 한천 겔 위에 5)에서 준비한 나이론 흡착지를 거품이 생기지 않도록 밀착시키고, 준비한 와트만 여과지를 올려 놓는다.

7) 3 mm 와트만 여과지위에 5 ~ 7 cm 두께로 페이퍼 타월을 올려놓은 뒤 아크릴판 위로 페이퍼 타월을 덮고 약 1 kg 가량의 물체를 올려 한천 겔 내의 DNA를 나이론 흡착지로 약 18 ~ 20시간 동안 전이 시킨다.

전이시간(__________)

8) 전이가 끝난 뒤 나이론 흡착지를 6배 SSC 용액에 5분간 담가 놓는다.

6배 SSC 용액(제조번호: ______,유효기간: ______)

9) 나이론 흡착지를 페이퍼 타월 위에서 30분간 실내 건조시킨다.

건조시간(__________)

10) 나이론 흡착지를 65℃ 건열기에 2시간 건조시켜 DNA를 나이론 흡착지에 고정시킨다.

건열기(기기번호: ______,설정온도: ______,건열시간: ______)

11) 나이론 흡착지를 비닐백에 넣은 뒤, 혼성화 용액을 0.3 mL/cm^2 되게 넣고 비닐백 내에 거품이 생기지 않도록 봉합한다. 비닐백을 혼성화 용기에 넣고 약 5시간 이상 42℃ 전용 혼성화 항온기에서 혼성화 전처리(pre-hybridization)를 시킨다.

흡착지 표면적(______)cm^2 = 가로(______)cm × 세로(______)cm

혼성화 용액 필요량(____)mL = 흡착지 표면적(____)cm^2 × 0.3 mL/cm^2

혼성화 용액(제조번호: ______,유효기간: ______,첨가량: ______)

혼성화 전처리(기기번호: ______,설정온도: ______,처리시간: ______)

12) 준비된 탐침을 혼성화 전처리 수행 중인 비닐백의 모서리를 가위로 자르고 비닐백 내의 혼성화 용액에 전부 첨가한 후, 비닐백 내에 거품이 생기지 않도록 비닐백을 봉합하고 혼성화 용기에 넣은 뒤 42℃에서 약 16시간 이상 혼성화를 수행한다.

탐침(제조번호: ,유효기간: ,첨가량:),

혼성화(기기번호: ,설정온도: ,처리시간:)

13) 비닐백 내의 혼성화 용액을 제거하고, 나이론 흡착지를 300 mL 세척 완충액 1에 넣어 실온에서 100 rpm 속도로 5분간 교반한다.

세척 완충액 1(제조번호: ,유효기간: ,첨가량:)

교반(기기번호: ,교반속도: ,교반시간:)

14) 나이론 흡착지를 꺼내어 300 mL 세척 완충액 2에 담근 후, 실온에서 100 rpm 속도로 15분간 교반한다.

세척 완충액 2(제조번호: ,유효기간: ,첨가량:)

교반(기기번호: ,교반속도: ,교반시간:)

15) 나이론 흡착지를 68℃까지 덮힌 300 mL의 세척 완충액 3에 담근 후, 100 rpm 속도로 15 ~ 30분간 교반한다.

세척완충액 (제조번호: ,유효기간: ,
첨가량: ,온도:)

교반(기기번호: ,교반속도: ,교반시간:)

16) Survey meter로 나이론 흡착지를 측정하여 cpm 값이 200 이하가 될 때까지 15)의 과정을 반복한다.

Survey meter(기기번호: ,교정유효기간:)

cpm 측정 값(측정시간: ,측정 값:)

cpm 측정 값(측정시간: ,측정 값:)

cpm 측정 값(측정시간: ,측정 값:)

cpm 측정 값(측정시간: ,측정 값:)

17) 나이론 흡착지를 비닐 랩으로 싼 뒤 카세트(X-ray film 노출용) 크기의 3 mm 와트만 여과지에 스카치 테이프로 고정시킨 후, 암실에서 엑스레이 필름을 나이론 흡착지위에 놓고 카세트를 닫은 후 -70℃ 저온 냉장고에서 10시간 이상 노출시킨다.

저온냉동고(기기번호: ,설정속도: ,노출시간:)

18) 암실에서 엑스레이 필름을 꺼내어 발색액에 1분간 담근 후 증류수로 헹구고 이어 고정액에 1분간 넣어 고정시킨 후 증류수로 헹군 다음 건조시킨다.

발색액(제조번호: ,유효기간: ,발색시간:),

고정액(제조번호: ,유효기간: ,발색시간:)

19) 사진을 아래 결과에 부착한다.

2. 시험결과

결과 사진 부착

기록양식 #5

DNA 탐침준비시험 기초기록서

검 체 명 :____________________ 시 험 일 자 :______________________________

제조(구입)번호 :____________________ 시 험 자 :______________________________

제조(구입)일자 :____________________ 확 인 자 :______________________________

1. 시험기록

1) 아래와 같이 혼합한 후 37℃에서 30분간 반응시켜 부분 절단 시킨다.

	표준량	제조번호	사용량
gEPO DNA	10 μL		
10 배 완충액	5 μL		
*Stu*I	2 μL		
*Bam*HI	2 μL		
RNAse(50 μg/mL)	1 μL		
멸균증류수	30 μL		

항온수조(기기번호: , 설정온도: , 정치시간:)

2) "DNA 전기영동법"에 따라 제한효소 처리한 gEPO DNA를 전기영동한다.

시험자(__________), 시험시간(__________), 설정전압(__________)

3) Ethidium bromide로 염색된 한천 겔로부터 3,643 base pair에 해당하는 DNA 밴드 부분을 면도칼을 이용하여 절단하여 무게를 알고 있는 마이크로원심튜브에 절단된 겔 조각을 넣어 무게를 측정한다.

겔 조각 무게(_____)g = 전체무게(______)g - 원심 튜브 무게(______)g

4) 겔 조각 무게의 3배에 해당하는 NaI 용액을 첨가한 후 50℃로 고정된 heat block에 넣어 겔 조각을 NaI 용액에 약 5분간 완전히 용해시킨다.

NaI 용액 첨가량(_____)mL = 겔 조각 무게(_____)g × 3 mL/g

NaI 용액(제조번호: ,유효기간: ,첨가량:)

5) 겔 조각이 녹은 NaI 용액을 잘 현탁 시킨 뒤, Glass milk 5 μL를 첨가하여 잘 현탁 한 다음 얼음에 1분간 보관한다.

Glass milk(제조번호: ,유효기간: ,첨가량:)

정치시간(________)

6) 5초간 12,000 rpm에서 원심분리하여 DNA가 붙은 Glass milk를 침전시킨 뒤에 상청액을 제거하고, 새로운 세척 완충액 400 μL를 첨가하여 잘 현탁 한 후, 5초간 12,000 rpm에서 원심분리하여 상층액을 제거한다. 이 과정을 3회 반복 시행한다.

원심분리(기기번호: ,원심분리속도: ,원심분리시간:)

세척 완충액(제조번호: ,유효기간: ,첨가량:)

반복 횟수(_________)

7) Glass milk를 Speed vac에서 5분간 원심분리하여 남아 있는 세척 완충액을 완전히 제거한다.

Speed vac(기기번호: ,원심분리속도: ,원심분리시간:)

8) 20 μL의 TE 완충액을 첨가한 뒤 2 ~ 3회 마이크로 튜브 밑 부분을 가볍게 쳐준 후, 50℃로 고정된 heat block에서 3분간 항온 시킨다.

TE 완충액(제조번호: ,유효기간: ,첨가량:)

Heat block(기기번호: ,설정온도: ,항온시간:)

9) 30초간 12,000 rpm에서 원심분리한 후, 상청액을 새 튜브에 옮긴다.

원심분리(기기번호: ,원심분리속도: ,원심분리시간:)

10) 추출한 DNA 를 OD_{260} 에서 흡광도를 측정하여 DNA 농도를 구한 후, 25 ng/μL 의 농도가 되도록 TE 완충액으로 희석한다.

DNA 농도(_____) ng/μL = 시료의 OD_{260} 값 × 희석배수 × 50 ng/μL

희석배수(______) = DNA 농도(_____) μg/μL / 25 μg/μL

TE 완충액(제조번호: ,유효기간: ,첨가량:)

11) Megaprime kit내의 primer, labelling 완충액은 실온에서 녹이고 Klenow는 얼음 속에 비치한다. ^{32}P로 labelling 될 DNA 1 μL를 1.5 mL 마이크로 튜브에 넣은 다음 primer 5 μL, 멸균증류수 22 μL를 추가로 첨가한다.

DNA(농도:　　　　,사용량:　　　　)

Primer(제조번호:　　　　,유효기간:　　　　,첨가량:　　　　)

멸균증류수(제조번호:　　　　,유효기간:　　　　,첨가량:　　　　)

12) 95 ~ 100℃에서 5분간 열을 가하여 DNA를 변성 시킨다.

항온(기기번호:　　　　,설정온도:　　　　,항온시간:　　　　)

13) 짧게 원심분리를 한 뒤에 튜브 내에 차례로 표지완충액 10 μL, α-^{32}P dATP 5 μL, Klenow 2 μL를 첨가한다.

표지완충액(제조번호:　　　　,유효기간:　　　　,첨가량:　　　　)

α-^{32}P dATP(제조번호:　　　　,유효기간:　　　　,첨가량:　　　　)

Klenow(제조번호:　　　　,유효기간:　　　　,첨가량:　　　　)

14) 37℃에서 10분간 항온 시킨 뒤, 짧게 원심하고 0.2 mol/L EDTA를 5 μL 첨가하여 Klenow 반응을 정지시킨다.

항온(기기번호:　　　　,설정온도:　　　　,항온시간:　　　　)

0.2 mol/L EDTA(제조번호:　　　　,유효기간:　　　　,첨가량:　　　　)

15) 95 ~ 100℃에서 5분간 열을 가한 뒤, 얼음에 넣어 DNA를 변성 시킨 다음 보관한다.

항온(기기번호:　　　　,설정온도:　　　　,항온시간:　　　　)

16) 1 Kb DNA ladder를 가지고 동일한 방법으로 탐침을 만든다.

제 4 장. MycoAlert® 를 이용 마이코플라스마 부정시험

(Mycoplasma Detection Test Using Myco-Alert®)

장준호, 김현일

1. 서론 104

2. 목적 108

3. 적용범위 109

4. 기기 및 기구 109

5. 시약 및 시액 110

6. 흐름도 112

7. 시험방법 113

8. 결과판독 115

9. 결과 115

10. 결과기록 116

11. 참고문헌 117

제 4 장

MycoAlert® 를 이용 마이코플라스마 부정시험

(Mycoplasma Detection Test Using MycoAlert®)

1. 서론

마이코플라스마(Mycoplasma)는 0.3 ~ 0.8 μm의 지름을 갖는 가장 작고 간단한 원핵생물의 한 종류이다. 흔히 "마이코플라스마"라고 하는 것은 몰리큐트(Mollicutes) 강(class)에 포함되는 *Mycopasma*, *Acholeplasma*, *Spiroplasma*, *Anaeroplasma*, *Ureaplasma* 속(genera) 등에 속하는 모든 종을 통칭하는 말이다.(1)

마이코플라스마는 펩티도글리칸(peptidoglycan)을 합성하는 능력이 없기 때문에 견고한 세포벽을 가지고 있지 않다. 따라서 세포벽의 합성을 방해하는 페니실린(penicillin) 계열의 항생제는 마이코플라스마에 작용하지 못하고 일반적인 세균보다 제어하기가 힘들다. 페니실린에 대한 저항성이나 형태적으로 볼 때는 L형 세균과 매우 유사하나 특정 조건하에서 원래의 세균형태로 돌아가는 L형 세균과는 다르며 특히 대부분의 세균과는 달리 낮은 "G+C 함량(G+C content)"를 가지고 있다(23 ~ 41%).(2) 작은 크기와 세포벽의 부재로 인해 마이코플라스마는 구형, 나선형, 가는 실모양, 서양배 모양 등의 다양한 형태를 나타낸다. 유전체 크기는 600 ~ 1,700 kb 정도이며, 400여개 정도의 유전자를 가지고 있다. 서로 다른 종 사이에 필수 유전자의 염기서열이 매우 유사하며, 종결코돈인 UGA를 트립토판(tryptophan)에 대한 코돈으로 이용하는 특징이 있다.(1)

마이코플라스마는 제한적인 생합성 기능을 가지고 있기 때문에 필요한 많은 영양분의 공급을 외부에 의존한다. 마이코플라스마는 지속적인 배양을 하는 세포의 오염원으로 잘 알려져 있는데, 세포에 오염된 마이코플라스마는 배양 배지 내에 있는 세포의 성장에 필요한 영양분들을 사용한다. 따라서 마이코플라스마에 오염된 세포의 경우 성장속도가 저하되고 유전자 발현을 포함한 세포 내 여러 반응들이 변하게 된다. 특히 마이코플라스마에 오염된 MCF-7 세포주의 RNA 발현 양상의 변화를 조사해 본 결과 22,000여 개의 조사 대상 유전자 중에서 200개 이상의 유전자 발현이 증가 또는 감소하는 것으로 밝혀졌다.[3] 따라서 생물의약품을 생산하는 세포주의 정확한 특성 분석 및 관리를 위해서는 마이코플라스마의 오염 여부를 확인하여, 감염이 된 경우에는 적절한 조치를 취하는 것이 필요하다.

미국 FDA에 따르면 지난 30년간 조사된 20,000여 건의 세포배양에서 15%에 달하는 3,000여 건에서 마이코플라스마 오염이 확인되었다고 한다.[4] 심지어 일본에서는 80%에 육박한다는 보고도 있다.[5] 아직까지 국내의 현황에 대한 정확한 보고는 없지만 이와 유사한 수치를 나타내리라 예상되고 있다. 따라서 이용하고자 하는 세포주에 대한 마이코플라스마 오염여부를 시작 단계에서부터 미리 확인하는 것이 중요하다.

마이코플라스마의 오염을 확인하는 방법에는 여러가지가 있다. 한천 배지나 액체배지를 이용하여 직접배양하는 방법, DNA 결합성의 형광물질을 이용하는 방법, 전자현미경을 이용하는 방법, 마이코플라스마의 생화학적 특성을 이용하는 방법 등이 주로 사용되고 있으며, 특히 오염된 세포주의 배양시 세포 표면에 잘 흡착되는 마이코플라스마의 경우에는 bis-benzimidazole (33258-Hoechst) 이라는 DNA 결합성의 형광물질을 이용하여 확인하는 방법이 많이 이용되고 있다. 그렇지 않은 마이코플라스마의 경우에는 한천배지나 액체배지를 이용하는 직접배양법이 많이 이용되고 있다. 그러나 이런 확인 방법들은 시간이 오래 걸리거나 결과의 해석이 명확하지 않은 단점을 가지고 있다.[6]

이에 비해 MycoAlert®를 이용하는 방법은 마이코플라스마의 특정 효소의 활성과

Luciferin/Luciferase 반응을 이용한 생화학적인 실험방법으로, 시료 내에 존재하는, 살아있는 마이코플라스마를 20분 이내에 빠르고 쉽게 확인 할 수 있다.[7]

MycoAlert®은 시료 내의 살아있는 마이코플라스마를 용해시켜서 ATP 합성에 관여하는 마이코플라스마 특이적인 효소를 분비시킨다. 이 효소들은 첨가해준 효소 특이적인 기질들과 반응하여 ATP를 합성한 후 다음의 반응을 일으킨다.

$$\text{ATP} + \text{Luciferin} + O_2 \xrightarrow[\text{Mg}^{2+}]{\text{Luciferase}} \text{Oxyluciferin} + \text{AMP} + \text{PP}_i + CO_2 + \text{LIGHT}$$

기질을 첨가하기 전후의 발광하는 빛의 양을 측정해서 그 비율 (첨가 후 / 첨가 전)로 마이코플라스마 오염 여부를 확인한다. 만약, 시료가 마이코플라스마에 오염되지 않았다면, 분비되는 효소가 없어서 기질을 첨가한 후의 ATP 양이 증가하지 않는다. 반면에, 시료가 마이코플라스마에 오염되었다면, 분비된 효소에 의해서 기질을 첨가한 후의 ATP 양은 증가하고 발광하는 빛의 양도 증가한다(그림 1).[7]

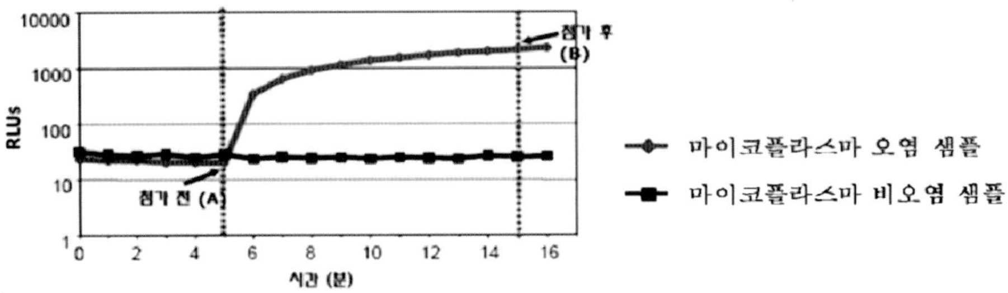

RLU; relative luminescence unit

그림 1. 마이코플라스마 오염 샘플과 비오염 샘플의 분석 결과 비교.[7]

따라서 상기 그림 1에서 그 비율(B/A)이 1이하이면 시료가 마이코플라스마에 오염되지 않은 것(Negative, 음성)으로, 비율 (B/A)이 1 이상이면 시료가 마이코플라스마에 오염된 것(Positive, 양성)으로 확인된다.

표 1[8]은 MycoAlert®로 확인할 수 있는 마이코플라스마 종(species)에 대한 것으로, 가장 흔한 오염인 *Acholeplasma laidlawii*, *Mycoplasma arginini*, *Mycoplasma fermentans*, *Mycoplasma hyorhinis*, *Mycoplasma orale* 등을 포함하고 있다. 표 2[9]는 MycoAlert®가 진핵세포나 일반적인 세균에서는 음성결과를 나타냄을 보여주고 있다.

표 1. MycoAlert® 를 이용하여 검출할 수 있는 마이코플라스마

학명	기원	학명	기원
Acholeplasma laidlawii	포유동물/조류	*Mycoplasma gallisepticum*	조류
Acholeplasma modicum	소	*Mycoplasma genitalium*	인간
Acholeplasma morum	포유동물	*Mycoplasma hominis*	인간
Mesoplasma entomophilum	곤충	*Mycoplasma hyopneumoniae*	인간
Mesoplasma florum	식물/곤충	*Mycoplasma hyorhinis*	돼지
Mycoplasma alkalescens	소	*Mycoplasma hyosynoviae*	돼지
Mycoplasma arginini	소/돼지	*Mycoplasma lipophilum*	인간
Mycoplasma arthriditis	인간	*Mycoplasma muris*	쥐
Mycoplasma bovirhinis	소	*Mycoplasma neurolyticum*	쥐
Mycoplasma bovis	소	*Mycoplasma opalescens*	개
Mycoplasma bovoculi	소	*Mycoplasma orale*	인간
Mycoplasma buccale	인간	*Mycoplasma pirum*	포유동물
Mycoplasma californicum	소	*Mycoplasma pneumoniae*	인간
Mycoplasma canadense	소	*Mycoplasma orimatum*	포유동물
Mycoplasma cloacale	조류	*Mycoplasma pulmonis*	인간
Mycoplasma conjunctivae	양/염소	*Mycoplasma salivarium*	인간
Mycoplasma equirhinis	말	*Mycoplasam spermatophilum*	인간
Mycoplasma faucium	인간	*Mycoplasma synoviae*	조류
Mycoplasma fermentas	인간	*Spiroplasma citri*	식물/곤충
Mycoplasma gallinaceum	포유동물/조류		

표 2. 마이코플라스마에 오염되지 않은 원핵/진핵 세포의 배양물을 이용하여 MycoAlert®로 분석한 결과

세포 종류	배양액 1 mL 당 세포의 수	MycoAlert® 분석결과
백혈병 세포주 (U937)	1,000,000	음성
백혈병 세포주 (K562)	1,000,000	음성
슈도모나스 (*Pseudomonas aeruginosa*)	10,000,000	음성
대장균 (*Escherichia coli*)	10,000,000	음성

2. 목적

세포주나 배지에서의 마이코플라스마 오염 여부를 확인하는 것을 목적으로한다. 이를 위해 MycoAlert® (Cambrex Bio Science Rocklnd, Inc, USA)을 이용하여 마이코플라스마 특이 효소의 활성 정도를 측정하고, 활성의 증가 여부를 통해서 마이코플라스마의 오염여부를 판단한다.

3. 적용범위

본 시험법은 세포은행 시스템을 사용하는 모든 세포기질에 적용되며 *in vitro* 진단용 물질에 대해서는 이 시험의 범위에서 제외된다. Vero 세포나 CHO 세포와 같은 무한증식세포를 이용한 생물학적제제 또는 생물공학제제를 생산하는 마스터 세포은행(master cell bank, MCB)과 제조용 세포은행(working cell bank, WCB)에서 살아있는 세포 또는 파괴된 세포 및 사용된 배양액에 대하여 적용하며, 최종 생산 단계에서도 마찬가지로 적용한다.

"생물학적제제 또는 생물공학제제"란 세포은행을 배양하여 얻은 세포로부터 생산된 모든 제품을 의미하며, 항생제, 아미노산, 탄수화물 및 기타 저분자량의 물질과 같은 미생물 대사산물은 제외된다. 유전자 치료제나, 백신 제조에 사용되는 세포은행은 이 시험법을 적용한다.[10]

4. 기기 및 기구

1) Luminometer

(1) 제조회사 : Tuner BioSystems

(2) 모델명 : Modulus™ Microplate Luminometer 또는 Modulus™ Single Tube Luminometer

2) 마이크로 원심기

(1) 제조회사 : 비젼과학 / (2) 모델명 : VS-15000CF

3) 기타 실험기구

(1) 마이크로 피펫 1,000 μL (Gilson) / (2) 마이크로 피펫 100 μL (Gilson)

(3) 마이크로 원심분리 튜브 (Eppendorf tube) 또는 루미노미터 큐벳 (Luminometer cuvette)

(4) 마이크로 피펫 팁 1,000 μL (Quality Scientific Plastics)

(5) 마이크로 피펫 팁 200 μL (Quality Scientific Plastics)

(6) 96-웰 플레이트 (96-well plate, Quality Scientific Plastics)

5. 시약 및 시액

1) MycoAlert® 분석 대조군 (Cambrex, Cat#LT07-518)

(1) 양성대조군의 준비

MycoAlert® 분석 대조군에 MycoAlert® 분석 완충액 1 mL 을 넣은 후 15분간 상온에 방치한 후 사용한다.

(2) 음성대조군의 준비

MycoAlert® 분석 완충액을 음성대조군으로 사용한다.

(3) 보관방법

녹이기 전에는 2 ~ 8℃에서 보관한다. 일단 녹인 후에는 5시간 내에 바로 사용하거나, 또는 2 ~ 8℃에서 5일 동안 보관 가능하다. 만약, 더 오랫동안 보관해야 할 때는 폴리프로필렌(polypropylene) 재질의 튜브나 용기에 1회 사용분량씩 나눠 담아서 -20℃에서 6개월 동안 보관 가능하다. 녹일 때는 상온에서 녹이며 인공적인 열을 가하지 않는다. 단, 얼렸다 녹이는 과정은 한 번만 가능하다.

2) MycoAlert® 마이코플라스마 검출 키트 (Cambrex, Cat#LT07-118, 218, 318, 418)

(1) MycoAlert® 시약과 기질

① 준비방법

동결 건조 상태로 공급되는 MycoAlert® 시약과 기질의 각 용기

(vial)에 MycoAlert® 분석 완충액을 넣어서 가볍게 섞어서 녹여준 후, 15분 정도 상온에서 방치한 후 사용한다. 각 제품에 따라서 공급되는 용기의 수와 녹일 때 사용하는 완충액의 양은 다음과 같다. 만약 1 용기 이상의 MycoAlert® 시약이나 기질이 필요하다면, 각각 녹인 후 사용하기 전에 함께 섞어서 사용한다.

제품번호	용기의 수	녹일 때 첨가하는 완충액의 양
LT07-118	2	600 μL
LT07-218	5	600 μL
LT07-418	2	2.5 mL
LT07-318	1	10 mL

② 보관방법

녹이기 전에는 2 ~ 8℃에서 보관한다. 일단 녹인 후에는 5시간 내에 바로 사용하거나, 또는 2 ~ 8℃에서 5일 동안 보관 가능하다. 만약, 더 오랫동안 보관해야 할 때는 폴리프로필렌 (polypropylene) 재질의 튜브에 1회 사용분량씩 나눠 담아서 -20℃ 에서 6개월 동안 보관 가능하다. 녹일 때는 상온에서 녹이며 인공적인 열을 가하지 않는다.

단, 얼렸다 녹이는 과정은 한 번만 가능하다.

(2) MycoAlert® 분석 완충액

① MycoAlert® 시약과 기질을 녹일 때 사용한다. .

② 보관방법

사용하지 않을 때는 2 ~ 8℃에서 보관한다

6. 흐름도

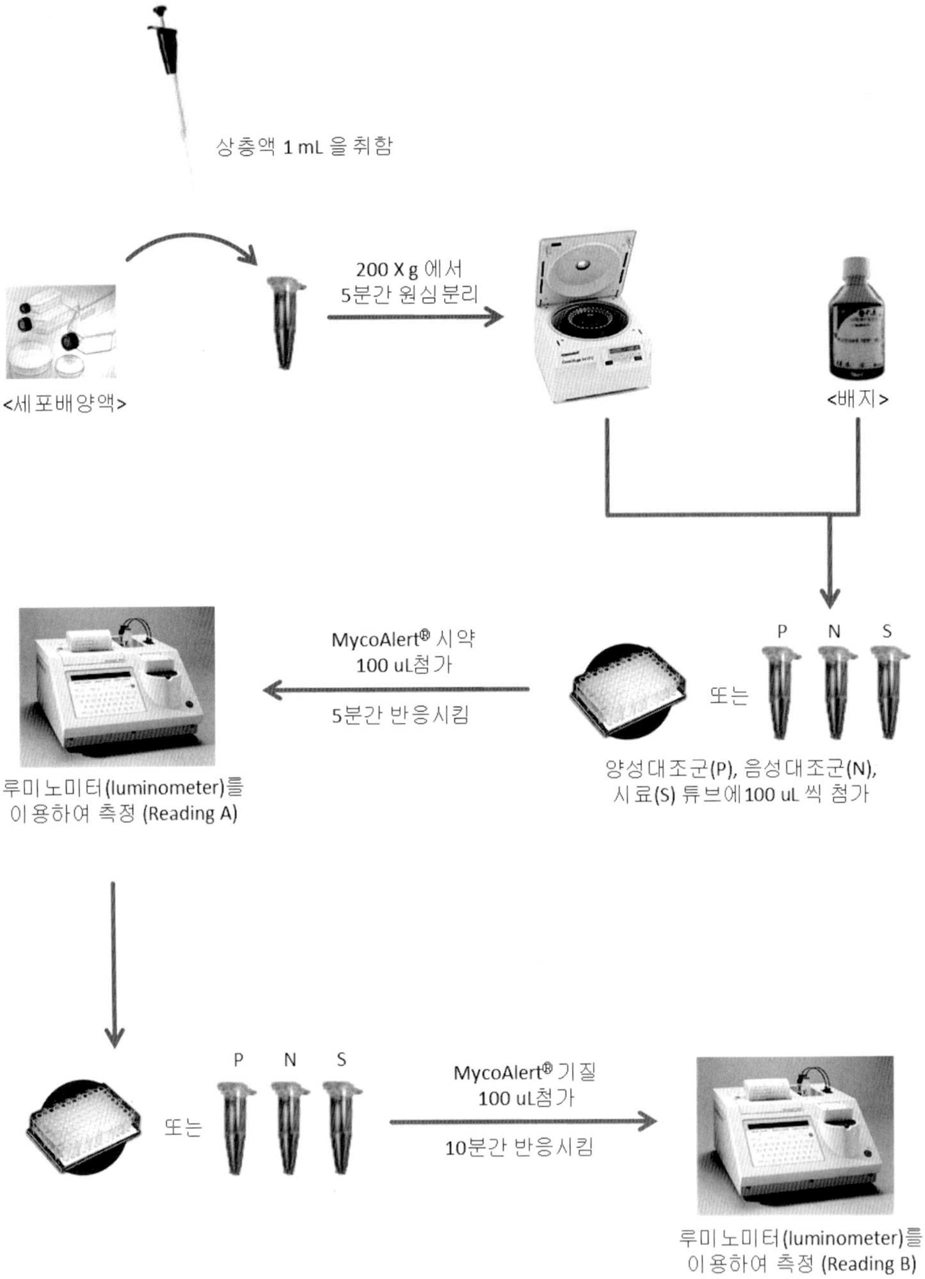
상층액 1 mL 을 취함
<세포배양액>
200 X g 에서
5분간 원심분리
<배지>
MycoAlert® 시약
100 uL첨가
5분간 반응시킴
P
N
S
또는
양성대조군(P), 음성대조군(N),
시료(S) 튜브에100 uL 씩 첨가
루미노미터(luminometer)를
이용하여 측정 (Reading A)
P
N
S
또는
MycoAlert® 기질
100 uL첨가
10분간 반응시킴
루미노미터(luminometer)를
이용하여 측정 (Reading B)

7. 시험방법

1) 시료의 수집

(1) 세포배양 상층액

세포

배양액을 시료로 사용하는 경우 트립신(trypsin) 등의 효소 처리 후 최소 24시간이 지났을 때, 또는 처리하기 전의 배양액을 시험샘플로 사용한다.

(2) 세포배양전 배지

배양에 사용하기 전의 세포 배양액으로 그대로 시료로 사용한다.

(3) 혈청(serum) 및 다른 조직 배양용 시약들

※ 시료를 채취한 후 바로 실험하는 것이 좋으며, 그렇지 못할 경우엔 세포를 제거한 상태에서 다음과 같이 보관한다.

- 같은 날 실험할 경우 : 상온 또는 4℃ 보관
- 일주일 내에 실험할 경우 : 4℃ 보관
- 2개월 내에 실험할 경우 : -20℃ 보관

2) 마이코플라스마 특이 효소의 활성 측정

(1) 큐벳/튜브 루미노미터를 사용할 경우

① 사용하기 전에 모든 시약들을 상온에 미리 꺼내 둔다.

② MycoAlert® 분석 완충액을 이용해서 MycoAlert® 시약과 MycoAlert® 기질을 녹인다. 녹인 후 상온에서 15분 동안 방치한다. 이 때 MycoAlert® 분석 대조군을 같이 준비한다.

③ 시료를 준비한다. 세포배양액 등을 1 mL 채취해서 원심분리용 튜브(centrifuge tube)로 옮긴 후, 200 × g 에서 5분 동안 원심분리 해준다.

④ 원심분리가 끝나면, 100 μL의 상층액을 루미노미터용 큐벳 또는 튜브로

옮긴다. 이 때, 음성대조군(negative control)과 양성대조군(positive control)을 함께 준비한다.

⑤ 실험에 사용할 루미노미터를 '1 second integrated reading' 으로 맞춘다.

⑥ 시료, 음성대조군, 그리고 양성대조군이 들어있는 각각의 루미노미터용 큐벳 또는 튜브에 100 μL의 MycoAlert® 시약을 첨가한 후, 5분 동안 상온에서 반응시킨다.

⑦ 5분 동안의 반응이 끝나면, 각 큐벳 또는 튜브를 차례로 루미노미터에 넣고 [Reading A] 값을 측정한다.

⑧ 각 큐벳 또는 튜브에 100 μL의 MycoAlert® 기질을 첨가한 후, 10분 동안 상온에서 반응시킨다.

⑨ 10분 동안의 반응이 끝나면, 각 큐벳 또는 튜브를 차례로 루미노미터에 넣고 [Reading B] 값을 측정한다.

⑩ 비율 (B/A)을 계산한다.

(2) 96-웰 마이크로플레이트 루미노미터(96-well microplate luminometer)를 사용할 경우

① 사용하기 전에 모든 시약들을 상온에 미리 꺼내 둔다.

② MycoAlert® 분석 완충액을 이용해서 MycoAlert® 시약과 MycoAlert® 기질을 녹인다. 녹인 후 상온에서 15분 동안 방치한다. 이 때 MycoAlert® 분석 대조군을 같이 준비한다.

③ 시료를 준비한다. 세포배양액을 2 mL 채취해서 원심분리용 튜브(centrifuge tube)로 옮긴 후, 200 × g 에서 5분 동안 원심분리 해준다.

④ 원심분리가 끝나면, 100 μL의 상층액을 루미노미터 호환용 마이크로플레이트(liminometer compatible microplate)의 각 웰로 옮긴다. 이 때, 음성대조군과 양성대조군을 함께 준비한다.

⑤ 실험에 사용할 루미노미터를 '1 second integrated reading' 으로 맞춘다.

⑥ 시료, 음성대조, 그리고 양성대조가 들어있는 각각의 웰에 100 μL의 MycoAlert® 시약을 첨가한 후, 5분 동안 상온에서 반응 시킨다.

⑦ 5분 동안의 반응이 끝나면, 플레이트를 루미노미터에 넣고 [Reading A] 값을 측정한다.

⑧ 각 웰에 100 μL의 MycoAlert® 기질을 첨가한 후, 10분 동안 상온에서 반응시킨다.

⑨ 10분 동안의 반응이 끝나면, 플레이트를 루미노미터에 넣고 [Reading B] 값을 측정한다.

⑩ 비율 (B/A)을 계산한다.

8. 결과판독

측정한 Reading A와 Reading B 값의 비율 (Reading B / Reading A)은 시료가 마이코플라스마에 오염되었는지 확인하기 위해서 사용된다. 이 비율이 1 이하면 시료 내에 마이코플라스마가 없다고 판정(음성, negative)하고, 1 이상이면 시료 내에 마이코플라스마가 있다고 판정(양성, positive)한다.

비율		조건	판정
$\frac{\text{Reading B}}{\text{Reading A}}$	값이	< 1 =	음성
		> 1 =	양성

9. 결과

다음의 표 3[7]은 MycoAlert®를 이용한 마이코플라스마 부정시험 결과를 보여준다.

표 3. 마이코플라스마에 오염되지 않은 세포 (healthy cells)와 마이코플라스마에 오염된 세포 (infected cells)를 이용한 마이코플라스마 부정시험 결과

세포주	MycoAlert® 비율	마이코플라스마 부정시험결과
오염된 세포		
K562	123.26	양성
A549	4.10	양성
U937	8.26	양성
HepG2	1.27	경계*
오염되지 않은 세포		
HL60	0.72	음성
COS-7	0.46	음성

*경계 비율 (비율이 1 근처로 나왔을 때)

확인된 비율이 1 근처 (1 ~ 1.3)로 나왔을 때는 다시 실험할 것을 권한다. 일차 시료를 채취한 배양 중인 세포를 다른 세포들과 분리한 상태에서 24 ~ 48시간 정도 배양한 후에, 다시 실험한다. 만약, 마이코플라스마가 오염된 세포라면 비율이 증가할 것이다.

10. 결과기록

1) 기록양식 #1 : 시험기록서

11. 참고문헌

1) Rottem, S. and Barile, M. F., Beware of mycoplasmas, *Trends Biotechnol.*, 11(4):143-51, 1993

2) Razin, S., Peculiar properties of mycoplasmas: the smallest self-replicating prokaryotes, *FEMS Microbiol Lett.*, 79(1-3):423-31, 1992

3) Crispin, J. M., Heba, S. K., Stuart, D. P., Yvonne, H., Timothy, H. W. and Geoffrey, P. M., Mycoplasma infection significantly alters microarray gene expression profiles, *Biotechniques,* 35(4):812-4, 2003

4) Barile, M. F., *The Mycoplasmas* (Tully, J. G.and Razin,S., eds.), pp.425-474, Academic Press

5) Koshimizu, K. and Kotani, H. *Procedures for the Isolation and Identification of Human, Animal and Plant Mycoplasmas* (Nalamura, M., eds.), pp.87-102, Saikon

6) Stemke, G. W. and Robertson, J. A., Comparison of two methods for enumeration of mycoplasmas, *J. Clin. Microbiol.*, 16:959-61, 1982

7) MycoAlert® Mycoplasma Detection Assay - Instructions, Cambrex, 2005

8) Andrew, P., Put an End to Your Doubts MycoAlert® Mycoplasma Detection Assay, ResourceNotes, 3(1):11, Cambrex, 2005

9) Anne, C. and Anthony, P., MycoAlert® Mycoplasma Detection Assay: Behine The Scenes, Part 1, ResourceNotes, 4(1):8, Cambrex, 2006

10) 생물의약품의 생산에 사용되는 세포기질 관리 가이드, 식품의약품안전청, 2002

기록양식 #1

마이코플라스마 부정 시험 기록서

검　체　명 :________________ 시 험 일 자 :______________________

제조(구입)번호 :________________ 시　험　자 :______________________

제조(구입)일자 :________________ 확　인　자 :______________________

1. 시험준비

1) 시험에 필요한 기기 및 기구는 준비가 되었는가? (적합, 부적합)

2) 시험에 필요한 시약 및 시액의 잔량 및 유효기간은 시험에 적합한가?

(적합, 부적합)

(1) MycoAlert® Assay Contol Set (Lot#_______, 유효기간_________)

(2) MycoAlert® Mycoplasma Detection Set (Lot#_______, 유효기간_________)

2. 시료의 수집

1) 시료에 대한 정보

계대번호(세포의 경우) : ___________ 최종 계대일 : _________________

2) 시료(세포의 경우)는 완전하게 자랐는가? 형태학적 이상, 오염, 배지의 색에 이상은 없는가? (적합, 부적합)

3) 배지 또는 세포배양액 1 mL을 1.5 mL 원심분리 튜브로 옮긴다.

4) 200 × g로 5분간 원심분리 한다.

원심분리기 번호:______, 원심분리속도:_______ × g

3. 시험과정

1) 원심분리한 시료의 상층액 100 μL을 새로운 1.5 mL 원심분리 튜브 또는 96-웰에 옮긴다.

2) MycoAlert® 양성대조군 (제조일자 : ____________) 100 μL을 새로운 1.5 mL 원심분리 튜브 또는 96-웰에 옮긴다.

3) MycoAlert® 분석완충액 100 μL을 새로운 1.5 mL 원심분리 튜브 또는 96-웰에 옮겨 음성대조군을 준비한다.

4) MycoAlert® 시약 100 μL를 시료와 양성, 음성대조군이 있는 튜브 또는 96-웰에 각각 첨가한다.

5) 5분간 상온에 방치시킨다.

6) 루미노미터 (기기번호:____________)를 '1 second integrated reading' 으로 맞춘다.

7) [Reading A]값을 읽는다.

	음성대조군	양성대조군	검체1	검체2
RLU				

8) MycoAlert® 기질 100 μL를 시료와 양성, 음성대조군이 있는 튜브 또는 96-웰에 각각 첨가한다.

9) 10분간 상온에 방치시킨다.

10) [Reading B]값을 읽는다.

	음성대조군	양성대조군	검체1	검체2
RLU				

11) MycoAlert® 비율을 계산한다.

	음성대조군	양성대조군	검체1	검체2
Reading A (1)				
Reading B (2)				
MycoAlert® 비율 (2) / (1)				

4. 판정

1) MycoAlert® 비율이 1보다 크면 양성, 1보다 작으면 음성으로 판정한다.

2) MycoAlert® 비율이 경계비율(비율이 1근처)로 나온 경우 시료를 다시 취해 (세포배양물인 경우 1 ~ 2일 정도 추가로 더 배양한 후에)시험을 다시한다.

3) 판정결과

(1) 검체1 :

(2) 검체2 :

제 5 장. 세 종류 검사 세포주 이용 바이러스성 오염물질 검출 in vitro 시험

(28 Days In Vitro Assay for the Detection of Viral Contaminants Using Detector Cell Lines)

안미진, 박순희

1. 서론 122

2. 목적 124

3. 적용범위 125

4. 기기 및 기구 125

5. 시약 및 시액 126

6. 흐름도 129

7. 시험방법 132

8. 결과판독 136

9. 결과 137

10. 결과기록 142

11. 참고문헌 142

제 5 장

세 종류 검사 세포주 이용 바이러스성 오염물질 검출 *in vitro* 시험

(28 Days In Vitro Assay for the Detection of Viral Contaminants Using Detector Cell Lines)

1. 서론

생물학적제제와 생물공학제제의 제조에 사용되는 세포기질뿐만 아니라 그 세포기질과 조금이라도 관련된 모든 모세포주(parental cell line)는 연구 및 개발과정 동안 외래성 바이러스에 의해서 오염이 생길 가능성이 있다.[1] 따라서, 생산에 사용되는 특정한 세포기질의 위해성을 평가하는 것은 상당히 중요하며 이로부터 제품의 품질과 안전성을 평가 받는데 많은 도움을 받을 수 있다.

이러한 위해성 평가 항목 중 한가지로 생물학적제제 및 생물공학제제 등에 사용되는 세포배양은 마스터 세포은행(MCB), 제조용 세포은행(WCB)뿐만 아니라 최종 생산 기간에서 바이러스의 세포병변 효과를 관찰하고 혈구흡착 바이러스(hemadsorption virus)에 대해서 시험해야 한다. 만약 다 회 수확 풀(pool)이 각기 다른 기간에 만들어지면 배양액은 각각의 풀을 수집할 때 관찰하고 시험해야 한다.

오염된 바이러스를 검출하기 위해서는 적어도 다음의 3가지 유형(type)의 단층배양 세포에 접종하여야 한다.[2-5]

- 생산에 사용된 것과 같은 종 및 조직의 단층배양

- 사람 이배체 세포의 단층배양
- 원숭이 신장세포의 단층배양

또한 아래 표 1 과 같이 바이러스에 따라서 감수성 있는 세포가 다르기 때문에 세포 선택은 중요하다. 검체는 가능한 한 최소로 희석하여야 한다. 적어도 10^7 개의 세포 검체와 사용한 배양액 검체를 세가지 유형의 세포에 각각 접종하고 적어도 2 주 동안 외래성 바이러스의 증거를 관찰하여야 한다. 만약 생산에 사용한 세포주가 사람 거대세포성바이러스(human cytomegalovirus, CMV)에 감수성이 있다면, 사람 이배체 세포주는 적어도 4 주간 관찰하여야 한다[2-5]. 관찰 기간의 마지막 시점에서 혈구응집 및 혈구흡착시험을 실시해야 한다.

전 개발과정 동안 세포기질의 관리조작에 대해 주의 깊게 기록하고 유지하여야 한다. 세포 내력(history)에 대한 기술은 세포기질의 특성을 결정하기 위한 여러 가지 방법을 선택할 때 고려해야 하는 중요한 정보다. 일반적으로 불충분하게 기록된 내력은, 그 자체가 제품허가에 장애가 되지 않을 수도 있으나 그 기록 자체에 심각한 결함이 있다면 세포기질의 특성을 적절히 결정하기 위한 다른 여러 가지 방법에 더욱 더 의존해야 할 것이다.

표 1. *In Vitro* 시험법에 의해 검출할 수 있는 바이러스와 검출용 세포주[6]

바이러스	바이러스 검출용 세포주[a]
Poliovirus	Vero, MRC-5
Coxsackie A,B	Vero, HeLa
Echovirus	Vero, MRC-5
Rhinovirus	MRC-5
Parainfluenza	Vero, HeLa, MDBK
Mumps	MRC-5
Measles	Vero, MRC-5
Herpesvirus	Vero, RK13
Adenovirus	MRC-5
Reovirus	Vero, MRC-5

바이러스	바이러스 검출용 세포주[a]
SV5	CHO
SV40	Vero
Sendai	NIH 3T3
Vaccinia	Vero, MRC-5
Cytomegalovirus	MRC-5
Arboviruses	BHK
Rbella	RK
Bovine virus	BT

[a]세포주: Vero, African green monkey kidney; MRC-5, diploid human lung; HeLa, human epithelial carcinoma; MDBK, bovine kidney; CHO, Chinese hanster ovary; NIH 3T3, mouse embryo fibroblast; BHK, baby hamster kidney; RK13, rabit kidney; BT, bovine turbinate

2. 목적

세 종류의 검사 세포주에 검체를 접종한 후, 계속된 관찰을 통해 검체에 바이러스성 오염물질의 존재 유무를 검사하는 것이다. 바이러스성 오염의 존재는 세포병변효과(cytopathic effect(s), CPE), 혈구응집반응(haemagglutination, HA) 또는 혈구흡착반응(haemadsorption, HAD) 등의 시험을 통해서 결정된다.

3. 적용범위

이 장에서 제시된 시험은 세포은행 시스템을 사용하는 모든 세포기질에 적용되며 *in vitro* 진단용 물질에 대해서는 이 시험의 범위에서 제외된다. Vero 세포나 CHO 세포와 같은 무한증식세포를 이용한 생물학적제제를 생산하는 마스터 세포은행 (master cell bank, MCB)과 제조용 세포은행 (working cell bank, WCB)에서 살아있는 세포 또는 파괴된 세포 및 사용된 배양액에 대하여 적용하며, 최종 생산 단계에서도 마찬가지로 적용한다. 또한, WI-38, MRC-5, FRhL-2 세포와 같은 이배체 세포주를 사용하여 생물학적제제를 제조한 경우도 마찬가지로 MCB, WCB, 최종 생산 단계에 본 시험을 적용한다.

“세포기질” 이란 *in vivo* 나 *ex vivo* 로 사람에게 사용되는 생물학적제제 또는 생물공학제제의 생산에 사용될 수 있는 미생물 세포나 사람 또는 동물 세포주를 의미한다.[(3)] 세포주는 모든 후생동물을 그 기원으로 할 수 있으며, *in vitro* 에서 무한하게 증식하는 무한증식 세포주(continuous cell line)와 유한한 수명을 갖는 이배체 세포가 이에 포함된다. 미생물 유래 세포는 세균, 곰팡이, 효모, 기타 단세포 생물을 말한다.

4. 기기 및 기구

1) 37℃ 항온수조(Water bath)

(1) 제조회사: Lab. Companion / (2) 모델명: CW-20G

2) 37℃ CO_2 배양기(5% CO_2 농도)

(1) 제조회사: 비전과학 / (2) 모델명: VS-1203P5N

3) 클린벤치(clean bench)

(1) 제조회사: 비전과학 / (2) 모델명: VS-14000L-VN

4) 도립현미경(inverted microscope)

(1) 제조회사: Olympus / (2) 모델명: JP/IX70

5) 냉장고

(1) 제조회사: 비전과학 / (2) 모델명: KMC-1302L, 1170L

6) Vortex mixer

(1) 제조회사: Thermolyne / (2) 모델명: M37615

7) 원심분리기

(1) 제조회사: 비전과학 / (2) 모델명: VS-5000N

8) -70℃ 초저온 냉동고

(1) 제조회사: Revco Scientific / (2) 모델명: US/ULT-1786-5D

9) 기타 실험기구

(1) 마이크로 피펫 / (2) 다채널 마이크로 피펫(Multichannel pipette)

(3) 피펫 에이드(Pipette aid) / (4) 6-웰 마이크로플레이트

(5) 96-웰 마이크로플레이트(V-bottom, U-bottom)

(6) 마이크로 피펫 팁(Micro pipette tip) / (7) 혈구계산판(Hemocytometer)

(8) 세포계수기(Hand cell counter) / (9) Corning tube(15 mL)

(10) 조직배양용 플라스크(T-75 tissue culture flask) / (11) 10 mL 주사기

5. 시약 및 시액

1) 시약

(1) EMEM(Eagle's Minimal Essential Medium)

(2) 우혈청알부민: Fetal Bovine Serum(FBS, GibcoBRL 16140)

(3) 칼슘 및 마그네슘 이온이 함유되지 않은 인산완충용액(bivalent cation free PBS)

(4) 트립신용액(0.05% Trypsin (1:250), 0.53 mmol/L EDTA · Na, 0.085% NaCl)

(5) Penicilline-streptomycin

(6) 70%, 100% 에탄올

(7) 검사세포

① MRC-5 cells(ATCC CCL 171)[(2)]

② Vero cells(ATCC CCL 81)[(2)]

③ CHO-K1 cells(ATCC CCL 61)

정상 세포의 형태는 별첨 #1의 그림 1과 같다.

(8) 양성 대조군

① Measles Virus, Edmonston(ATCC VR -24):

(HAD, HA and CPE control for MRC-5 cells)

② Parainfluenza virus, Type 3 SF-4(ATCC VR-281):

(HAD, HA and CPE control for Vero cells)

③ Simian Virus type 5, 21005-2WR(ATCC VR-288):

(HAD, HA and CPE control for CHO-K1 cells)

(9) 음성 대조군

Eagle's Minimum Essential Medium with 2% FBS and antibiotics (GibcoBRL, USA)

2) 시액

(1) 세포배양액: EMEM + 5% FBS + 100 U/mL of Penicillin and 100 μg/mL of Streptomycin

(2) 유지배양액: EMEM + 2% FBS + 100 U/mL of Penicillin and 100 μg/mL of Streptomycin

(3) 5%(v/v) 적혈구 용액

① 항응고제(Alserver's Solution) 5 mL이 들어있는 10 mL 주사기로 닭의 날개

밀과, 기니픽의 심장에서 각각 5 mL씩 채혈하고 원숭이 적혈구액(Bio-reclamation - RHSWBNAHP)을 준비한다.

② 각각을 시험관에 옮겨 1,000 rpm, 10분간 원심분리한다.

③ 원심분리한 후 plasma제거하고 PBS-HAI 용액 약 10 mL로 washing한다.

④ 상층액 제거 후, 20% 저장용액(stock solution)을 제조한다.

⑤ 4℃에서 보관한다. 사용시 0.5%로 희석한다.

(4) Alserver's Solution(Sigma, A3551)

Dextrose	20.5 g
$Na_3C_6H_5O_7 \cdot 2H_2O$	8.0 g
NaCl	4.2 g
$C_6H_8O_7$	0.55 g

1 N NaOH 용액으로 pH 6.1 ± 0.1로 조정한 후 증류수로 100 mL로 맞추고 필터하여 멸균한다.

(5) PBS-HAI 용액[(2)]

25X Phosphate Stock Buffer	40 mL
Na_2HPO_4	2.74 g
$NaH_2PO_4 \cdot H_2O$	0.79 g

증류수로 100 mL로 맞추고 멤브레인 필터한다.

NaCl	8.5 g

1 N NaOH 용액으로 pH 7.2 ± 1로 조정한 후, 증류수로 1 L 맞추고 필터한다.

6. 흐름도

1) 세포병변효과(Cytopathic Effect, CPE)의 관찰

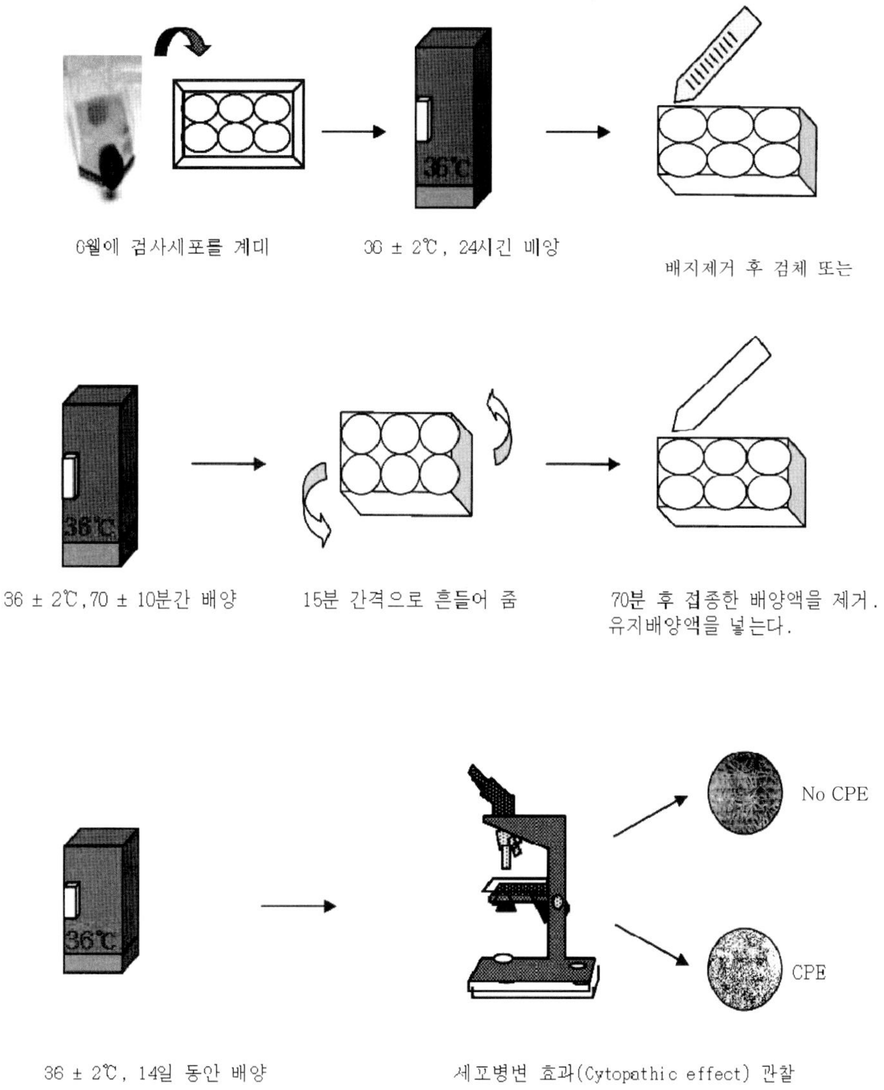

2) 혈구응집반응(Haemagglutination)시험

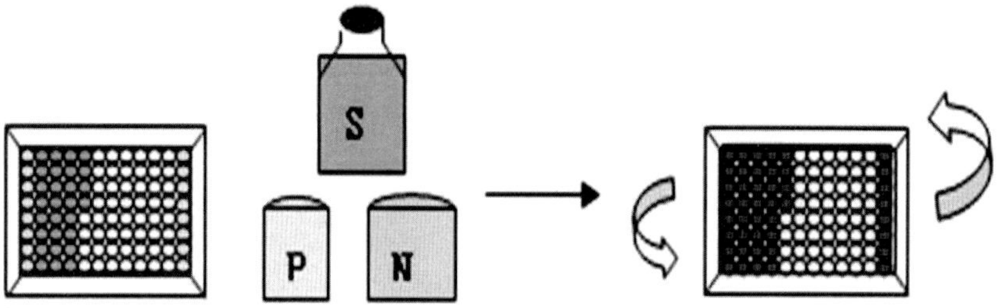

검체, 양성대조, 음성대조
(PBS-HAI완충용액) 각각 50 uL씩
96웰 플레이트에 넣는다.
S; 검체
P; 양성대조군
N; 음성대조군

각 웰 당 0.5%(V/V) 적혈구용액을
50 uL씩 넣고 잘 흔들어 섞어 준다.

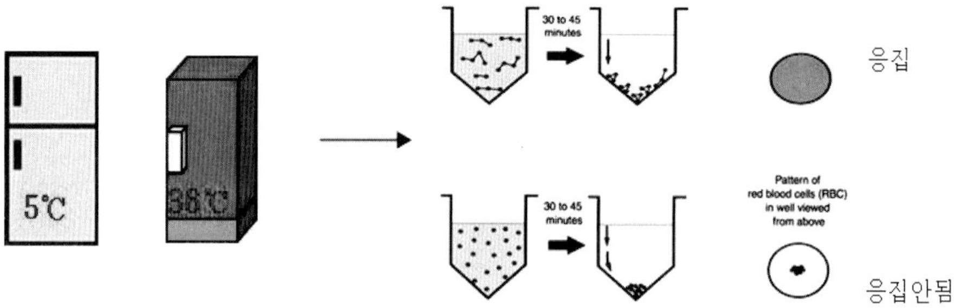

5 ± 3℃ 그리고 36 ± 2℃에서 30분간 반응

응집반응여부를 관찰한다

3) 혈구흡착반응(Haemadsorption)시험

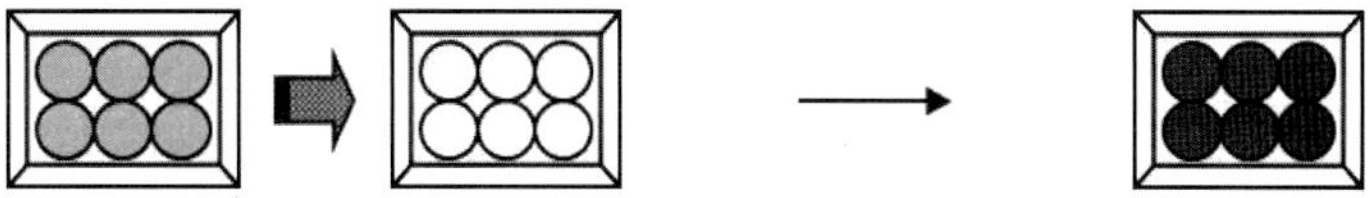

각각의 세포배양 플레이트에서 14일간 관찰
배양액을 버린다.

각각의 0.5% 적혈구액을 0.2 ㎖씩
플레이트를 구분하여 각 웰에 넣어준다

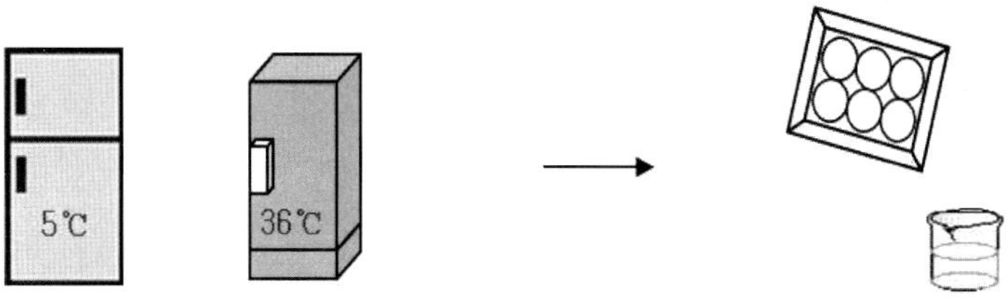

5 ± 3℃ 그리고 36 ± 2℃에서 20분간 방치

흡착되지 않은 적혈구를
따라 버린다.

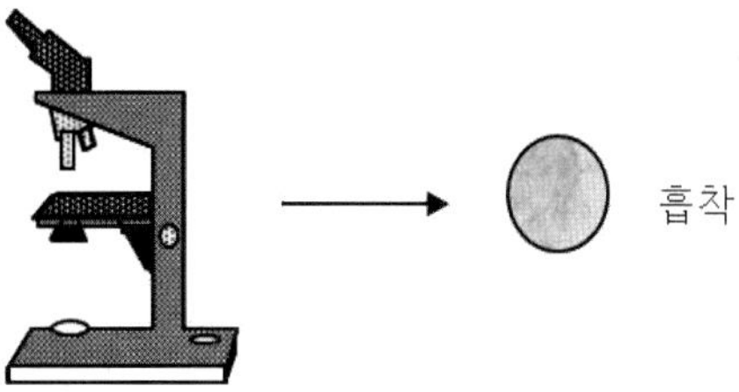

세포 흡착을 현미경으로 관찰한다.

7. 시험방법

1) 14일 배양기간

검체를 검사용 세포주에 접종 후 14일 동안 세포병변효과를 관찰하고, 접종 후 14일에 각 검사 세포에 검체와 대조군은 닭, 기니픽 그리고 Rhesus 원숭이의 적혈구를 사용하여 5 ± 3℃ 그리고 36 ± 2℃ 에서 혈구응집반응 시험을 한다. 남아있는 세포는 적혈구의 같은 타입을 사용하여 5 ± 3℃ 그리고 36 ± 2℃에서 혈구 흡착반응시험을 한다.

(1) 세포병변효과의 관찰

세포내에서 바이러스가 증식하게 되면 세포의 기능에 영향을 주게 된다. 대부분 바이러스가 감염된 세포는 막투과성의 변화로 세포가 부푼다든가, 세포 괴사로 인하여 응축이 된다든가 바이러스의 융합(fusion) 단백질에 의해 거대 다핵세포가 형성이 된다든가 하는 형태적인 변화가 생긴다. 이런 변화를 세포병변효과(CPE)[6] 라고 하고, 이런 현상을 이용하여 세포 내에 바이러스의 존재 유무를 알 수 있다. 세포병변효과가 나타나는 형태는 감염된 바이러스의 종류에 따라 다를 수 있다.

이 장에서 사용한 CHO-K1, MRC-5, Vero 세포의 형태와 세포 병변효과의 형태는 별첨의 그림 1,2,3 에 제시하였다.

시료준비

생산에 사용한 세포로부터 검체를 만들기 위하여 이 세포를 증식시킨다. 충분히 세포가 증식이 되면, 세포를 동결보존제가 들어있지 않은 배지로 부유시켜 1 × 10^7 cells/mL 로 만든다. 세포를 부유시킨 액을 -70 ± 10℃에서 동결시켜 세포파쇄물(cell lysate)을 만든다. 한 개 또는 그 이상의 세포파쇄물 분주액을 녹인 후 저속으로 원심분리한다. 이것의 상층액을 접종액으로 사용한다.

② 양성 대조군 바이러스 준비

이 분석법에서 양성 대조군으로 사용한 바이러스들은 각각 검사 세포주에서 세포병변을 일으킬 수 있는 것으로 선택되었다. 더욱이 이 바이러스로 검사세포에 감염시키면 세가지 타입의 적혈구 중에 최소한 한 가지에서 혈구흡착반응이나 혈구응집반응 양성의 결과를 보여준다.

③ 검체 접종

가. 6-웰에 각 검사세포를 깔고 대략 24시간 동안 36 ± 2℃ 에서 배양한다.

나. 배지를 제거한 후에 검체 또는 대조군액을 0.5 mL씩 접종한 후 36 ± 2℃ 에서 70 ± 10분간 배양한다. (표 1과 같이 접종한다)

다. 접종한 플레이트는 15분 간격으로 검체가 잘 흡수되도록 흔들어 준다.

라. 70분 후에는 접종한 배양액을 제거하고, 유지배양액 2 mL을 넣는다.

마. 검체 및 대조액을 접종한 웰에서 세포병변 효과가 나타나는지 14일 동안 일주일에 세 번씩 관찰한다. 세포를 유지시키기 위해서 유지배양액을 갈아준다.

(2) 혈구응집반응시험

헤마글루티닌을 갖고 있는 바이러스는 적절한 동물의 적혈구를 응집시킬 수 있는 능력이 있다. 이 반응은 적혈구 표면에 있는 수용체(receptor)와 바이러스의 헤마글루티닌이 결합하여 만들어지는 반응이다. 바이러스가 적혈구에 결합되어 적혈구 덩어리를 만들어 내는데 이를 혈구응집반응이라고 한다. 이 혈구응집반응은 육안으로 관찰될 수 있으며 이 반응이 일어난다는 것은 바이러스가 존재함을 의미한다.

이 장에서 사용한 MRC-5 세포에서의 혈구응집반응 결과는 별첨의 그림 5에 제시하였다..

① 닭 적혈구 응집반응

가. 검체, 양성대조액, 음성대조액(PBS-HAI 완충용액)을 각각 50 μL 씩 96-웰 플레이트(V-bottom)에 넣는다.

나. 각 웰 당 0.5% (v/v) 적혈구용액을 50 μL씩 넣고 잘 흔들어 섞어 준다.

다. 5 ± 3℃ 그리고 36 ± 2℃에서 30분간 두고, 응집반응 여부를 기록한다.

② 기니픽 적혈구 응집반응

가. 검체, 양성대조액, 음성대조액(PBS-HAI 완충용액)을 각각 50 μL 씩 96-웰 플레이트(U-bottom)에 넣는다.

나. 각 웰당 0.2% (v/v) 적혈구용액을 50 μL씩 넣고 잘 흔들어 섞어 준다.

다. 5 ± 3℃ 그리고 36 ± 2℃에서 30분간 방치해 두고, 응집반응 여부를 기록한다.

③ Rhesus 원숭이 적혈구 응집반응

가. 검체, 양성대조액, 음성대조액(PBS-HAI 완충용액)을 각각 50 μL 씩 96-웰 플레이트(U-bottom)에 넣는다.

나. 각 웰당 0.5% (v/v) 적혈구용액을 50 μL씩 넣고 잘 흔들어 섞어 준다.

다. 5 ± 3℃ 그리고 36 ± 2℃에서 30 분간 방치해 두고, 응집반응 여부를 기록한다.

(3) 혈구흡착반응(Haemadsorption)시험[7]

인플루엔자바이러스, 파라인플루엔자바이러스, 유행성이하선염 바이러스와 같은 많은 바이러스는 헤마글루티닌(haemagglutinins, HA)이라는 표면 당단백질을 가지고 있어, 적혈구와 결합할 수 있는 능력이 있다. 이러한 바이러스들이 세포 배양시에 감염이 되어 있는 경우, 헤마글루티닌은 세포의 표면으로 나타나게 된다. 따라서, 적절한 동물의 적혈구를 바이러스가 증식하고 있는 세포 배양 용기에 넣어주면, 적혈구가 세포 표면에 흡착하게 된다. 이런 현상을 혈구흡착 반응이라고 하며, 이런 혈구흡착 바이러스는 세포병변효과를 나타내기 이전 며칠 전에 검출할 수 있다. 그러나, 혈구흡착을 할 수 있는 바이러스들은 대부분 뉴라미니데이즈(neuraminidase, NA)를 가지고 있어, 위음성의 우려가 있다. 이 단백질은 적혈구로부터 바이러스를 떨어뜨리는 기능을 가지고 있기 때문에, 이런 위음성의 결과를 제거하기 위해서는 4℃에서 혈구흡착시험을 수행하는데, 이는 이 온도에서 뉴라미니데이즈가 불활화 되기 때문이다.

이 장에서 사용한 MRC-5 세포에서의 혈구응집반응 결과는 별첨의 그림 5에 제시하였다.

① 각각의 세포배양 플레이트에서 14일간 (또는 28일간) 관찰을 한 후에 배양액을 버린다.

② 각각의 0.5% 적혈구액을 0.2 mL씩 플레이트를 구분하여 각 웰에 넣어준다.

③ 5 ± 3℃ 그리고 36 ± 2℃에서 정치 후 흡착되지 않은 적혈구를 따라 버린다.

④ 세포에 혈구 흡착 여부를 현미경으로 관찰한다.

2) 28일 배양기간(검사세포배양 배지의 맹검 계대)

접종 14일 후에 검체 또는 음성 대조군을 접종한 각 검사세포로부터 배양액을 모은다. 각 검사 세포주 마다 새롭게 6-웰 플레이트를 준비하여 웰 당 0.5 mL씩 접종하고, 흡착시킨 후 접종액을 제거하고 2 mL씩 유지배양액을 넣어준다. 이런 맹검계대는 1주일간 3 번 관찰하고 14일간 더 수행한다. 이때 새로운 음성 대조군과 양성 대조군을 접종한다.

28일 후에는 각 검사 세포에 검체와 대조군을 넣고 닭, 기니픽 그리고 Rhesus 원숭이의 적혈구를 사용하여 5 ± 3℃ 그리고 36 ± 2℃에서 혈구응집반응시험을 한다. 남아있는 세포는 적혈구의 같은 타입을 사용하여 5 ± 3℃ 그리고 36 ± 2℃에서 혈구흡착반응(haemadsorption) 시험을 한다.

8. 결과판독

1) 세포병변효과(Cytopathic Effect, CPE)의 관찰

(1) 양성대조 바이러스에 의한 세포병변을 관찰한다.

(2) 시료 접종 후 최종 14일째에 100 ~ 200 배의 현미경 상에서 세포 병변 여부를 관찰한다.

(3) 검체의 관찰 시 양성 대조군에서 양성 대조군에서 나타나는 것과 같은 CPE가 관찰되지 않으면 음성으로 판정한다.

(4) 양성 대조군에서 CPE가 관찰되지 않으면 시험은 무효로 하고 재시험한다.

(5) 세포 병변 효과를 확인하고 다음 표에 결과를 +/-로 기록한다.

검사 세포	MRC-5	Vero	CHO-K1
음성 대조군			
양성 대조군			
검 체			

2) 혈구응집반응(Haemagglutination)시험

(1) 양성 대조군에서는 응집시험결과가 양성이고, 음성 대조군에서는 응집시험결과가 음성이었을 경우, 검체에서 응집이 관찰되면 양성, 응집이 관찰되지 않으면 음성으로 판정한다.

(2) 다음의 표에 결과를 +/- 로 기록한다.

	온도(℃)	MRC-5	Vero	CHO-K1
닭 적혈구	5 ± 3℃			
	36 ± 2℃			
기니픽 적혈구	5 ± 3℃			
	36 ± 2℃			
Rhesus 원숭이 적혈구	5 ± 3℃			
	36 ± 2℃			

3) 혈구흡착반응 (Haemadsorption)시험

(1) 양성 대조군에서는 혈구흡착시험결과가 양성이고, 음성 대조군에서는 혈구흡착 시험결과가 음성이었을 경우, 검체에서 흡착이 관찰되면 양성, 흡착이 관찰되지 않으면 음성으로 판정한다

(2) 다음의 표에 결과를 +/- 로 기록한다.

	온도(℃)	MRC-5	Vero	CHO-K1
닭 적혈구	5 ± 3℃			
	36 ± 2℃			
기니픽 적혈구	5 ± 3℃			
	36 ± 2℃			
Rhesus 원숭이 적혈구	5 ± 3℃			
	36 ± 2℃			

9. 결과

검체를 접종한 어떤 검사세포에서도 바이러스에 의한 세포병변효과(Cytopathic Effect, CPE)의 어떤 증거도 관찰되지 않았다. 세포 병변효과는 양성 대조군용 바이러스를 접종한 각각의 검사세포주에서 관찰 되었다. 음성 대조군용 시료를 접종한 검사세포는 관찰기간 동안 정상으로 나타났다. 결과는 표 3 과 같다.

닭, 기니픽 또는 Rhesus 원숭이 적혈구의 혈구응집반응 또는 혈구 흡착반응은 접종 후 14일 또는 28일 동안 검체 또는 음성 대조군용 시료를 접종한 검사세포에서 어떤 반응의 증거도 관찰되지 않았다. 양성 대조군용 시료를 접종한 검사 세포에서

적절한 적혈구에서 혈구응집반응 또는 혈구흡착반응이 관찰되었다. 결과는 표 4, 표 5, 표 6 에 제시하였다.

표 2. 시험을 위한 접종 표

접 종	검사 세포		
	MRC-5	Vero	CHO-K1
검 체	6[a]	6	6
양성 대조군	6	6	6
음성 대조군	6	6	6

[a]웰 접종 수

표 3. 검체를 검사세포에 접종한 후 세포병변효과(Cytopathic Effect, CPE) 관찰

접 종	검사 세포					
	MRC-5		Vero		CHO-K1	
	A[a]	B[b]	A	B	A	B
검 체	0/6[c]	0/6	0/6	0/6	0/6	0/6
양성 대조군[e]	6/6	6/6	6/6	6/6	6/6	6/6
음성 대조군	0/6	0/6	0/6	0/6	0/6	0/6
맹검 계대 음성 대조군	N/A[d]	0/6	N/A	0/6	N/A	0/6

[a]14일간 배양 후 결과

[b]맹검 계대 (14일 더 배양 후의 결과)

[c]CPE가 관찰된 웰의 수 / 접종된 웰의 수

[d]실험을 하지 않았음

[e]필요하다면 CPE가 관찰된 양성 대조군은 14일 이전에 혈구흡착반응시험을 한다. 배양액은 냉동보관하고 혈구응집반응 시험을 한다.

표 4. 검체를 MRC-5 검사세포에 접종한 후 혈구흡착반응(Haemadsorption)과 혈구응집반응 (Haemagglutination)의 관찰

시료	혈구흡착반응 결과						혈구응집반응 결과					
	5 ± 3℃			36 ± 2℃			5 ± 3℃			36 ± 2℃		
	C[a]	G[a]	R[a]	C	G	R	C	G	R	C	G	R
14일												
검체	0/2[b]	0/2	0/2	0/2	0/2	0/2	-	-	-	-	-	-
음성 대조군	0/2	0/2	0/2	0/2	0/2	0/2	-	-	-	-	-	-
양성 대조군	0/2	0/2	2/2	0/2	0/2	2/2	-	-	+	-	-	+
28일												
검체	0/2	0/2	0/2	0/2	0/2	0/2	-	-	-	-	-	-
음성 대조군	0/2	0/2	0/2	0/2	0/2	0/2	-	-	-	-	-	-
맹검계대 음성 대조군	0/2	0/2	0/2	0/2	0/2	0/2	-	-	-	-	-	-
양성 대조군	0/2	0/2	2/2	0/2	0/2	2/2	-	-	-	-	-	+

[a]사용한 적혈구

[b]양성 수/ 테스트 수

C, 닭; G, 기니픽; R, Rhesus 원숭이

+, 혈구응집반응 관찰됨

-, 혈구응집반응 관찰되지 않음

표 5. 검체를 Vero 검사세포에 접종한 후 혈구흡착반응(Haemadsorption)과 혈구응집반응(Haemagglutination)의 관찰

시료	혈구흡착반응 결과						혈구응집반응 결과					
	5 ± 3℃			36 ± 2℃			5 ± 3℃			36 ± 2℃		
	C[a]	G[a]	R[a]	C	G	R	C	G	R	C	G	R
14일												
검체	0/2[b]	0/2	0/2	0/2	0/2	0/2	-	-	-	-	-	-
음성 대조군	0/2	0/2	0/2	0/2	0/2	0/2	-	-	-	-	-	-
양성 대조군[c]	2/2	2/2	2/2	2/2	2/2	2/2	-	+	-	-	+	-
28일												
검체	0/2	0/2	0/2	0/2	0/2	0/2	-	-	-	-	-	-
음성 대조군	0/2	0/2	0/2	0/2	0/2	0/2	-	-	-	-	-	-
맹검계대 음성 대조군	0/2	0/2	0/2	0/2	0/2	0/2	-	-	-	-	-	-
양성 대조군	2/2	2/2	2/2	2/2	2/2	2/2	-	+	-	-	+	-

[a]사용한 적혈구

[b]양성 수/ 테스트 수

[c]양성 대조군 배양은 CPE가 관찰 되었기 때문에 12일 후에 한다. 혈구흡착시험은 이때 수행하고, 배양액은 냉동보관하여 혈구응집시험에 사용한다.

C, 닭; G, 기니픽; R, Rhesus 원숭이

+, 혈구응집반응 관찰됨; -, 혈구응집반응 관찰되지 않음

표 6. 검체를 CHO-K1 검사세포에 접종한 후 혈구흡착반응(Haemadsorption)과 혈구응집반응(Haemagglutination)의 관찰

Sample	혈구흡착반응 결과						혈구응집반응 결과					
	5 ± 3℃			36 ± 2℃			5 ± 3℃			36 ± 2℃		
	C[a]	G[a]	R[a]	C	G	R	C	G	R	C	G	R
14일												
검체	0/2[b]	0/2	0/2	0/2	0/2	0/2	-	-	-	-	-	-
음성 대조군	0/2	0/2	0/2	0/2	0/2	0/2	-	-	-	-	-	-
양성 대조군	0/2	2/2	2/2	0/2	2/2	2/2	-	+	-	-	+	-
28일												
검체	0/2	0/2	0/2	0/2	0/2	0/2	-	-	-	-	-	-
음성 대조군	0/2	0/2	0/2	0/2	0/2	0/2	-	-	-	-	-	-
맹검계대 음성 대조군	0/2	0/2	0/2	0/2	0/2	0/2	-	-	-	-	-	-
양성 대조군	2/2	2/2	2/2	2/2	2/2	2/2	-	-	-	-	-	+

[a]사용한 적혈구

[b]양성 수/ 테스트 수

C, 닭; G, 기니픽; R, Rhesus 원숭이

+, 혈구응집반응 관찰됨

-, 혈구응집반응 관찰되지 않음

10. 결과기록

1) 기록양식 #1: 세포병변효과 관찰 시험기록서

2) 기록양식 #2: 혈구응집반응(Haemagglutination) 시험기록서

3) 기록양식 #3: 혈구흡착반응(Haemadsorption) 시험기록서

11. 참고문헌

1) 세포기질 관리 지침(안) 제정을 위한 연구, 식품의약품안전청, 1999

2) 조직공학제품 안전관리 연구보고서, 식품의약품안전청, 2003

3) 생물의약품의 생산에 사용되는 세포기질 관리 가이드, 식품의약품안전청, 2002

4) Requirements for the use of animal cells as in vitro substrates for the Production of biologicals, WHO TRS, No. 878, 1998

5) FDA guideline "Point to consider in the characterization of cell lines used to product biologicals"

6) Gail Sofer, Dane W. Zabriskie, Biopharmaceutical process validation, 2000

7) A.J. Cann, Virus Culture, OXFORD

기록양식 #1

세포병변효과 관찰 시험 기록서

품　　　명:＿＿＿＿＿＿＿ 시 험 일 자:＿＿＿＿＿＿＿

제조(구입)번호:＿＿＿＿＿＿＿ 시　험　자:＿＿＿＿＿＿＿

제조(구입)일자:＿＿＿＿＿＿＿ 확　인　자:＿＿＿＿＿＿＿

1. 시험준비

1) 트립신(Lot#＿＿＿＿＿, 유효기간＿＿＿＿＿, 첨가량＿＿＿＿＿)을 처리하여 세포를 수집한다.

2) PBS(Lot#＿＿＿＿＿, 유효기간＿＿＿＿＿)로 2 회 세척 후, 세포계수기로 세포수를 측정한다. (＿＿＿＿)개/mL

3) -70 ± 10℃에서 동결 세포파쇄물을 만든다.

4) 탁상용 원심기 (기기번호:＿＿＿＿＿)로 1,200 rpm, 5분간 원심분리 한다.

2. 시험과정

1) 6-웰 플레이트에 검사세포를 분주한다.

2) 36 ± 2℃에서 24시간 동안 배양한다.(기기번호:＿＿＿＿＿)

3) 배지를 제거하고 검체 또는 대조군액을 0.5mL씩 접종한다.

4) 검체가 세포와 잘 접촉되도록 15분 간격으로 흔들어준다.

5) 70분 후에 배양액을 제거하고, 유지배양액 (제조일자:＿＿＿＿) 2 mL을 넣어준다.

6) 14일 동안 세번씩 세포병변 효과를 관찰한다.

7) 시료 접종 후 최종 14일째에 100 ~ 200 배의 현미경(기기번호:＿＿＿＿) 상에서 세포병변 여부를 관찰한다.

	1일	2일	3일	4일	5일	6일	7일
날 짜							
음성 대조군							
양성 대조군							
검체							
	8일	9일	10일	11일	12일	13일	14일
날 짜							
음성 대조군							
양성 대조군							
검체							

3. **시험 결과**: 세포병변효과를 확인하고 다음 표에 결과를 +/-로 기록한다.

검사 세포	MRC-5	Vero	CHO-K1
음성 대조군			
양성 대조군			
검 체			

4. **판정**

1) 음성 대조와 시료의 관찰 시 양성 대조에서 나타나는 것과 같은 CPE가 관찰되지 않으면 음성으로 판정한다.

2) 양성 대조에서 CPE가 관찰되지 않으면 시험은 무효로 하고 재시험한다.

기록양식 #2

혈구응집반응(Haemagglutination)시험 기록서

품　　　　명:________________ 시 험 일 자:____________________

제조(구입)번호:________________ 시　험　자:____________________

제조(구입)일자:________________ 확　인　자:____________________

1. 시험준비

1) 항응고제(Alserver's Solution) (제조일자:__________) 5 mL 이 들어있는 10 mL 주사기로 닭의 날개 밑과 기니픽의 심장에서 각각 5 mL씩 채혈한다.

2) 원숭이 적혈구액 (Bioreclamation - RHSWBNAHP)을 준비한다. (Lot#__________, 제조사:__________, 유효기간:__________)

3) 각각을 시험관에 옮겨 1,000 rpm, 10분간 원심분리(기기번호:__________) 한다.

4) Plasma를 제거하고 PBS-HAI 용액(제조일자:________) 약 10 mL로 세척한다.
(3), 4) 단계 2 회 반복)

5) 상층액 제거 후, 20% stock solution으로 제조해 놓는다.

6) 4℃에서 (기기번호:__________)보관하고 사용시 0.5%로 희석한다.

2. 시험과정

1) 닭 적혈구 응집반응

① 검체, 양성대조액, 음성대조액(PBS-HAI완충용액)을 각각 50 μL씩 96-웰 플레이트(V-bottom)에 넣는다.

② 각 웰 당 0.5% (v/v) 적혈구용액을 50 μL씩 넣고 잘 흔들어 섞어 준다.

③ 5 ± 3℃(기기번호:__________), 36 ± 2℃(기기번호:__________)에서 30분간 방치한다.

④ 응집반응여부를 관찰한다.

2) 기니픽 적혈구 응집반응

① 검체, 양성대조액, 음성대조액(PBS-HAI완충용액)을 각각 50 μL씩 96-웰 플레이트(U-bottom)에 넣는다.

② 각 웰당 0.2% (v/v) 적혈구용액을 50 μL씩 넣고 잘 흔들어 섞어 준다.

③ 5 ± 3℃(기기번호: __________), 36 ± 2℃(기기번호: __________) 에서 30분간 방치한다.

④ 응집반응여부를 관찰한다.

3) Rhesus monkey 적혈구 응집반응

① 검체, 양성대조액, 음성대조액(PBS-HAI 완충용액)을 각각 50 μL 씩 96-웰 플레이트(U-bottom) 에 넣는다.

② 각 웰당 0.5% (v/v) 적혈구용액을 50 μL 씩 넣고 잘 흔들어 섞어 준다.

③ 5 ± 3℃(기기번호: __________), 36 ± 2℃(기기번호: __________) 에서 30분간 방치한다.

④ 응집반응여부를 관찰한다.

3. **시험결과**: 다음의 표에 결과를 +/- 로 기록한다.

	온도(℃)	MRC-5	Vero	CHO-K1
닭 적혈구	5 ± 3℃			
	36 ± 2℃			
기니픽 적혈구	5 ± 3℃			
	36 ± 2℃			
Rhesus 원숭이 적혈구	5 ± 3℃			
	36 ± 2℃			

4. **판정**: 양성 대조에서는 응집시험결과가 양성이고, 음성대조에서는 응집 시험결과가 음성이었을 경우, 검체에서 응집이 관찰되면 양성, 응집이 관찰되지 않으면 음성으로 판정한다.

기록양식 #3

혈구흡착반응(Haemadsorption)시험 기록서

품　　　　명:________________ 시 험 일 자:____________________

제조(구입)번호:________________ 시　험　자:____________________

제조(구입)일자:________________ 확　인　자:____________________

1. 시험준비

1) 항응고제(Alserver's Solution) 5 mL이 들어있는 10 mL 주사기로 닭의 날개 밑과, 기니픽의 심장에서 각각 5 mL씩 채혈한다.

2) 원숭이 적혈구액을 (Bioreclamation - RHSWBNAHP) 준비한다. (Lot#__________, 제조사:__________, 유효기간:__________)

3) 각각을 시험관에 옮겨 1,000 rpm, 10분간 원심(기기번호:__________)한다.

4) Plasma를 제거하고 PBS-HAI 용액(제조일자:__________) 약 10 mL로 세척한다. (3), 4) 단계 2회 반복)

5) 상층액 제거 후, 20% stock solution으로 제조해 놓는다.

6) 4℃에서 (기기번호:__________)보관하고, 사용시 0.5%로 희석한다.

2. 시험과정

1) 각각의 세포배양 플레이트에서 14일간 (또는 28일간) 관찰을 한 후에 배양액을 버린다.

2) 각각의 0.5% 적혈구액을 0.2 mL씩 플레이트를 구분하여 각 웰에 넣어준다.

3) 5 ± 3℃ 그리고 36 ± 2℃에서 정치 후 흡착되지 않은 적혈구는 따라 버린다.

4) 혈구흡착반응을 현미경(기기번호:__________)으로 관찰한다.

3. **시험결과**: 다음의 표에 결과를 +/- 로 기록한다.

	온도(℃)	MRC-5	Vero	CHO-K1
닭 적혈구	5 ± 3℃			
	36 ± 2℃			
기니픽 적혈구	5 ± 3℃			
	36 ± 2℃			
Rhesus 원숭이 적혈구	5 ± 3℃			
	36 ± 2℃			

4. **판정**: 양성 대조에서는 혈구흡착 시험 결과가 양성이고, 음성 대조에서는 혈구흡착 시험 결과가 음성이었을 경우, 검체에서 흡착이 관찰되면 양성, 흡착이 관찰 되지 않으면 음성으로 판정한다.

별첨 #1

Cell culture inoculation

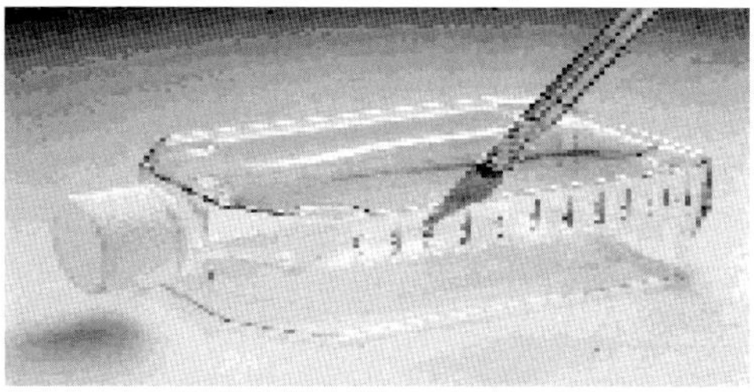

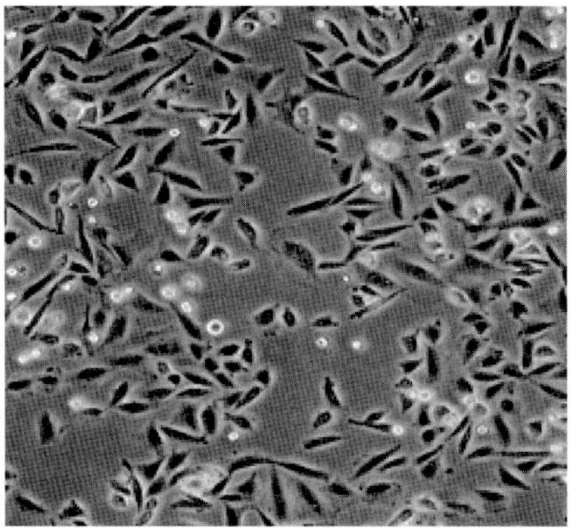

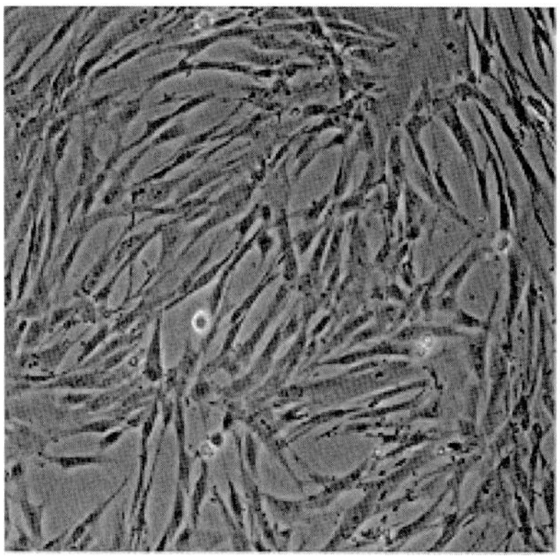

CHO-K1 cell **MRC-5 cell**

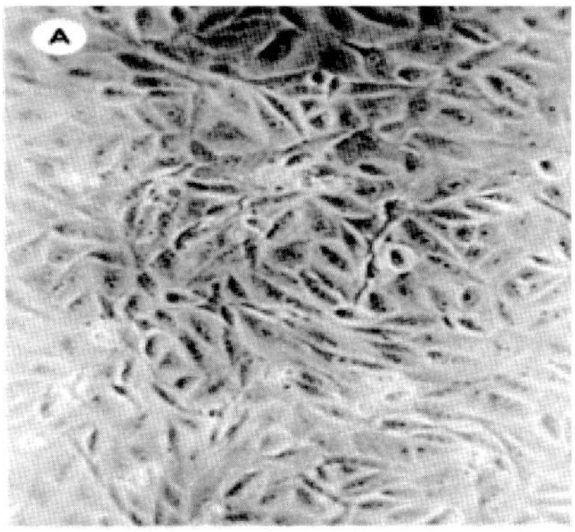

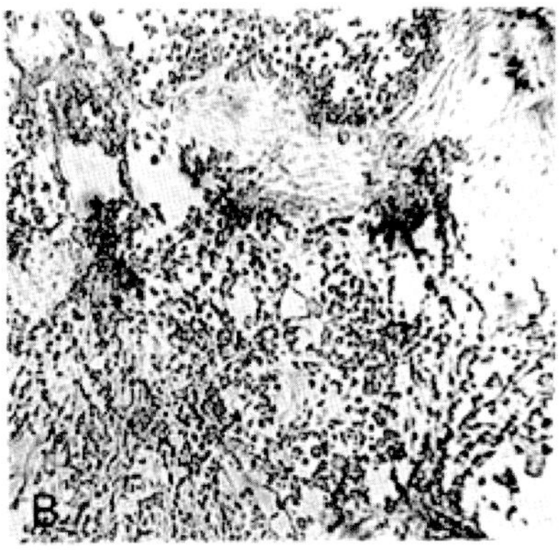

Vero cell ⇨ **Cytopathology**

그림 1. CHO-K1 cell, MRC-5 cell, Vero cell의 형태와 Vero cell의 세포병변효과(CPE).

별첨 #2

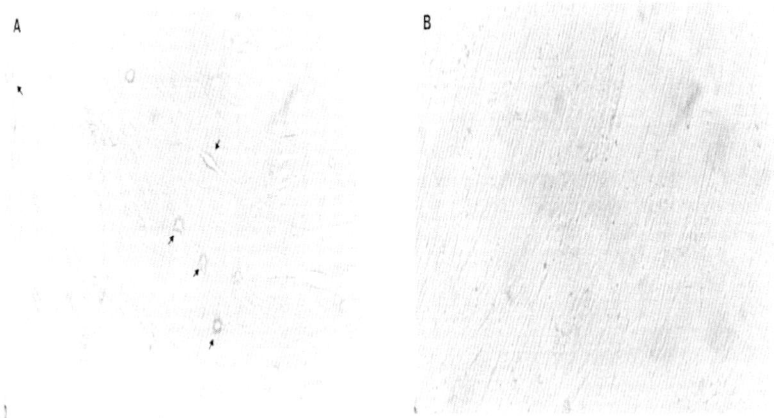

그림 2. MRC-5 세포에서 외래성 바이러스를 검출하기 위한 *in vitro* 시험.

A. 바이러스성 세포병변은 양성대조군(Measles virus)접종 후 5일째 관찰

B. CPE는 음성대조군에서 관찰되지 않았음. CPE는 화살표로 표시.

Magnification, × 100

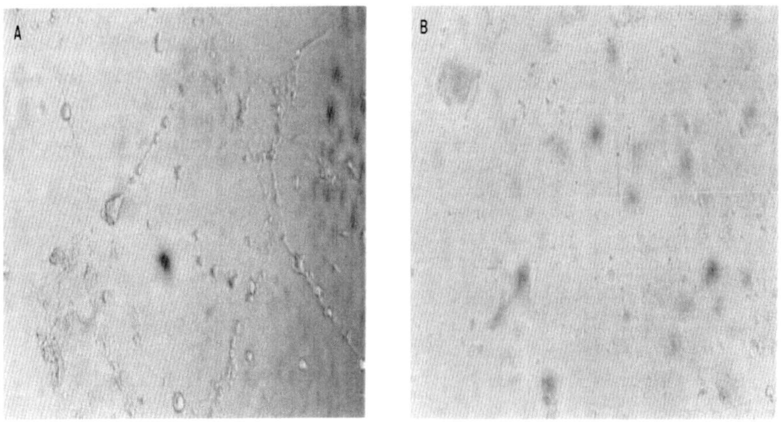

그림 3. MRC-5 세포에서 외래성 바이러스 검출하기 위한 *in vitro* 시험.

A. 바이러스성 세포병변은 양성대조군(Measles virus)접종 후 14일째 관찰

B. CPE는 음성대조군에서 관찰되지 않았음. Magnification × 100

별첨 #3

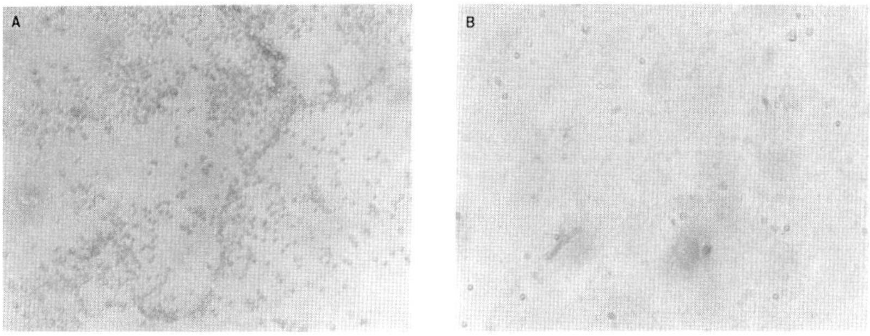

그림 4. MRC-5 세포에서 외래성 바이러스 검출하기 위한 *in vitro* 시험.

A. 원숭이 적혈구를 사용한 흡착반응(heamadsoption)은 양성 대조군으로 접종한 세포배양에서 관찰됨

B. 흡착반응은 음성 대조군에서 관찰되지 않았음. Magnification, × 100

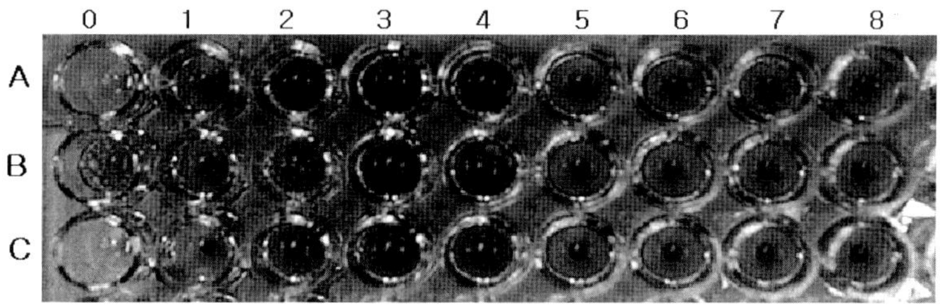

그림 5. MRC-5 세포에서 외래성 바이러스 검출하기 위한 *in vitro* 시험.

(세 가지 검사 세포주에 대해 닭 적혈구를 이용하여 혈구 응집 반응을 실시한 결과)

1 열은 닭 적혈구액을 PBS + HAI 용액으로 희석한 것으로 혈구가 가라앉았음.

2~4 열은 양성대조군으로서 Measles virus를 접종하여 혈구 응집

5 열은 음성대조군 세포 배양액에 대한 혈구 응집 반응 응성 결과

6~8 열은 검체로서 음성대조와 같은 결과를 보여 외래성 바이러스가 없음을 확인

제 6 장. CHO cell line 세포파쇄물(cell lysate) 에서 Porcine Parvovirus 확인 *in vitro* 분석

(*In Vitro* Assay for the Detection of Porcine Parvovirus in Cell Lysate)

한지희, 박순희

1. 서론 154
2. 목적 155
3. 적용범위 156
4. 기기 및 기구 156
5. 시약 및 시액 157
6. 흐름도 158
7. 시험방법 159
8. 결과판독 162
9. 결과 163
10. 결과기록 163
11. 참고문헌 164

제 6 장

CHO cell line 세포파쇄물(cell lysate) 에서 Porcine Parvovirus 확인 *in vitro* 분석

(*In Vitro* Assay for the Detection of Porcine Parvovirus in Cell Lysate)

1. 서론

돼지 파보바이러스(porcine parvovirus)는 돼지 유래 DNA 바이러스로서, 열이나 화학물질에 저항성이 강하다. *Parvoviridae* 에 속하며, 이 바이러스에 감염되면 림프구 수가 줄어들며 면역성이 약해진다. 돼지 파보 바이러스(porcine parvovirus)는 pH 3에서 9까지 넓은 범위에서 안정하며 56℃에서 60분 동안 두어도 활성을 지니므로 돼지 번식장애에 가장 큰 요인이 되고 있다. 돼지 파보 바이러스는 감염된 돼지, 여러 종류의 조직, 그리고 백혈구, 폐, 정액 등과 같은 병리학적 시료에서도 발견된다.[(1)]

동물로부터 기관(organ)이나 조직(tissue)을 적출하여, 배양접시에 바로 배양하는 일차배양의 경우, 세포들을 배양접시에서 계속하여 배양하게 되면 스스로 죽어 나가게 되므로 주기적으로 다시 세포를 준비하여야 한다. 새로 증식하는 세포들은 성장하다 보면 배양접시에 부착하여 배양접시 바닥에 다닥다닥 붙어있는 세포의 단층(monolayer)으로 자라게 된다. 이러한 세포들을 계속하여 증식시키려면 세포의 일부를 배양접시에서 떼어내어 새로운 배양접시에 넣고 배양하여야 한다. 이러한 배양을 이차 배양이라고 하는데, 이 경우도 세포가 단층으로 가득 자라게 되면 다시 성장이 멈추게 되므로 계속적으로 세포를 배양하기 위해서는 세포를 새로운 배양 접시로 옮겨 줄 필요가 있다. 이러한 배양을 계대 배양이라 한다.

동물 세포를 배양함에 있어 소의 혈청이나 돼지의 트립신은 항상 사용 되는 시약들이다. 소의 혈청은 성장인자를 많이 함유하고 있어, 세포 배양 시 영양분을 공급해준다. 돼지에서 추출하여 제조하는 트립신은 계대 배양 시 세포들을 배양 접시에서 분리하는 데에 사용하는 매우 중요한 시약이다.(2) 이러한 시약들은 소, 돼지와 같은 동물로부터 얻어지는 것이기에 세포 기질(cell substrate)의 안전성을 위해서 소, 돼지 유래 바이러스 검사는 필수적이다.(3)

세포 기질을 계대 배양 하며 유지하는 동안에 사용하는 원료(배지, 혈청, 트립신과 같은 시약), 혹은 외부 인자에 의한 오염 여부를 검사하는 방법을 외인성 바이러스(adventitious virus) 시험이라고 한다.(4) 이런 외인성 바이러스 시험에는 '*in vitro* 외인성 바이러스 검출 시험'과 '*in vivo* 외인성 바이러스 검출 시험'이 있다.(5) 이 장에서는 돼지 유래 바이러스 (Porcine virus)를 '*in vitro* 외인성 바이러스 검출 시험' 방법을 이용하여 확인하는 방법에 대해 자세히 서술하였다.

2. 목적

이 시험의 목적은 돼지 유래 바이러스를 검출하기 위해 Porcine Testicle (PT-1) 세포에 검사하려는 세포의 파쇄물을 접종함으로써 돼지 유래 바이러스 (porcine virus)의 오염유무를 판별하는 것이다. PT-1 세포는 파보 바이러스 (porcine parvovirus)의 숙주세포로서 탐지세포 역할을 한다.

3. 적용범위

이 장에서는 CHO 세포로부터 제조된 마스터세포은행, 세포연령한도에 도달한 세포의 돼지 유래 바이러스 확인법에 적용된다.

4. 기기 및 기구

1) 항온수조(37℃)

(1) 제조회사 : Vision scientific co., LTD. / (2) 모델명 : VS-190CS

2) CO_2 배양기

(1) 제조회사 : Sanyo / (2) 모델명 : MCO175

3) 클린벤치

(1) 제조회사 : 한솔에스엠 / (2) 모델명 : D150

4) 교반기(Stirrer)

(1) 제조회사 : IKA® - WERKE / (2) 모델명 : MIDI MR 1D

5) 원심분리기

(1) 제조회사 : Effendorf / (2) 모델명 : centrifuge 5804R

6) pH 측정기

(1) 제조회사 : Corning / (2) 모델명 : 440

7) 얼음제조기

(1) 제조회사 : Vision scientific co., LTD. / (2) 모델명 : KMC-625

8) 초저온 냉장고

(1) 제조회사 : Ilshin co., LTD. / (2) 모델명 : M 045

9) 현미경

(1) 제조회사 : OLYMPUS / (2) 모델명 : CK2

10) 기타 실험기구

(1) 100 mm 배양 접시, T-75 플라스크(Nunc) / (2) 세포계수기

(3) 피펫 에이드, 5 mL, 10 mL, 25 mL 피펫(Nunc)

(4) 마이크로피펫, 10 μL, 200 μL, 1,000 μL 팁(Axygen)

(5) 15 mL 코니칼 튜브(Nunc) / (6) 1.5 mL E.P 튜브(Nunc) / (7) 튜브랙

(8) 비이커(PYREX) / (9) Magnetic bar / (10) 매스실린더(PYREX)

(11) Particle free glove / (12) 빛을 차단할 뚜껑(호일)

(13) 커버글라스 / (14) 유리판

5. 시약 및 시액

1) 배지

(1) CHO-K1 : Ham's F12K medium

(2) PT-1 : EMEM (Eagle's Modified Essential Medium)

2) 질산나트륨 / 3) 글루타민 / 4) 피루빈산나트륨

5) 인산염완충생리식염수액 / 6) 트립신-EDTA / 7) Triton X

8) 소혈청알부민(Fetal Bovine Serum) / 9) 포르말린

10) 돼지 파보 파이러스의 1차 항체, 2차 항체

6. 흐름도

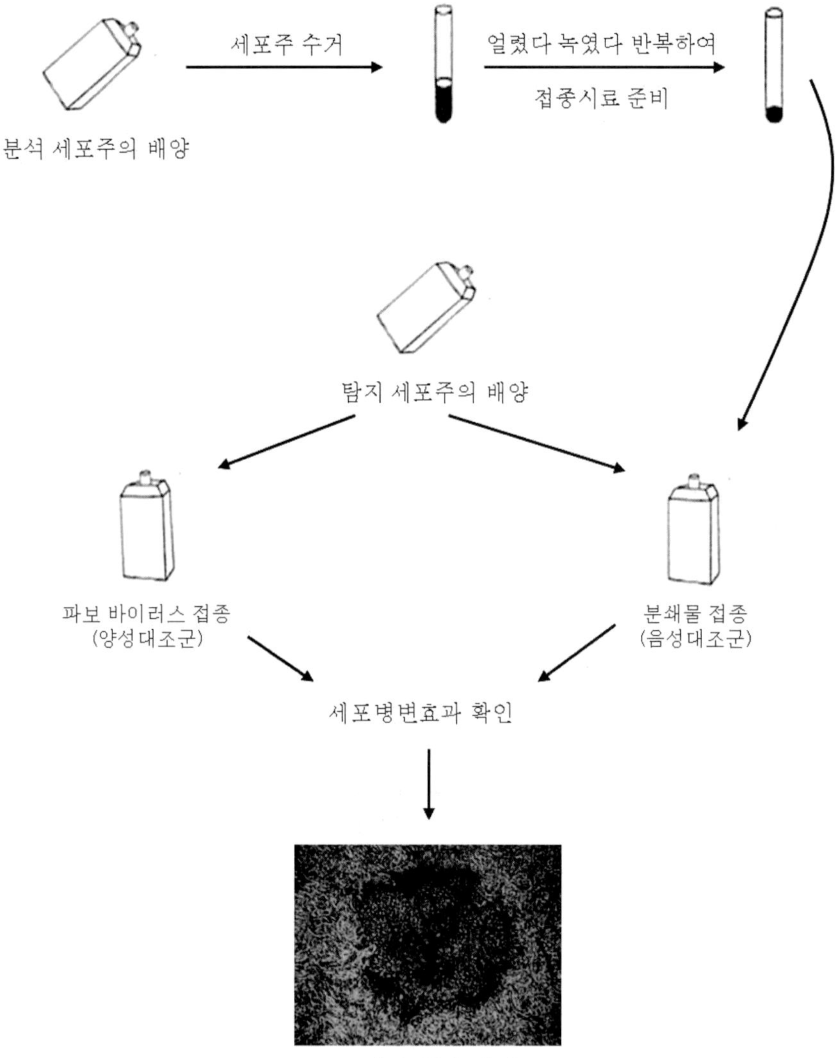
세포주 수거
얼렸다 녹였다 반복하여
접종시료 준비
분석 세포주의 배양
탐지 세포주의 배양
파보 바이러스 접종
(양성대조군)
분쇄물 접종
(음성대조군)
세포병변효과 확인
면역 형광 염색

7. 시험방법

1) 분석 세포주의 배양(그림 1)

(1) CHO(Chinese Hamster Ovary) 배양 조건

① 배지 조성 : 90%의 Ham's F12K 배지 + 2 mM 글루타민 + 1.5 g/L 중탄산 나트륨, 10% 소혈청알부민.

② 조건 : 5% CO_2 배양기, 37℃

(2) 계대배양 방법(T-75 플라스크 일 경우)

① 파이펫 에이드를 이용하여 배지를 제거한다.

② 세포 단면을 10 mL의 인산염완충생리식염수로 살짝 헹궈준다. (혈청 안의 트립신 저해제를 제거하기 위해서이다.)

③ 인산염완충생리식염수를 제거 후, 1 ~ 2 mL의 트립신-EDTA 용액을 플라스크에 처리한 후, 5 ~ 15분 방치한다. 현미경을 통해 세포가 바닥으로부터 떨어져 동글 동글 형성되는 것을 확인한다.

(주의사항 : 세포가 플라스크 바닥으로부터 떨어지는 동안 치거나 흔드는 행위는 하지 않도록 한다.)

④ 8 ~ 10 mL의 배지를 넣어 피펫팅하여 부드럽게 세포를 수거한다.

⑤ 수거한 세포를 15 mL 코니컬 튜브로 옮긴 후 1,300 rpm으로 3분간 원심분리하여 트립신-EDTA 성분을 제거한다.

⑥ 상층액을 제거한 후, 10 mL의 배지를 넣어 현탁한다.

⑦ 새로운 플라스크에 적절한 양만큼 분주하여 접종하도록 한다.

⑧ 5% CO_2, 37℃에서 배양한다.

2) 분석 세포주의 수집

(1) 분석 세포주를 위에서 설명한 바와 같이 계대 배양하며 증식시킨다.

(2) 충분한 세포가 확보되면 위에서 설명한 바와 같이 분석 세포주를 수거하여 1×10^7 cells/mL로 배지에 현탁한다.

(보통, T-75 플라스크 혹은 100 mm 배양접시 두 개 정도면 약 10^7 개의 세포가 된다.)

(3) 세포파쇄물을 만들기 위해 현탁액을 -70 ± 10℃에 보관한다.

3) 탐지 세포의 배양 (그림 2)

(1) PT-1의 배양조건

① 배양조성 : 90%의 Minimum essential 배지 (Eagle) + 2 mM 글루타민 + 1.5 g/L 중탄산나트륨 + 0.1 mM 비필수 아미노산 + 1.0 mM 피루빈산나트륨, 10%의 소혈청 알부민

② 조건 : 5% CO_2 배양기, 37℃

(2) PT-1 세포의 배양은 시험 세포주의 파쇄물 접종 후, 14일 동안 유지되어야 한다. 그리고 PT-1 세포의 배양은 세포병변 반응과 형광면역염색 방법을 통해 지속적으로 확인해주어야 한다.

4) 세포파쇄물 준비

세포파쇄물을 만들기 위하여 분석 세포주를 얼리고 녹이는 과정을 세 번 반복한 후, 저속으로 원심분리하고, 상등액을 수거하여 접종물로 사용한다. 40 ~ 60% 자란 T-75 cm^2 PT-1 배양 플라스크에 세포파쇄물을 3 mL 접종한다(3 mL/flask). 다른 하나는 음성대조군을 접종하고 다른 하나는 양성대조군 바이러스를 접종한다. 접종 후, 흡수되도록 60분에서 90분간 방치한다.

(1) 양성대조군 : Porcine Parvovirus(PPV) ATCC VR-742
(American Type Culture Collection, Manassas, Virginia, USA)

(2) 음성대조군 : EMEM + 10% 소혈청 알부민 + 글루타민 + 항생제

5) 세포파쇄물의 세포병변 확인(그림 3)

모든 탐지 세포에 접종 후 최소 14일 간 유지하며 배양한다. 그리고 1주일에

3 회씩 세포병변(cytopathic effect, CPE)을 확인하여 본다. 세포병변 효과가 발견되지 않은 세포들은 적어도 두 번, 트립신-EDTA 처리하여 계대 배양 한다. 양성 대조군은 세포병변효과가 뚜렷이 보일 때 고정하여 형광면역염색 시킨 것이다. 14일 후, 남아있는 모든 세포들을 수거한 후 아세톤으로 고정시킨다. 세포들의 감염여부는 돼지 파보바이러스(Porcine parvovirus) 항원의 존재를 형광물질로 잡아주는 면역형광염색법에 의해 확인한다(그림 4).

6) 세포파쇄물의 형광면역 염색방법

(1) 적어도 5시간을 유리판 위에 커버글라스를 덮은 채 세포를 키운다.

(2) PBS로 두 번 재빠르게 씻어낸다.

(3) 커버글라스를 꺼내서 얼음 위에 놓아 둔 35 mm 유리판에 옮겨, 냉각시킨 (-20℃) 메탄올을 넣어 -20℃ 냉동고에서 5분간 고정한다

(주의사항 : 고정은 반드시 유리판 위에서 진행되어야 한다. 필요하면 냉각시킨 아세톤으로 다시 5분간 고정한다.)

(4) 커버글라스를 꺼내어 살짝 말린다.

(5) 적신 킴와이프스를 100 mm 배양접시(항체액이 증발하지 않도록 가습하기 위해서)에 깔고 유리봉을 놓아 그 위에 세포가 자라고 있는 면을 위로 향하게 커버글라스를 놓는다.

(6) 1차 항체액을 넣어 반응시킨다 (팁을 수평으로 눕혀서 넓게 편다).

(7) 커버글라스를 100 mm 배양접시에서 제거한 후, 킴와이프스 위로 옮겨서 씻어낸다. 헹구기 위해서는 충분한 양의 PBS를 넣고, 가끔 흔들면서 5 ~ 30분간 방치한 후 흡입기로 제거한다.

(8) 이 조작을 3 번 반복한다.

(9) 커버글라스를 기울여서 묻어있는 수분을 킴와이프로 가능한 한 다 제거한다.

(10) 인산염완충생리식염액으로 희석한 2차 항체액(FITC-labeled anti-mouse antibody)을 넣어 반응시킨다.

(11) 알루미늄 호일을 씌워 차광하여 반응시킨다.

(12) 형광 현미경의 자외선 램프의 스위치를 켠다.

(13) 커버글라스를 자외선 램프 위에 올려 놓는다. 이때, 슬라이드 글라스 위에 50% 글리세롤·인산염완충생리식염액을 한 방울 떨어뜨려 기포가 들어가지 않도록 주의하면서 용액 위에 커버 글라스를 얹어놓는다.

(14) 여분의 용액을 없애고 커버글라스 주위를 잘 밀봉하여 수분 증발이 일어나지 않도록 한다.

(15) 커버글라스의 표면에 인산염완충생리식염액가 증발되어 염이 석출되므로 증류수로 씻어낸다.

(16) 형광현미경을 FITC에 맞추어서 필터를 설정해 관찰한다.

(17) 냉암소에 보관한다.

8. 결과판독

세포파쇄물을 접종한 PT-1 세포를 21일 동안 배양하면서 세포병변을 관찰한다. 그리고 아세톤으로 고정된 탐지세포 현탁액을 돼지 파보바이러스 (porcine parvovirus)와 항혈청 반응 하였을 때 형광 유무를 확인한다.

1) 양성대조군 : 양성대조군용 바이러스가 감염된 세포파쇄물이 접종된 탐지세포에서는 세포병변효과가 반드시 나타나야 한다. 양성대조군 바이러스에 감염된 탐지 세포는 돼지 파보바이러스의 특정 항체에 형광 반응을 하여야 한다.

2) 음성대조군 : 음성대조군용 세포파쇄물이 접종된 탐지세포에서는 세포병변효과가 없어야 한다. 음성대조군은 반드시 돼지 파보바이러스의 특정 항체에 형광 반응이 없어야 한다.

9. 결과

음성대조군, 양성대조군과 비교하여 검체의 돼지 파보바이러스 오염유무를 판정한다.

10. 결과 기록

1) 기록양식 #1 : 배지교환 시험일지
2) 기록양식 #2 : 세포추출물로부터의 세포 병변 확인
3) 기록양식 #3 : 세포면역형광염색시험
4) 기록양식 #4 : 분석세포주를 접종한 탐지 세포의 세포 병변 관찰
5) 기록양식 #5 : 분석세포주를 접종한 탐지 세포의 면역형광염색 결과
6) 기록양식 #6 : 결과확인
7) 기록양식 #7 : 현미경 관찰 이미지

11. 참고문헌

1) Grigori G.: Establishment of a porcine parvovirus(PPV) DNA standard and evaluation of a new lightcycler nested-PCR assay for detection of PPV. *J. Virol.* 111:13-19,2003

2) http://home.inje.ac.kr/~lecture/virology.htm

3) Martin Wisher: Biosafety and product release testing issues relevant to replication-competent oncolytic viruses. *Cancer Gene Therapy.* 9: 1056-1061,2002

4) ICH guideline Q5A, "Viral safety Evaluation of Biotechnology Products Derived From Cell Lines of Human or Animal Origin"

5) 식품의약품안전청 "세포치료제 안전관리 2003 보고서"

기록양식 #1

배 지 교 환 시 험 일 지

품 명 :__________________ 시 험 일 자 :________________________

제조(구입)번호 :__________________ 시 험 자 :________________________

제조(구입)일자 :__________________ 확 인 자 :________________________

1. 시험 준비

1) 배지 Ham's F12K

(제조사: , 제조번호: , 유효기간: , 사용량:)

2) 10% 소혈청 알부민 lot.________________

(제조사: , 제조번호: , 유효기간: , 사용량:)

3) 60 mm 배양접시 1장의 세포

4) 세포명 : CHO cell (________________________)

PT-1 cell (________________________)

2. 시험 방법

1) 배지를 흡입해 낸다.

2) 배지를 4 mL을 첨가한다.

3) 37℃ 배양기에 되돌려 놓는다.

기록양식 # 2

세포추출물에의한 세포 병변 확인 (14일 간 확인)

	월요일	화요일	수요일	목요일	금요일	토요일	일요일
날　짜							
양성 대조군	확인/ 미확인	확인/ 미확인	확인/ 미확인	확인/ 미확인	확인/ 미확인	확인/ 미확인	확인/ 미확인
음성 대조군	확인/ 미확인	확인/ 미확인	확인/ 미확인	확인/ 미확인	확인/ 미확인	확인/ 미확인	확인/ 미확인
계대배양 여부	0 / X	0 / X	`0 / X	0 / X	0 / X	0 / X	0 / X
확인된 세포 No.							
	월요일	**화요일**	**수요일**	**목요일**	**금요일**	**토요일**	**일요일**
날　짜							
양성 대조군	확인/ 미확인	확인/ 미확인	확인/ 미확인	확인/ 미확인	확인/ 미확인	확인/ 미확인	확인/ 미확인
음성 대조군	확인/ 미확인	확인/ 미확인	확인/ 미확인	확인/ 미확인	확인/ 미확인	확인/ 미확인	확인/ 미확인
계대배양 여부	0 / X	0 / X	0 / X	0 / X	0 / X	0 / X	0 / X
확인된 세포 No.							

⇒ 세포 병변이 확인되는 세포들은 즉시 면역형광 염색 시험을 실시 히도록 한다.

기록양식 #3

세 포 면 역 형 광 염 색 시 험

품 명 :________________ 시 험 일 자 :____________________

제조(구입)번호 :________________ 시 험 자 :____________________

제조(구입)일자 :________________ 확 인 자 :____________________

1. 시험 준비

1) 24-웰 플레이트(커버글라스를 넣은 세포가 있다)

2) 세포명 ________________________

3) 인산염완충생리식염액 만든날짜 : ____-____-____

4) 1차 항체 ______________________

5) 2차 항체 ______________________

6) 메탄올

7) 35 mm 배양접시

8) 50% 글리세롤

2. 시험 방법

1) 멀티웰플레이트(Multiwell plate)에 있는 배지를 제거 한다.

2) 인산염완충생리식염액 1 mL로 씻어낸다.

3) 커버글라스를 꺼내서 얼음 위에 올려 놓은 35 mm 배양접시로 옮긴다.

4) 100% 메탄올 (-20℃에 보존)을 넣는다.

5) 실온에서 5분간 방치한다.

6) 커버 글라스를 꺼내 킴와이프스 위에 차례로 올려놓고 말린다.

7) 가습용기로 옮긴다.

8) 1차 항체액을 넣는다.

항체액	μL 제조(한장당 μL)
항체(원액)	μL (배 희석)
인산염완충생리식염액	μL

9) 항체액 약 25 μL를 팁으로 커버글라스 위에 떨어뜨린다.

10) 실온에서_____분 방치한다.

11) 35 mm 유리판에 옮긴다.

(1) PBS 2 mL 첨가

(2) 실온에서 5분 방치

(3) 제거

(위의 과정을 3회 반복한다.)

12) 2차 항체액을 넣는다.

항체액	μL 제조(한장당 μL)
항체(원액)	μL (배 희석)
인산염완충생리식염액	μL

13) 항체액 약 25 μL 를 팁으로 커버글라스 위에 떨어뜨린다.

14) 실온에서 방치 (차광 : 분)

15) 여기서 자외선 램프 스위치를 켠다.

16) 35 mm 배양접시에 옮긴다.

(1) 완충생리식염액 2 mL 첨가

(2) 실온에서 5분 방치

(3) 제거

(위의 과정을 3 회 반복한다.)

17) 슬라이드 글라스 위에 놓는다.

18) 현미경으로 관찰한다.

기록양식 #4

분석세포주 추출물을 접종한 탐지세포의 세포 병변 관찰

시료	첫 접종	첫 번째 계대배양	두 번째 계대배양
세포파쇄물	0/1[a]	0/1	0/1
음성대조군	0/1	0/1	0/1
양성대조군	1/1	N/A	N/A

[a]세포병변이 일어난 플라스크 수/ 접종한 플라스크 수

N/A(not applicable), 적용불가

기록양식 #5

분석세포주 추출물을 접종한 탐지 세포의 면역형광염색 결과

시료	Anti-PPV
세포파쇄물	0/2[a]
음성대조군	0/2
양성대조군	2/2

[a] 형광이 나타난 수/ 접종한 수

기록양식 #6

결　　과　　확　　인

확 인 날 짜 :________________ 확　인　자 :____________________

1. 유효성 판정

1) 양성대조군에서 세포 병변 효과가 나타나는가?

2) 양성대조군에서 형광 발색이 나타나는가?

2. 결과

양성대조군에서 세포 병변 효과가 나타났는지, 면역 형광 염색을 했을 때 발색했는지 확인한다

3. 판정

분석 세포주는 외래성 바이러스로부터 오염 되었다, 되지 않았다.

기록양식 #7

현 미 경 관 찰 이 미 지

1. 세포병변효과를 나타냈을 때의 이미지

1) 양성대조군

결과 사진 부착

2) 음성대조군

결과 사진 부착

2. 면역 형광 염색 이미지

1) 양성대조군

결과 사진 부착

2) 음성대조군

결과 사진 부착

별첨 #1

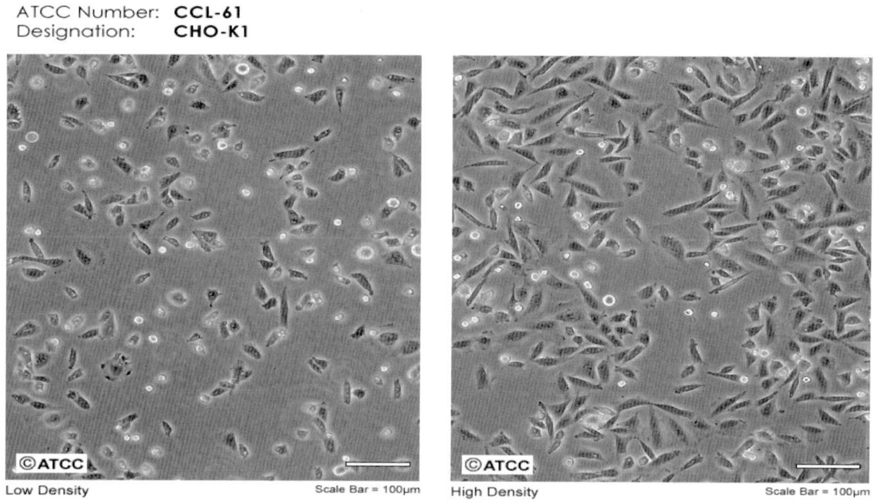

그림 1. CHO-K1의 현미경 사진.

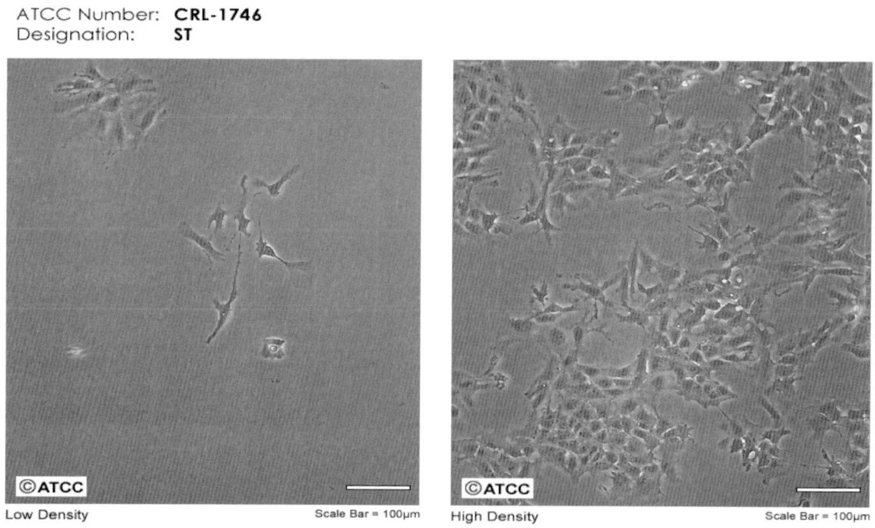

그림 2. PT-1의 현미경 사진.

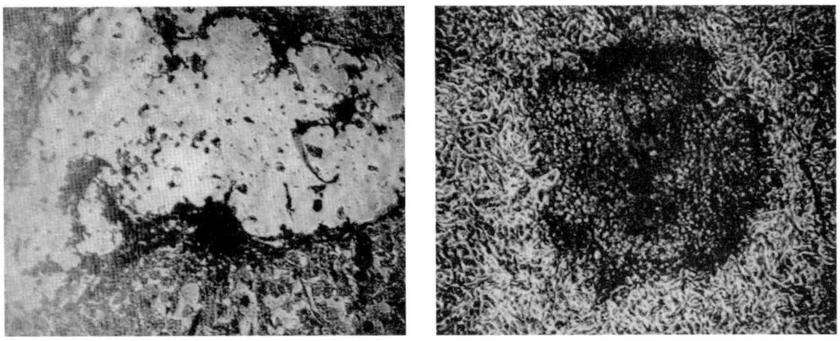

그림 3. 세포 병변 반응 사진.

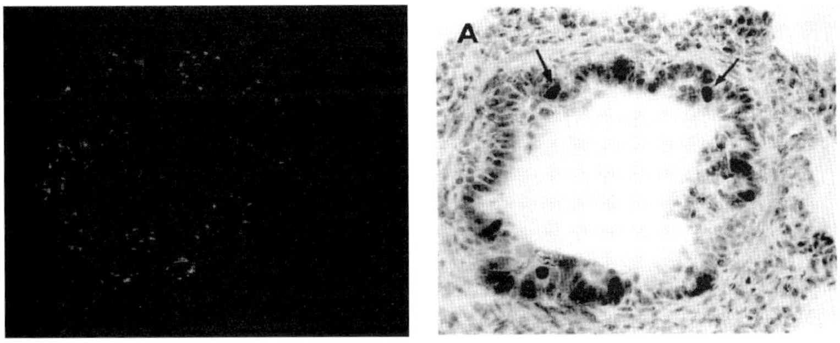

그림 4. 면역 형광 염색 사진.

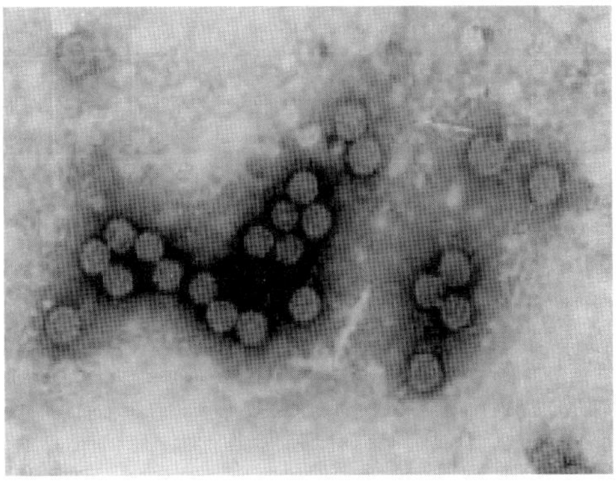

그림 5. 돼지 유래 바이러스(Parvo Porcine virus) 사진.

제 7 장. 정량중합연쇄반응(QPCR) 방법 이용 Bunyavius 검출

(Detection of Bunyavirus Specific Sequences by Quantitative Polymerase Chain Reaction, QPCR)

최옥미, 이도연

1. 서론 176
2. 목적 178
3. 적용범위 178
4. 기기 및 기구 179
5. 시약 및 시액 180
6. 흐름도 182
7. 시험방법 183
8. 결과판독 185
9. 결과 187
10. 결과기록 191
11. 참고문헌 191

제 7 장

정량중합연쇄반응(QPCR) 방법 이용 *Bunyavirus* 검출

(Detection of *Bunyavirus* Specific Sequences by Quantitative Polymerase Chain Reaction, QPCR)

1. 서론

Bunayvirus 는 *bunyavirus* family 에 속하는 직경이 약 100nm 인 구형 바이러스이다. 단일가닥 RNA - L (large), M (medium), S (samll) - 3 개의 encapsidated segments 로 구성되어 있으며, virions 은 4 개의 구조단백질으로 이뤄져 있는데, 그 중 2 개는 내부단백질로 L 단백질(RNA polymerase), nucleocapsid protein(N)과 2 개의 표면 당단백질 G1, G2 로 구성 된다(그림 1).

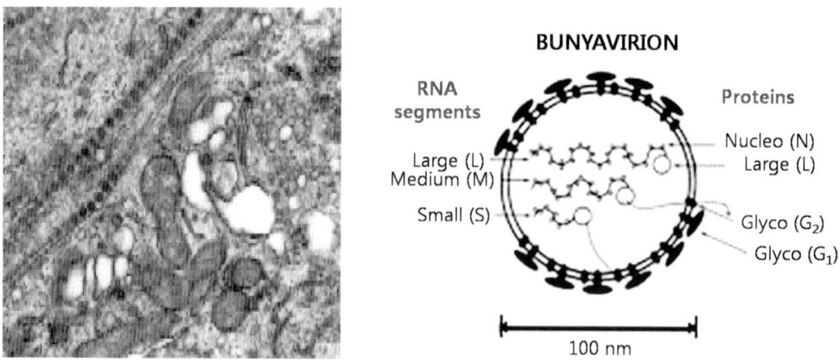

그림 1. *Bunyavirus* 의 전자현미경 사진과 모식도(Courtesy of C.S schmaljohn).

VIROLOGY(3rd edition) prentice-Hall International p100

Bunyavirus 에 속하는 Cache Valley Virus(CVV)는 1956 년 유타에서 처음 발견되었으며, 미국 및 캐나다 전역에 퍼져있다. 주로 모기에 의해 척추동물군을 전염되며 특히 몸집이 큰 소, 양, 말 그리고 흰꼬리사슴 등에서의 감염이 가장 많이 보고되었다.

1995 년 North Carolina 에서 27 세의 한 남자는 Cache Valley Virus 에 감염되어 병원에 수 개월간 입원하였다. 감염은 북부 케롤라이나에 있는 Pee Dee National Wildlife Refuge 에서 사슴사냥을 할 때 모기에 물려 일어난 것으로 확인되었다. 이 바이러스에 감염이 되면 초기 며칠 동안은 감기와 같은 증상을 보이다가 병이 진행되면서 장기간의 혼수상태(prolonged coma)나 다장기파손(multiorgan failure) 등의 생명을 위협하는(lifethreatening condition) 상태까지 진행된다.[1-3] 자궁이 이 바이러스에 감염 되면 태아의 기형이 유도되며 자연유산이나 미이라화 (mummification)되어 사산하게 된다(그림 2). 또한 근육골격이나 중추신경계 (central nerve system, CNS)에 손상을 줘 관절구측증(arthrogryposis)의 원인이 되기도 한다.[4-6]

그러므로 곤충세포를 생산에 이용하거나, 세포배양시 필수적으로 첨가하는 우태혈청(fetal bovine serum, FBS 또는 foetal calf serum, FCS)을 사용할 때에는 이러한 *bunyavirus* 의 감염여부를 확인해야 한다.

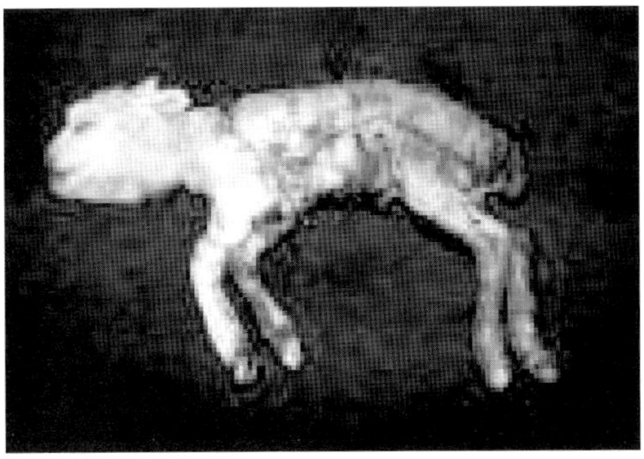

그림 2. *Bunyavirus* 감염으로 사산된 송아지.

Bunyavirus 의 진단분석법에는 다음과 같은 방법들이 있다.

Ang-capture ELISA / Disticks / Taqman RT-PCR / RT-PCR / IFA, IHC / NASBA / Vrus isolation (cell, mice)

이 중 *bunyavirus* 의 항원을 검출하는 혈청학적 면역분석법이 *bunyavirus* 의 감염을 진단하는 방법으로 많이 사용되었다. 하지만 이 방법의 경우 측정 가능한 흡광도 값을 얻을 정도의 반응을 일으키기 힘들고, 유연관계에 있는 바이러스간 교차반응의 가능성이 많다는 문제점이 있다.(7) 한편, 고전적인 방법인 바이러스 중화시험 방법은 시료의 수가 많을 때에는 시간이 많이 소요되고 고된 노력을 요한다는 문제점이 있다. 따라서 최근에는 분석기술의 발전과 바이러스 특성연구를 통해 밝혀진 바이러스의 염기배열 순서를 이용한 PCR 방법이 감염을 빠르고 쉽게 진단하는 방법으로 사용되고 있다.(8-10)

2. 목적

정량중합연쇄반응(Quantitative polymerase chain reaction, QPCR) 방법을 이용하여 *bunayvirus* 에 특이적인 핵산구조를 검출하고, 이를 통해 생물, 생명공학 의약품에 대한 *bunyavirus* 의 감염여부를 확인한다.

3. 적용범위

생물, 생명공학의약품에 오염된 *bunyavirus* 특이적인 핵산배열 검출에 사용한다.

정량중합연쇄반응(QPCR) 분석법은 realtime PCR 검출방법을 사용하고 있으며,

핵산목표분자의 복제횟수를 정량적으로 검출할 수 있다. 정량방법은 정량된 (quantified) *bunyavirus* 의 핵산을 이용하여 표준곡선을 만들고, 이를 이용하여 검체에 포함되어 있는 *bunyavirus*를 정량한다.

이 시험은 *bunayvirus* 에 오염되지 않은 청정지역에서 실시하며, 시험은 3 회 반복하여 실시하고, 감시대조군(sentinel control), 음성대조군(negative control), 특이대조군(specificity control), 내인성대조군(internal control) 및 양성대조군(positive control)을 설정한다. 또한 QPCR 시험중에 오염을 막기 위해 시험에 관련된 모든 용품은 일회 사용 후 버리는 것(one-way system) 을 원칙으로 한다.

4. 기기 및 기구

1) 건열기

(1) 제조회사 : Vision Scientific / (2) 모델명 : VA-1202D3N

2) 원심분리기

(1) 제조회사 : Hanil / (2) 모델명 : MF-600

3) PCR machine

(1) 제조회사 : Applied Biosystems / (2) 모델명 : GeneAmp PCR systems 9700

4) 전자레인지

(1) 제조회사 : MASIC / (2) 모델명 : MW-2381A

5) UV 분광광도계

(1) 제조회사 : ThermoSpectronic / (2) 모델명 : Genesis 10uv

6) Cuvette

(1) 제조회사 : Shimazhu / (2) 모델명 : UV 1601-PC

7) 얼음제조기

(1) 제조회사 : Vision Scientific / (2) 모델명 : KMC-625

8) 항온수조

(1) 제조회사 : Adventec / (2) 모델명 : LH 2000

9) 기타 실험기구

(1) 무진 장갑 / (2) 세포계수기(Sigma) / (3) 피펫 에이드(Drummond)

(4) 1회용 피펫 2 mL(Falcon) / (5) 1회용 피펫 5 mL(Falcon)

(6) 1회용 피펫 10 mL(Falcon) / (7) 1회용 피펫 25 mL(Falcon)

(8) 마이크로피펫 5 ~ 50 μL, 팁(Proline)

(9) 마이크로피펫 50 ~ 200 μL, 팁(Proline)

(10) 마이크로피펫 200 ~ 1,000 μL, 팁(Proline)

(11) 비이커(Schott) / (12) T-75 플라스크(Nunc)

(13) 15 mL 코니칼 튜브(Falcon) / (14) 1.5 mL 에펜도르프 튜브(QCP)

(15) 1L, 2 L 플라스크(Schott-Duran)

5. 시약 및 시액

1) RNA 추출

(1) Trizol reagent / (2) 클로로포름 / (3) 이소프로판올 / (4) 에탄올

2) Reverse transcription-PCR(RT-PCR)

(1) RNase-free water / (2) $MgCl_2$ / (3) distilled water

(4) 10X PCR buffer II / (5) dNTPs / (6) RNase inhibitor

(7) Murine leukemia virus reverse transcriptase

(8) Random hexamers

3) PCR

(1) 바이러스 특이 프라이머 (예)

(BSC82C : ATGACTGAGTTGGAGTTTCATGATGTCGC

BSC332V : TGTTCCTGTTGCCAGGAAAAT)

→ 증폭크기는 250 bp 이다.

(2) $MgCl_2$ / (3) 3차 멸균 증류수 / (4) 10X PCR 완충액 II

(5) *Taq* DNA 중합효소

4) 전기영동

(1) 5% Tris-acetate EDTA(TAE) buffer / (2) Agarose / (3) EtBr

(4) 100 bp ladder / (5) Loading buffer

6. 흐름도

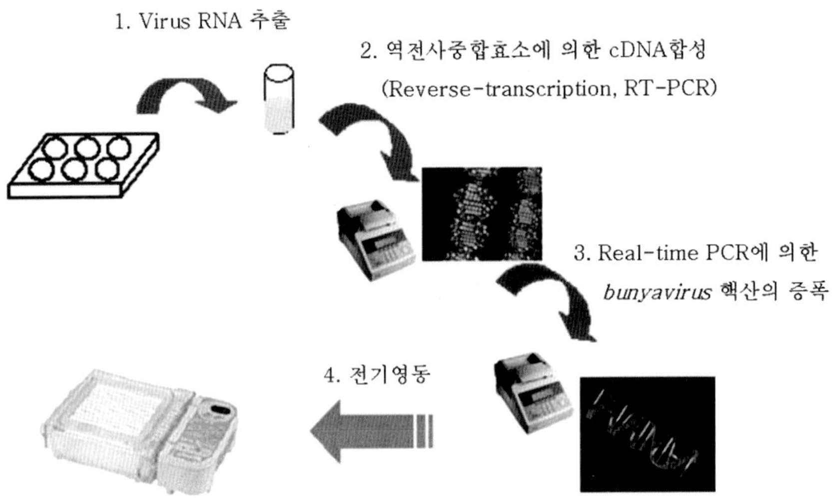

수집한 배양배지(시험시료) 및 정량된 b*unyavirus* RNA 를 역전사중합효소반응(RT-PCR)을 수행하여 cDNA 를 만들어 낸 후 *bunyavirus* 특이적 프라이머와 함께 QPCR 을 실시하여 정량된 *bunyavirus* RNA 로부터 얻은 표준곡선을 바탕으로 시료내의 *bunyavirus* RNA 의 존재 유무를 확인한다.

7. 시험방법

1) 시료 준비

(1) 시험 시료의 배양배지 1 mL 을 튜브에 모은다.

(2) 배양배지가 담긴 튜브를 1,500 rpm 으로 10 분간 원심분리한다.

(3) 바닥의 덩어리와 섞이지 않도록 상층액만을 조심히 새 튜브에 옮겨 담는다.

2) RNA preparation

(1) 5.1)의 양성 및 음성대조군과 시험 시료 100 μL 에 1 mL 의 Trizol reagent 와 200 μL 의 클로로포름을 첨가한다.

(2) 위 아래로 세게 흔든 후 얼음에 5 분간 정치시킨다.

(3) 층분리가 생기면 4℃에서 12,000 × g 으로 5 분간 원심분리한다.

(4) 상층액을 새로운 튜브에 옮긴 후 상층액과 동량의 이소프로판올을 첨가하여 잘 섞은 후 15 분간 얼음에서 반응시킨다.

(5) 4℃에서 12,000 × g 으로 10 분간 원심분리한다.

(6) 상층액을 버리고 75% 에탄올 500 μL 로 씻어준다.

(7) 에탄올을 깨끗이 제거하고 완벽히 말린 후 15 μL RNase-free water 로 재부유 시킨다.

(8) 60℃ 항온수조에서 5 분간 가온한다.

(9) RNase-free water 로 10 배 희석한다.

(10) 분광광도계를 사용하여 추출된 RNA 의 양을 계산하여 100 ng/μL 농도로 맞춘다.

3) RT-PCR

(1) RNA 1 μL 와 RT-PCR reaction mixture 9 μL 을 섞어준다.

RT-PCR reaction mixture	(μL)
$MgCl_2$	2
water	0.5
10X PCR buffer II	1
dNTPs	4
RNase inhibitor	0.5
murine leukemia virus reverse transcriptase	0.5
random hexamers	0.5
Total	9

(2) 반응온도 조건은 다음과 같다.

온도(℃)	시간
48	15 초
95	10 분
5	hold

4) PCR

(1) 5.3)의 product 에 PCR reaction mixture 40 μL 를 첨가한다.

PCR reaction mixture	(μL)
$MgCl_2$	2
Water	32.5
10X PCR buffer II	4
Taq DNA polymerase	0.5
Primer	1
Total	40

(2) 다음의 반응온도 등 조건으로 증폭시킨다.

주기	온도(℃)	시간(분)
1-39	94	1
	60	1
	72	1
40	72	5
-	4	hold

5) 전기영동

(1) 5% TAE buffer 에 agarose 를 첨가한 후 microwave 로 골고루 녹인 후 EtBr 1 μL 를 첨가하여 1% agarose gel 을 만든다.

(2) Gel 이 다 굳으면 7. 4)의 PCR product(positive/negative control 과 DNA product) 9 μL 를 loading buffer 1 μL 에 잘 섞은 후 gel 에 loading 한다. 이때 100 bp ladder 도 함께 loading 한다.

(3) 100V 로 25 분간 전기영동 시킨다.

(4) UV lamp 로 band 를 관찰하고, 이미지 분석기로 촬영한다.

8. 결과판독

1) PCR 저해도는 QPCR mix 내에 endogenous internal positive control (IPC)을 삽입하여 점검한다.

2) Internal control assay(ICP)는 endogenous 18S rRNA internal control 존재하에 viral mimic internal control(pCPMV* RNA)로 구성하여 실시하여 (이

control 은 시험제품의 RNA 추출도와 RNA 및 QPCR product 내에 존재 가능한 간섭인자의 확인시험에도 사용된다) 편차가 시험항목의 유효성에는 영향을 미치지 않음을 확인한다.(* one of the plant virus full length cones)

3) 양성대조군, 감시대조군, 특이대조군에서는 증폭신고가 나타나서는 안되며, 예상범위 내에서 양성 대조군에서는 증폭신호가 나타나야 한다.

4) Exogenous IPC 를 넣은 시험군에서는 모든 negative *bunyavirus* reactions 에서 양성을 나타내어야 한다.

5) 내인성대조군의 (internal control) 증폭 후 양성을 나타내어야 PCR 이 제대로 수행되었다고 할 수 있다..

6) 음성 및 감시대조군(sentinel control)에서는 증폭신호가 나타나지 않아야 하며, 양성 내인성표준군(positive internal standard controls) 에서 예상치 내에서 증폭신호가 나타나야 한다.

7) IPC 결과 값은 모든 음성대조군 반응(negative control reactions) 에서도 양성이여야 한다.

8) 음성대조군에서는 밴드가 나타나지 않고, 양성대조군에서는 에서는 100 bp ladder 상에서 사용한 바이러스 특이적 프라이머에 의해 증폭된 250 bp 크기의 위치에 밴드가 있어야 이 시험은 유효한 것으로 간주한다.

9) 시료에서 양성대조군과 같은 위치에 밴드가 나타나면 시료에 바이러스가 감연된 것으로, 밴드가 없으면 바이러스가 감염되지 않은 것으로 판정한다.

9. 결과

1) QPCR 결과

Sample	Result
QPCR sentinel control	-/-
QPCR negative control	-/-
Sentinel extraction control	-/-
Specificity control	-/-
Test article (neat)	-/-
10^7 g.e *Bunyavirus* positive control	+/+
10^6 g.e *Bunyavirus* positive control	+/+
10^5 g.e *Bunyavirus* positive control	+/+

g.e., genome quivalents

2) 전기영동 결과

양성 및 음성대조군과 시료의 전기영동 결과 양성 대조군에는 250 bp 의 위치에 선명한 밴드가 나타나야 하며, 음성대조군과 시료에는 250 bp 위치에 밴드가 나타나지 않아 시험이 성공적으로 수행되었으며, 시료에도 감염이 되지 않음을 확인한다.

3) 결과의 예

Result of *bunyaviarus* QPCR

Sample	CI		Result
	Min	Max	
QPCR sentinel control	40.00	40.00	-/-
QPCR negative control	40.00	40.00	-/-
Sentinel extraction control	40.00	40.00	-/-
Specificity control	40.00	40.00	-/-
Test article (neat)	40.00	40.00	-/-
10^7 g.e *Bunyavirus* positive control	18.67	18.72	+/+
10^6 g.e *Bunyavirus* positive control	21.75	22.01	+/+
10^5 g.e *Bunyavirus* positive control	25.14	27.38	+/+
10^4 g.e *Bunyavirus* positive control	27.92	28.20	+/+
10^3 g.e *Bunyavirus* positive control	30.80	31.22	+/+
10^2 g.e *Bunyavirus* positive control	32.40	33.95	+/+

CI, confidence interval (minimum and maximum C_T values are recorded)

g.e., genome quivalents

Results

+/+, denotes positive result with confidence

-/-, denotes positive result with confidence

Results of internal control QPCR

Sample	CI		Result	Quantity of RNA per reaction (% recovery)
	Min	Max		
QPCR sentinel control	40.00	40.00	-/-	0.00
QPCR negative control	40.00	40.00	-/-	0.00
Sentinel extraction control	40.00	40.00	-/-	3921.77(39.22%)
Test article internal control	40.00	40.00	-/-	4177.84(41.78%)
10^6 g.e internal control standard	18.67	18.72	+/+	N/A
10^5 g.e internal control standard	21.75	22.01	+/+	N/A
10^4 g.e internal control standard	25.14	27.38	+/+	N/A
10^3 g.e internal control standard	27.92	28.20	+/+	N/A
10^2 g.e internal control standard	30.80	31.22	+/+	N/A
10^1 g.e internal control standard	32.40	33.95	+/+	N/A

CI, confidence interval (minimum and maximum C_T values are recorded)

g.e., genome equivalents

N/A, not applicable

Results

+/+, denotes positive result with confidence

-/-, denotes negative result with confidence

+/-, denotes positive result below confidence

Note : 각 시험군 및 내인성대조군의 회수율 시험은 1.25 × 10^5 (g.e.) 의 CPMV RNA를 이용하여 시행한다.

기대회수율(expected recovery) = 1 × 10^4 g.e./반응

(100% 회수 달성시)

Result of electorphoresis

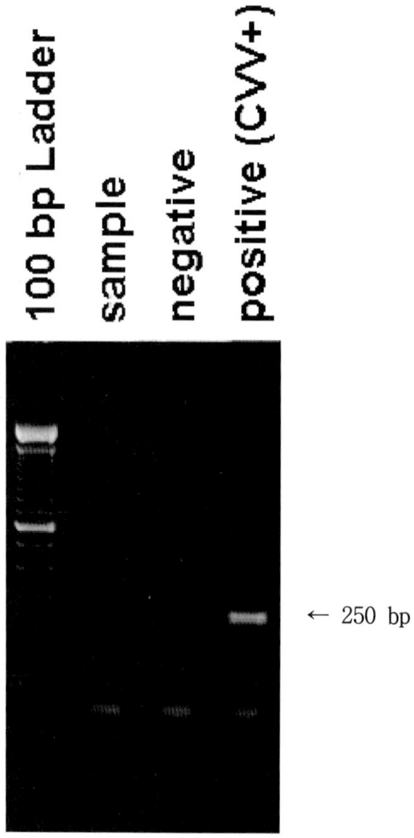

10. 결과기록

1) 기록양식 #1 : *Bunyavirus* 오염 부정 시험

11. 참고문헌

1) Kuno et al., Detecting bunayviruses of the bunaymwera and california serogroups by a PCR tecnique. *J. clin. Microbiol.* 1996; 1184-1188

2) Cinnia Haung et al., Detection of arboviral RNA directly form mosquito hemogenates by reverse-transcription-polymerase chain reaction. *J. Virol. Method* 2001, 94;121-128

3) Brockus et al., Sequence analysis of the medium(M) segment of cache valley virus, with comparison to other bunayviridae. *Virus genes.* 1999, 19(1);73-83

4) Wayne et al., Detection of california serogroup viruses using universal primers and reverse transcription-polymerase chain reaction. *J. Virol. Method* 1995, 53;55-61

5) Rose et al., Positive strands to the rescue again: Asegmented negative-strand RNA virus derived from cloned cDNAs. *PNAS* 1996,94;14998-15000

6) Sall et al., Use of reverse transripase PCR in early diagnosis of rift valley fever. Clini. Diag. Lab. Immunol. May 2002;713-715

7) Lanciotti et al., Rapid detection of west nile virus from human clinical specimens, field-collected mosquitoes, and avian samples by a taqman reverse transcriptase-PCR assay. *J. Clini. Microbiol.* Nov. 2000;4066-4071

8) Sall et al., Single-tube and nested reverse trancriptase-polymerase chain reaction for detection of rift valley fever virus in human and animal sera. *J. Virol. Methods.* 2001;85-92

9) Are North American bunyamwera serogroup viruses etiologic agents of human congenital defects of the central nervous system? *Emerging Infectious Diseases* 1995, Vol 1. No. 4

10) Lack of serologic evidence for an association between cache valley virus infection and anencephaly and other neural tube defects in Texas. *Emerging Infectious Diseases* 1997, Vol 3. No. 2

기록양식 #1.

Bunyavirus 오염 부정 시험

품　　　　명 :________________ 시 험 일 자 :____________________

제조(구입)번호 :________________ 시　험　자 :____________________

제조(구입)일자 :________________ 확　인　자 :____________________

1. 장비 및 시약

1) 시료 준비

(1) 시험 시료의 배양배지 _______mL 을 튜브에 모은다.

(2) 배양배지가 담긴 튜브를 ______rpm 으로 10 분간 원심분리한다.

(3) 바닥의 덩어리와 섞이지 않도록 상층액만을 조심히 새 튜브에 옮겨 담는다.

2) RNA preparation

(1) 상기 5.1.의 양성 및 음성대조군과 시험 시료 ____μL 에 ____mL 의 Trizol reagent 와 ____μL 의 클로로포름을 첨가한다.

(2) 위 아래로 세게 흔든 후 얼음에서 5 분간 정치시킨다.

(3) 층분리가 생기면 4℃에서 12,000 × g 으로 5 분간 원심분리한다.

(4) 상층액을 새로운 튜브에 옮긴 후 상층액과 동량의 이소프로판올을 첨가하여 잘 섞은 후 15 분간 얼음에서 반응시킨다.

(5) 4℃에서 12,000 × g 으로 10 분간 원심분리한다.

(6) 상층액을 버리고 75% 에탄올 ___μL 로 씻어준다.

(7) 에탄올을 깨끗이 제거하고 완벽히 말린 후 ____μL RNase-free water 로 재부유 시킨다.

(8) 60℃ 항온수조에서 5분간 가온한다.

(9) RNase-free water로 10배 희석한다.

(10) 분광광도계를 사용하여 추출된 RNA의 양을 계산하여 100 ng/μL 농도로 맞춘다.

3) RT-PCR

(1) RNA ___μL와 RT-PCR reaction mixture ___μL을 섞어준다.

RT-PCR reaction mixture	(μL)
$MgCl_2$	
water	
10X PCR buffer II	
dNTPs	
RNase inhibitor	
murine leukemia virus reverse transcriptase	
random hexamers	
Total	

(2) 반응온도 조건과 시간은 다음과 같다.

온도(℃)	시간
48	15초
95	10분
5	hold

4) PCR

(1) 5.3 의 product 에 PCR reaction mixture 40 μL 를 첨가한다.

PCR reaction mixture	(μL)
$MgCl_2$	
Water	
10X PCR buffer II	
Taq DNA polymerase	
Primer	
Total	40

(2) 다음과 반응온도 조건으로 증폭시킨다.

주기	온도(℃)	시간(분)
1-39	94	1
	60	1
	72	1
40	72	5
-	4	hold

2. 판정기준

음성 및 감시대조군(sentinel control)에서는 증폭신호가 나타나지 않고, 양성대조군에서는 증폭신호가 나타나야 한다.

전기영동결과 양성대조군에서는 250 bp 위치에 밴드가 나타나고, 음성대조군과 시험시료에서는 밴드가 나타나지 않으면 이 시험은 합격으로 한다.

3. 시험결과

1) Result of QPCR

Sample	Result
QPCR sentinel control	/
QPCR negative control	/
Sentinel extraction control	/
Specificity control	/
Test article (neat)	/
10^7 g.e *Bunyavirus* positive control	/
10^6 g.e *Bunyavirus* positive control	/
10^5 g.e *Bunyavirus* positive control	/

2) Result of electrophoresis

결과 사진 부착

제 8 장. 투과 전자 현미경 이용 세포주 오염 여부 판별 시험

(Transmission Electron Microscopic Examination of Cell Cultures)

문성현

1. 서론 198

2. 원리 199

3. 목적 204

4. 적용범위 205

5. 기기 및 기구 205

6. 시약 및 시액 210

7. 흐름도 213

8. 시험방법 216

9. 결과판독 221

10. 결과 221

11. 결과기록 223

12. 참고문헌 224

제 8 장

투과 전자 현미경 이용 세포주 오염 여부 판별 시험

(Transmission Electron Microscopic Examination of Cell Cultures)

1. 서론

투과 전자 현미경은 1929년 독일의 Ernst Ruska가 음극관의 연구 중에 직경 0.3 ㎜인 양극 조리개의 영상을 확대시킨 실험에서 출발하였다. 이후 80년대 분석장치로써 투과 전자 현미경이 보급되기 시작하였고 생물, 의학, 재료 등 거의 모든 자연 과학과 기술의 연구에서 필수적인 도구로 활용되고 있다. 전자현미경은 해상력이 뛰어나서 미시적인 내부구조를 고배율로 확대 하여 직접 관찰할 수 있고 마이크론 이하의 국부적인 영역의 화학 조성까지도 정확하게 분석할 수 있기 때문에 자연과학 분야에서 중요한 위치를 차지하고 있다[1].

투과 전자 현미경은 전자(Electron)가 직접 사물을 통과할 때 투과되는 양에 의해 영상을 만든다[2]. 파장이 매우 짧은 전자를 이용하기 때문에 투과 전자 현미경의 분해능은 매우 뛰어나 세포 내부의 바이러스나 바이러스 유사 입자, 또는 마이코플라즈마나 박테리아까지도 관찰이 가능하다. 기존에는 투과 전자 현미경을 이용한 세포의 관찰 시 세포 구조를 그대로 유지한 채 관찰하는 것이 힘들었지만 최근 세포의 고정 방법과 염색 방법 등이 크게 향상되어 보다 정확한 세포 구조를 관찰하는 것이 가능해졌다. 따라서 최근의 세포주 검정 시험 등에는 투과 전자 현미경을 이용한 오염 여부 판별이 필수적인 시험 방법이 되었고 오염 여부 판별 또한 더욱 용이해졌다. 이 장에서는 투과 전자 현미경의 전체적인 원리와 투과 전자 현미경을 이용한 세포주 검정 시험 방법을 소개하고자 한다.

2. 원리

1) 투과 전자 현미경의 작동 원리

투과 전자 현미경은 2 m 정도의 금속 실린더로 이루어진 컬럼 형태를 하고 있다(그림 2). 그 최상단부에 전자를 형성하는 텅스텐 필라멘트(Tungsten filament)가 위치하고, 자기장 렌즈(Magnetic lens), 형광판(Fluorescent screen), 사진판 등이 장치되어 있다. 전자 현미경의 가동 시에는 컬럼에 진공 상태가 유지되며 고열과 높은 전압(40,000 ~ 100,000 volts)이 가해져 전자를 방출시킨다. 이렇게 형성된 전자가 표본을 투과하여 투과된 정도에 따라 영상을 형성하게 된다(그림 1).[3]

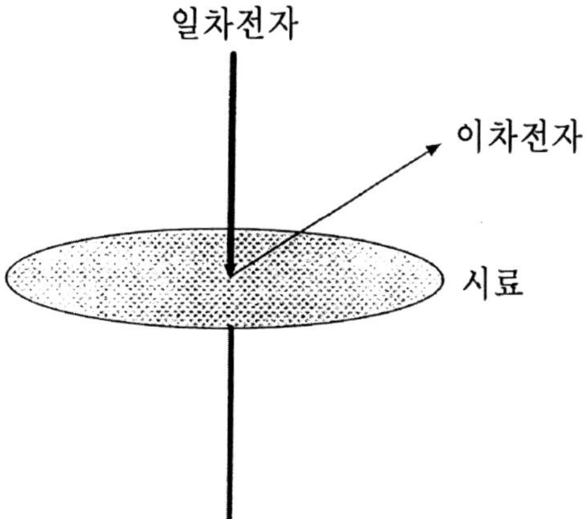

그림 1. 투과전자현미경에서의 전자의 투과.

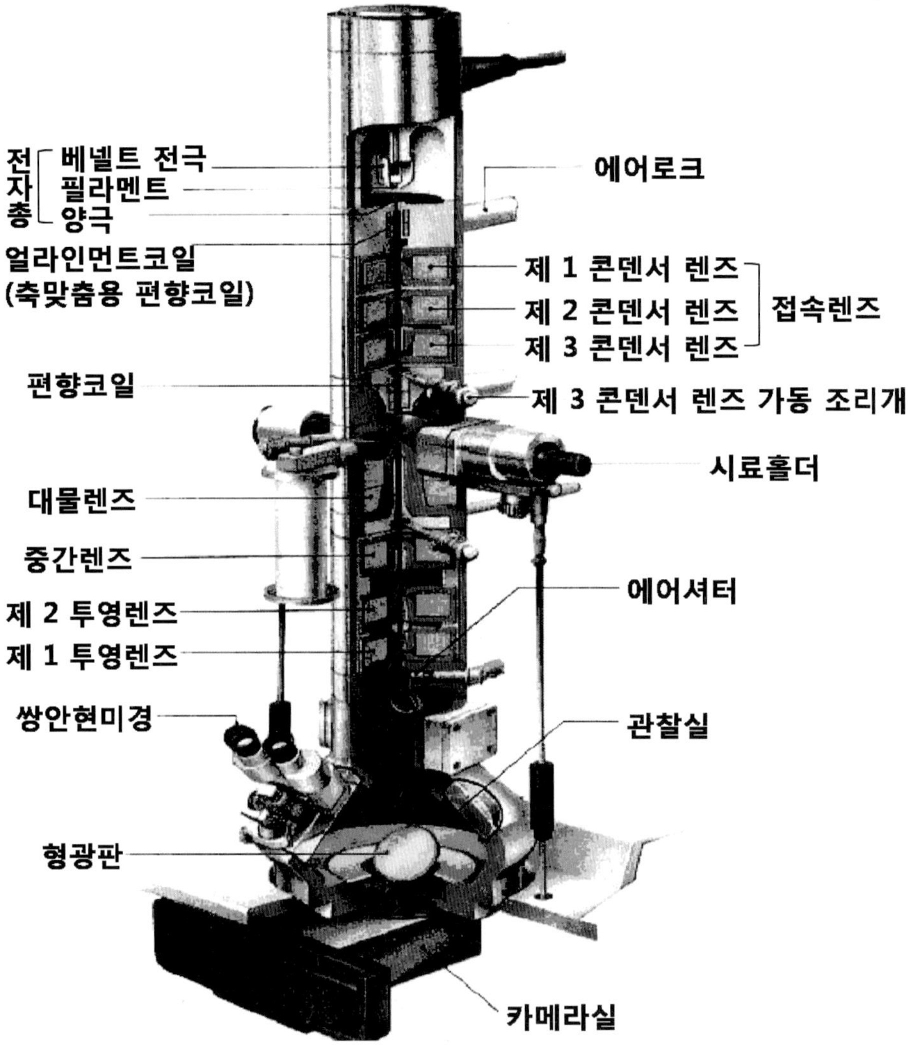

그림 2. 투과 전자 현미경의 내부 구조.

(1) 전자총(Electron gun)

전자총은 투과 전자 현미경의 최상단부에 위치하며 전자를 형성하는 장치이다(그림 3). 3 부분으로 형성되어 있는데 0.1 mm의 V자 형태인 텅스텐 필라멘트는 양극판(anode)으로써, 가열되면 전자가 방출되는 부분이다. 방출된 전자는 모든 방향으로 퍼져나가기 때문에 전자들이 적절한 진로를 가지도록 제어할 필요가 있다. 이를 위해 실드(shield)를 설치한다. 쉴드에는 필라멘트보다 수백 볼트 높은 (-) 전압을 걸어 전자들에 반발력을 작용시킨다. 따라서 1 mm 정도의 구멍(aperture)을 통해서만 전자가 통과할 수 있게 하여 전자의 방향을 제어한다. 이렇게 방출된 전자들은 음극판(cathode)으로 가속된다. 이 때 가속되는 정도는 전자 현미경에 가해지는 전압차에 의해 결정 되고 이것이 곧 파장을 결정하여 전자 현미경의 분해능에 영향을 미치게 된다.[(4)]

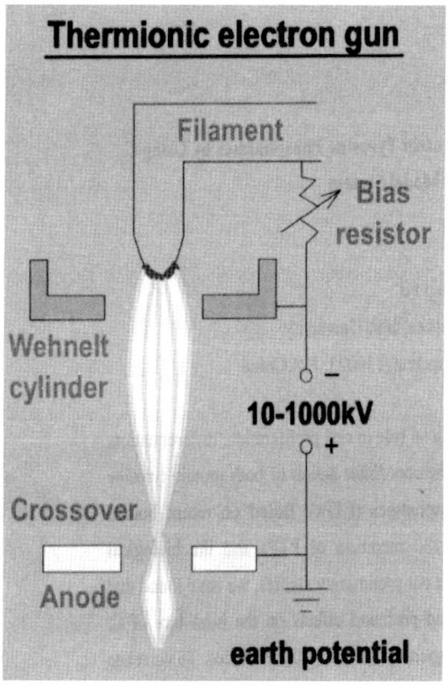

그림 3. 전자총(electrongun).

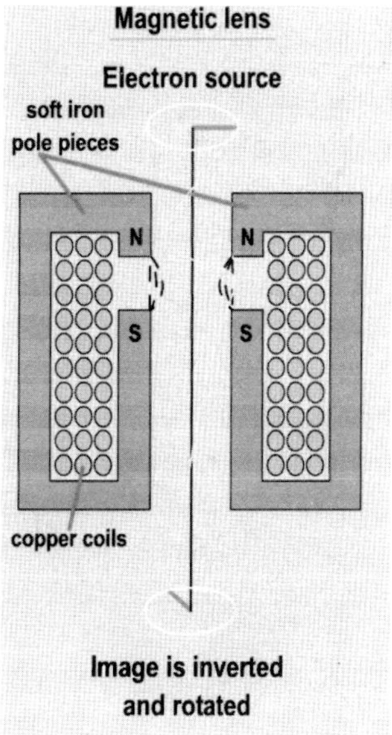

그림 4. 자기장 렌즈(magnetic lens)에서의 전자의 진행 방향.

(2) 자기장 렌즈(Magnetic lens)

광학 현미경의 렌즈는 유리인데 반해, 전자 현미경의 렌즈는 전류가 흐르는 코일로 이루어져 있다. 코일로 전류가 흐를 때 자기장이 형성되면 지나가던 전자는 이 자기장에 의해 굴절되어 컬럼 축에 대해 직각 방향으로 주행하게 된다. 하지만 전자는 컬럼 안에서 전압의 차이에 의해 아래로 향하는 힘도 받고 있기 때문에 이 두 힘이 합해져 결과적으로 전자는 아래 방향으로 나선 모양을 하며 흐르게 된다(그림 4).[3] 전자 현미경에는 집광 렌즈(condenser lens), 대물 렌즈(objective lens), 투영 렌즈(projector lens) 등의 자기장 렌즈가 설치되어 있다.[4]

① 집광 렌즈(Condenser lens)

보통 두 개의 집광 렌즈가 설치되어 전자를 표본에 집중시킨다. 집광 렌즈의 초점을 조절해서 표본에 비추어지는 직경(spot size)을 조절할 수 있다.

② 대물 렌즈(Objective lens)

표본을 투과한 전자를 다시 집중시킨다. 이 때 분산된 전자는 대물 렌즈 조리개(objective aperture)에 의해 차단되고 이를 통해 영상의 대비(contrast)를 더욱 뚜렷하게 할 수 있다.

③ 중간 렌즈(Intermediate lens)와 투영 렌즈(Projector lens)

대물 렌즈를 거치면서 만들어진 표본의 영상은 중간 렌즈와 투영 렌즈를 거치면서 확대된다. 이 확대된 영상이 최종적으로 화면에 나타나게 된다.

(3) 형광판(Fluorescent screen)

형광판에는 전자빔이 닿았을 때 형광을 낼 수 있도록 황화 아연 (zinc sulfide)과 같은 특수물질이 코팅되어 있다. 어둡게 나타나는 부분의 영상은 적은 수의 전자만이 투과한 결과이고 밀도가 높거나 두꺼운 부분을 나타낸다. 반대로 밝은 부분의 영상은 많은 수의 전자가 투과한 결과이고 밀도가 낮거나 얇은 부분을 나타낸다.

(4) 진공 시스템(Vacuum system)

전자 현미경의 컬럼 안은 가동 시 10^{-4} torr (10^{-2} pascal)의 진공 상태를 유지한다. 이를 위해 펌프, 스위치, 밸브 등으로 이루어진 진공 시스템이 설치되어 있다. 이 시스템으로 전자빔의 경로에서 공기를 제거할 뿐 아니라 전자총, 카메라 부위 등에서도 공기 분자를 제거할 수 있다. 진공 상태를 유지해야 하는 이유는 첫째, 전자는 공기 중에서 몇 마이크로 밖에 움직일 수 없기 때문이다. 둘째, 전자를 방출하는 필라멘트와 양극판 사이에 가스가 있을 경우 이 가스가 양전하를 띤 이온으로 변하여 전자빔의 방출이 불연속적으로 된다. 셋째, 진공이 유지되지 않을 경우 필라멘트의 수명이 단축된다. 넷째, 공기가 있을 경우 필라멘트가 산화되어 전자의 방출 효과가 감소한다.(2) 최근의 진공 시스템은 전자동화 되어 문제 발생시에도 전자 현미경을 보호할 수 있도록 설계된다.(3)

(5) 냉각 시스템(Cooling system)

전자 현미경의 가동 시 자기장 렌즈와 펌프 등의 과열을 방지하기 위하여 쿨링 자켓(cooling jacket)을 이용하여 물을 순환시켜 준다. 이물질에 의해 순환 시스템이 막히는 것을 방지하기 위해 증류수나 여과한 물을 사용한다.(3)

2) 분해능(Resolving power)

실제로 떨어져 있는 두 점을 시각적으로 구분하여 보여줄 수 있는 능력을 분해능이라 하며 그 두 점 사이의 최소 거리로 표시한다. 분해능은 대물 렌즈의 구경(numerical aperture, NA)과 발광 물질의 파장에 의해 결정된다.

$$R = \lambda / 2NA$$

R = 구분 가능한 사물 간의 거리 (nm)

λ = 발광 물질의 파장 (nm)

NA = 대물 렌즈의 구경

투과 전자 현미경의 경우 높은 전압에 의해 가속된 전자는 매우 짧은 파장을 만들어 낸다. 비록 굴절도가 매우 작아 NA 값이 작아지긴 하지만 결과적으로 매우 높은 분해능을 얻을 수 있다. 광학 현미경의 경우 약 400 nm의 분해능을 갖는 반면, 생물학에 쓰이는 투과 전자현미경의 경우 0.14 ~ 0.2 nm의 분해능을 가지고 있어 세포의 극미세구조까지 관찰할 수 있다.[5]

3. 목적

이 장에서는 투과 전자 현미경(transmission electron microscope, TEM)을 이용하여 세포 절편을 관찰함으로써 바이러스나 바이러스 유사 입자, 균류, 효모, 박테리아, 마이코플라즈마 등에 의한 세포 오염 여부를 판정한다.[5]

특히, 많은 경우 바이러스나 바이러스 유사 입자에 오염되었다 하더라도 동물 세포에서 특별한 병변반응을 나타내지 않는 경우가 많다. 이런 경우에도 투과 전자 현미경을 이용할 경우 바이러스나 바이러스 유사 입자에 의한 오염을 직접 육안으로 확인할 수 있을 뿐만 아니라 정량까지 가능하다. 보통 투과 전자 현미경은 RNA 종양 바이러스(retrovirus)의 오염 여부를 확인하는 데에 많이 쓰이는데 RNA 종양 바이러스에 오염된 세포에서 생산된 단백질을 투여할 경우 매우 위험한 결과를 초래할 수 있기 때문에 특히 이 바이러스에 의한 오염 여부를 관찰하는 것이 중요하다.

RNA 종양 바이러스뿐 아니라 생물의약품을 생산하기 위해 쓰여지는 세포는 바이러스나 바이러스 유사입자, 외부 유입 인자 등의 존재를 확인하는 광범위한 시험을 거쳐야 한다. 이를 위해 전자 현미경을 사용할 경우, 극미세구조의 수준에서 세포와 미세기관 등을 비롯하여 바이러스나 여러 세포 오염 인자 등의 크기, 구조, 그리고 위치 등을 관찰할 수가 있다.

특히, 투과 전자 현미경을 이용한 세포주의 오염 여부 판별 시험은 미국 FDA와 유럽의 EEC에서 권장하는 사항이다.[(7)]

4. 적용범위

투과 전자 현미경을 이용한 세포 오염 여부 판별 시험은 항체나 치료용 재조합 단백질을 생산하는 동물 세포의 마스터세포 은행과 세포연령한도에 도달한 세포의 오염 여부 판별에 적용된다.

5. 기기 및 기구

1) Beem형 포매용 캡슐(Beem-type embedding-capsules)

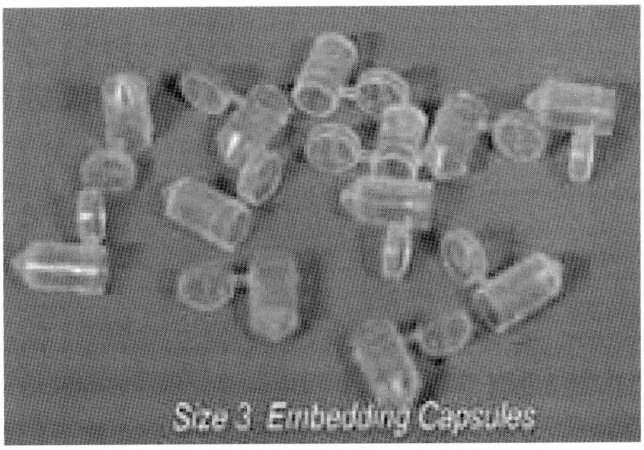

그림 5. Beem 형식 포매용 캡슐(Beem-type embedding-capsule, 직경 5.6 mm).

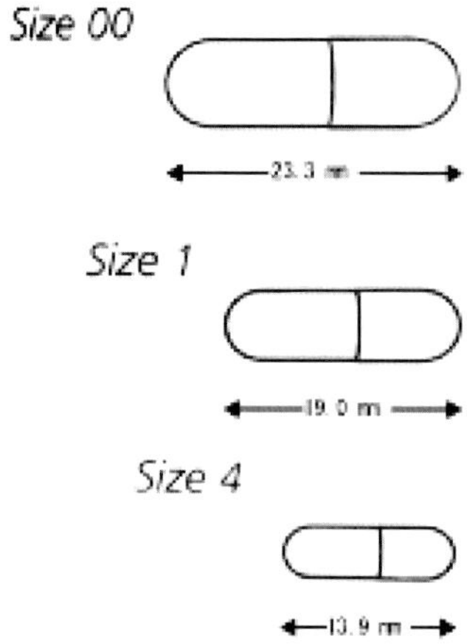

그림 6. 포매용 캡슐(embedding-capsule)의 크기.

2) 절편 제작 기구

(1) 면도날(Razor blade)

(2) 유리칼(Glass knife)

5 ~ 10 mm 두께의 유리를 유리칼 제작기(knife make)에 넣어 제작하며 칼의 각도는 4° 이다.

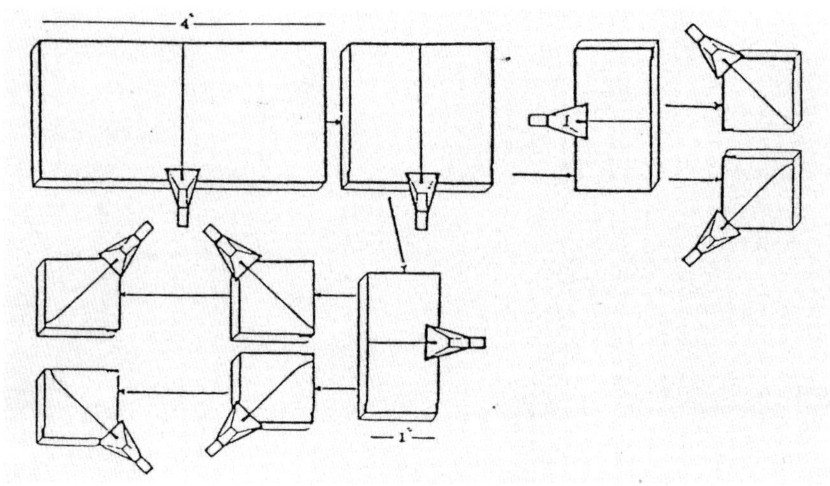

그림 7. 유리칼 제작기를 이용한 유리칼 만드는 방법.

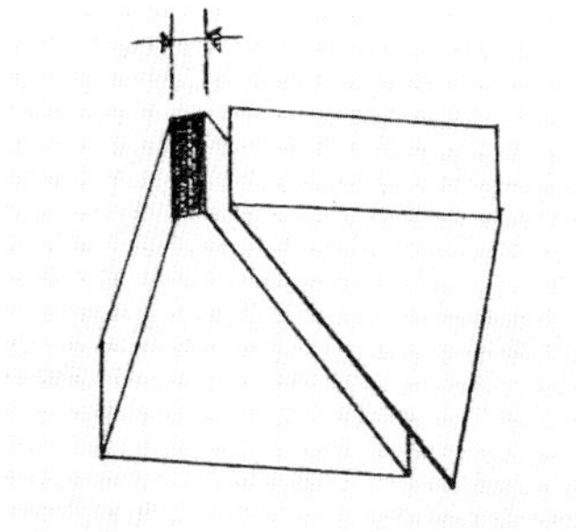

그림 8. 유리칼의 날면과 반대편면, 표시된 부분(반대편면)이

작을수록(0.2 ~ 1 ㎜) 좋다(칼의 각도: 4°).

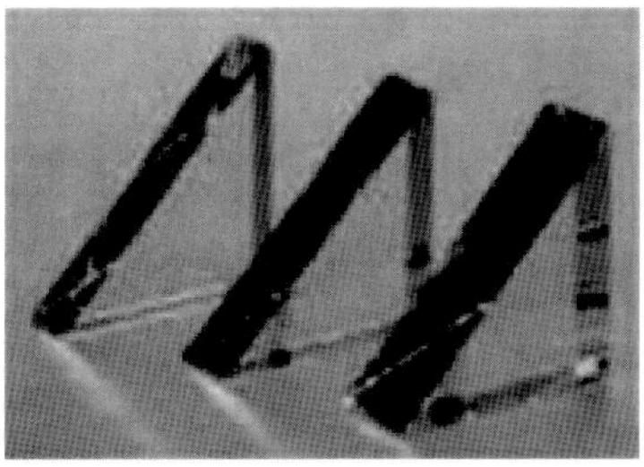

그림 9. 유리칼(glass knife).

(3) 초박절편기(Ultramicrotome)

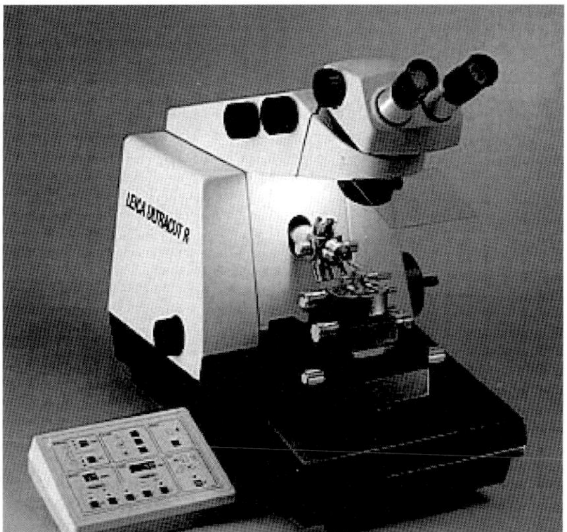

그림 10. 초박절편기(ultramicrotome).

(4) 투과 전자 현미경용 격자(Grid)

절편을 지지하는 얇은 망으로써 직경 3 mm 정도의 원형으로 구멍수는 300 mesh 짜리를 이용한다. 보통 구리로 만들어진 격자를 사용한다.

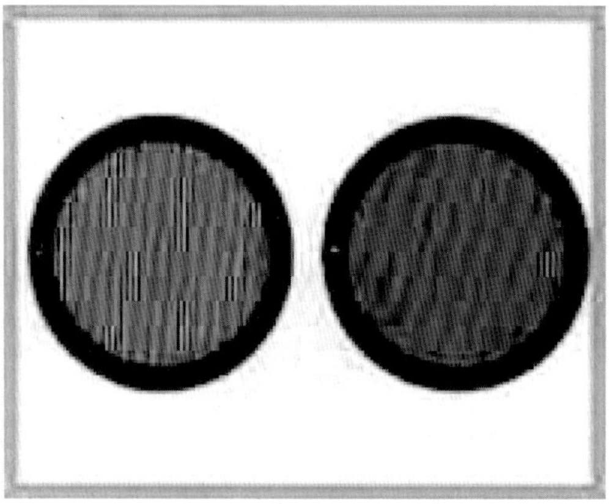

그림 11. 투과 전자 현미경용 격자(grid).

(직경 3 mm, 300 mesh)

(5) 다이아몬드 칼(Diamond knife)

칼의 각도는 35°, 절편 두께는 30 ~ 150 nm, 칼의 폭은 1.2 ~ 4.0 mm인 다이아몬드 칼을 사용한다.

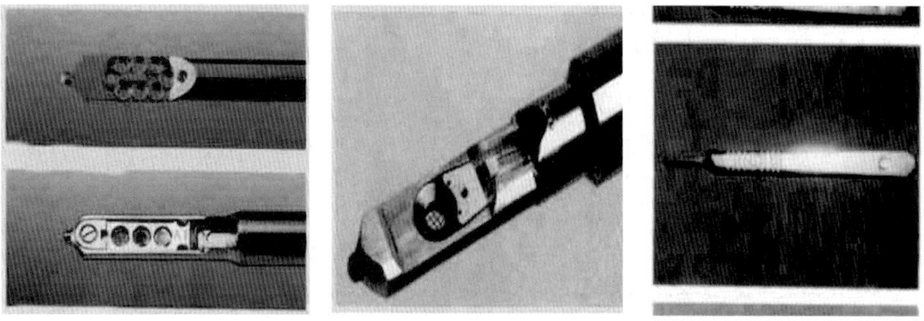

그림 12. 다이아몬드 칼(diamond knife).

(칼 각도: 35°, 칼의 폭: 1.2 ~ 4.0 mm)

3) 투과 전자 현미경(Transmission electron microscopy, TEM)

장비크기(m): 2.0(w) × 1.4(d) × 2.6(h), 장비무게: 1.3 ton

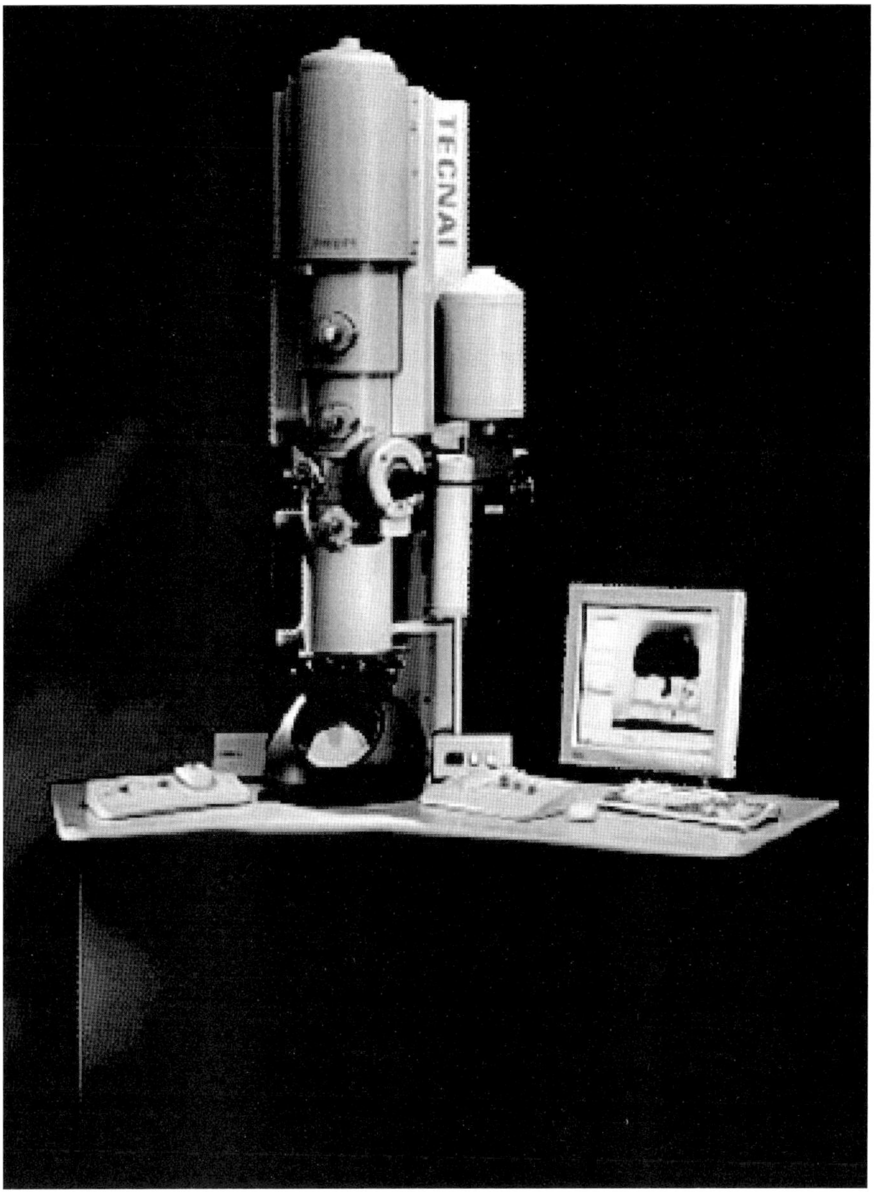

그림 13. 투과 전자 현미경(transmission electron microscope, TEM).

6. 시약 및 시액

1) 고정액(Fixative)

(1) 2% 글루타르알데하이드(Glutaraldehyde)

① 20% 용액으로 되어있는 전자현미경용 글루타르알데하이드 (glutaraldehyde)를 구입한다. 4℃에서 3 개월 또는 -20℃에서 1 년간 보관 가능하다.

② 20% 글루타르알데하이드를 0.1 mol/L 카코딜산 완충액(cacodylate buffer)에 1:9의 비율로 만든 후 냉장 보관한다. pH는 7.2 ~ 7.4로 조정한다.

(2) 오스미움산(Osmium tetroxide)

1 ~ 2%의 오스미움산(Osmium tetroxide)을 사용한다. 용해가 수월하지 않으므로 최소 하루 전에 녹여서 제조하여야 하고, 갈색 병에 밀폐하여 저온에서 보존하여야 한다.

2) 완충액(Buffer) : 카코딜산 완충액(Cacodylate buffer)

증류수 900 mL에 카코딜산 나트륨(Sodium cacodylate, $Na(CH_3)_2\ AsO_2 \cdot 3H_2O$) 42.8 g을 용해시킨 후 1 mol/L HCl을 이용하여 pH를 7.2 ~ 7.4로 조정한다. 최종 부피를 1 L로 맞춰준 후 4℃에서 보관하며 1개월까지 보관할 수 있다.

3) 탈수제: 에탄올(Ethanol)

증류수와 혼합하여 30%, 60%, 90%로 희석시킨다. 또한 100% 에탄올도 준비한다.

4) 치환제: 프로필렌 산화물(Propylene oxide)

5) 에폭시 수지(Epoxy resin)

(1) 구성성분

① 포매제: Epon 812

② 경화제: DDSA(dodecenyl succinco anhydride)

NMA(nadic methyl anhydride)

③ 가속제: DMP-30(tridimethyl amino-methyl phenol)

(2) 혼합(100 mL 기준)

	5:5	4:6	3:7
Epon 812	45.6 mg	47.1 mg	48.5 mg
DDSA	30.9 mg	24.7 mg	18.5 mg
NMA	23.5 mg	28.2 mg	33.0 mg
DMP-30	1.5 mg	1.5 mg	1.5 mg

6) 염색 시약(Staining)

(1) 우라닐 아세트산 마그네슘(Magnesium uranylacetate)

100 mL의 물에 0.5 g 우라닐 아세트산 마그네슘(magnesium uranyl-acetate)을 용해시켜 만든다. 4℃에서 1 주간 보관 가능하다.

(2) 톨루이딘 블루(Toluidine blue)

증류수 100 mL에 먼저 붕산 나트륨(sodium borate) 1 mg을 넣어 60 ~ 70℃ 에서 녹인 후, 톨루이딘 블루(toluidine blue) 1 mg을 넣어 잘 용해한다. 만들어진 용액은 여과하여 사용한다.

(3) 우라닐 아세트산(Uranyl acetate)

5 g의 우라닐 아세트산(Uranyl acetate)을 100 mL의 1% 아세트산 용액에 용해시켜 5%의 우라닐 아세트산(uranyl acetate) 용액을 만든다. 4℃에서 1 개월간 보관 가능하다.

(4) 구연산납(Lead citrate)

레이놀드 법(Reynold' s method)을 이용하여 제조한다.

A액	B액
구연산납(Lead citrate) - 1.33 mg 구연산나트륨(Sodium citrate) - 1.6 mg 증류수 - 30 mL	1N 수산화나트륨(NaOH) - 8 mL

A액을 30분 정도 완전히 용해하여 젖빛 색의 구연산납을 만든 후 B액을 가하여 전체 부피가 50 mL가 되게 한다. 냉장 보관을 하여야 한다.

7. 흐름도

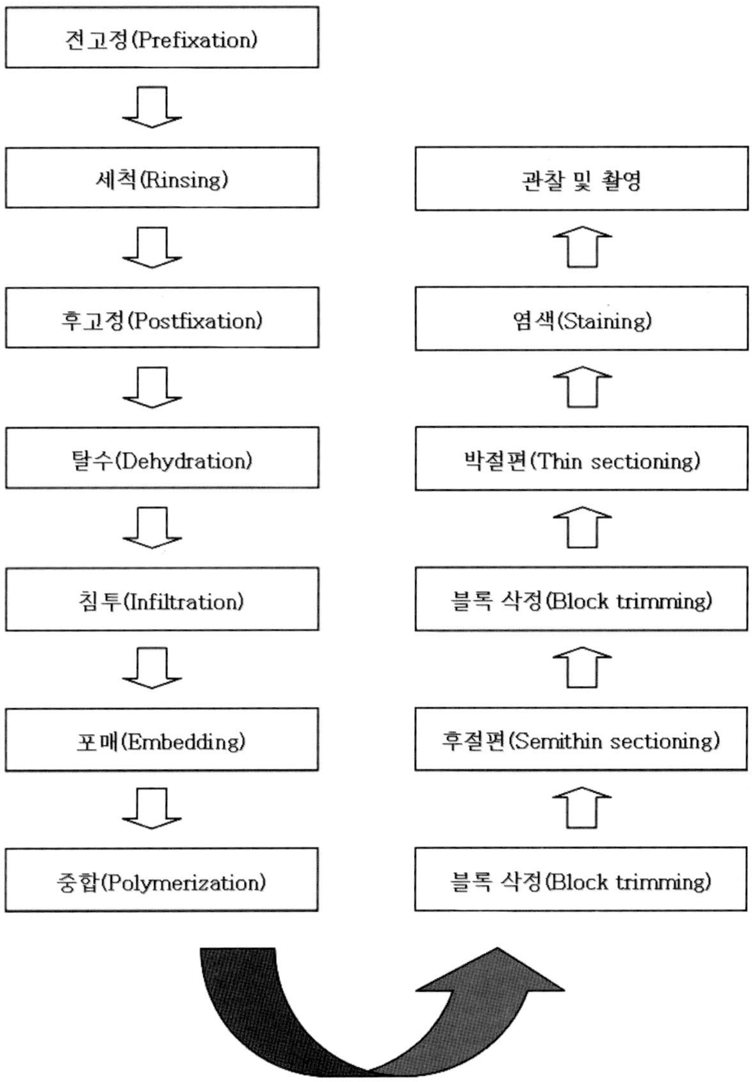
전고정(Prefixation)
세척(Rinsing)
후고정(Postfixation)
탈수(Dehydration)
침투(Infiltration)
포매(Embedding)
중합(Polymerization)
블록 삭정(Block trimming)
후절편(Semithin sectioning)
블록 삭정(Block trimming)
박절편(Thin sectioning)
염색(Staining)
관찰 및 촬영

1) 고정(Fixation)

투과 전자 현미경을 생물 제제에 이용할 시 가장 문제가 되는 점이 살아있는 상태와 동일한 구조를 유지시킬 수 있어야 한다는 것이다. 투과 전자 현미경의 가동 시에는 높은 진공 상태가 되기 때문에 표본은 반드시 건조되어야 한다. 따라서 극미세구조를 관찰할 수 있기 위해서는 표본을 고정 시키는 작업이 필요하다. 여기서는 직접 고정액에 담가서 염색을 시키는 침지 고정법(immersion fixation)을 소개한다.

(1) 전고정(Prefixation)

(2) 세척(Rinsing)

(3) 후고정(Postfixation)

2) 탈수

고정된 조직을 관찰이 가능한 적당한 두께의 절편을 만들기 위하여는 조직 내에 수분이 차지하고 있는 공간에 단단한 물질인 포매제를 넣어야 한다. 하지만 대부분의 포매제는 물과 잘 섞이지 않으므로 물과 포매제에 모두 친화력이 있는 물질을 사용하여 고정된 조직 내의 물을 제거하여 주어야 한다.

3) 침투(Infiltration)

탈수 후 치환제와 혼합하여 탈수제를 포매제로 점진적으로 대체하는 과정이다.

4) 포매(Embedding)

고정 및 탈수가 종료된 조직 속에 존재하는 틈새에 포매제를 채워서 균질을 만들어 줌으로서 절편제작을 용이하게 해준다.

5) 중합(Polymerization)

포매한 블록을 단단히 굳히는 과정이다.

6) 절편 제작

전자가 표본을 투과하는 능력에는 한계가 있다. 따라서 절편제작 과정을 통해 표본을 50 ~ 100 nm의 얇은 절편으로 만들어야 한다.

(1) 블록 삭정(Block trimming)

(2) 후절편(Semithin sectioning)

(3) 블록 삭정(Block trimming)

(4) 박절편(Thin sectioning)

7) 염색

음성 염색(negative staining)과 양성 염색(positive staining) 중 여기서는 양성 염색에 대해 설명한다. 투과 전자 현미경에서 영상의 대비(contrast)는 표본을 이루고 있는 원자의 원자번호에 의해 결정된다. 원자번호가 높을수록 더 많은 전자가 산란되고 더 선명한 대비를 얻을 수 있다. 하지만 세포를 이루고 있는 원자는 대부분 낮은 원자번호의 탄소나 수소, 질소 등이다. 따라서 표본을 높은 원자번호의 우라늄이나 납 같은 중금속으로 염색을 하여 더욱 명확한 영상을 얻을 수 있다.

8) 관찰 및 촬영

8. 실험방법

1) 표본 준비(Sample preparation)

(1) 고정(Fixation)

① 부착성 세포(anchorage-dependent cell)인 경우 기존 배지를 제거 한다. 부유성 세포(anchorage-independent cell)인 경우 175 × g에서 5분간 원심분리를 한 후 기존 배지를 제거한다.

② 카코딜산 완충액(cacodylate buffer) 10 ~ 20 mL를 이용하여 세포를 세척한다. (여기서의 양은 75-cm^2 플라스크를 기준으로 한다. 더 큰 플라스크의 경우에는 그 양을 더 늘려야 한다.)

③ 완충액을 제거한 후 수 밀리미터의 깊이가 되도록 2% 글루타르알데하이드(glutaraldehyde)를 첨가한다. 부유성 세포의 경우 제거하고 남은 약간의 완충액 상에서 다시 부유할 수 있도록 튜브의 밑바닥을 쳐준다. 이렇게 함으로 해서 세포 덩어리가 아닌 개개의 세포 상태로 고정될 수 있다.

④ 2% 글루타르알데하이드(glutaraldehyde)에 1시간 동안 세포를 1차 고정 시킨다.

⑤ 0.1 mol/L의 카코딜산 완충액(cacodylate buffer)에서 15분 동안 세척한다. 이 과정을 3 번 반복하여 여분의 고정액을 완전히 세척 해야 한다.

⑥ 완충액을 제거한 후 1 ~ 2 mL의 2% 오스미움산(osmium tetroxide)에서 2시간 동안 2차 고정 시킨다. 세포가 오스미움으로 골고루 고정될 수 있도록 플라스크를 좌우로 기울여 준다. 오스미움에 의해 세포는 검은 갈색을 띠게 된다.

⑦ 상온에서 1시간 동안 고정시킨다.

⑧ 0.1 mol/L 완충액에서 15분간 세척한다. 이 과정을 3 번 반복 하여 여분의 고정액을 완전히 세척한다.

⑨ 완충액을 제거한 후 플라스크의 경우에는 0.5%의 우라닐 아세테이트산 마그네슘(magnesium uranyl acetate) 20 ~ 40 mL를, 튜브의 경우에는 1 mL 첨가한다.

⑩ 4℃에서 밤새 방치한다.

⑪ 우라닐 아세트산 마그네슘(magnesium uranyl acetate)을 제거한 후 물로 세척한다.

(2) 탈수(Dehydration)

① 30%의 에탄올에서 15분간 탈수시킨다. 20 ~ 30 mL의 에탄올을 사용한다 (75-cm^2 플라스크 기준).

② 60%의 에탄올에서 15분간 탈수시킨다. 20 ~ 30 mL의 에탄올을 사용한다 (75-cm^2 플라스크 기준).

③ 90%의 에탄올에서 15분간 탈수시킨다. 20 ~ 30 mL의 에탄올을 사용한다 (75-cm^2 플라스크 기준).

④ 100%의 에탄올에서 20분간 탈수시킨다. 20 ~ 30 mL의 에탄올을 사용한다 (75-cm^2 플라스크 기준). 이 과정을 3 회 반복한다.

⑤ 부유성 세포인 경우 에탄올을 제거한 후 (3) 번 과정으로 간다.

⑥ 부착성 세포인 경우 10 mL의 프로필렌 산화물(propylene oxide)이 들어있는 바이알을 2 개 준비한다. 이 때 프로필렌 산화물(propylene oxide)은 증발하기 쉬우므로 바이알의 뚜껑을 닫아 놓는다.

⑦ 마지막 에탄올을 제거한 후 프로필렌 산화물(propylene oxide)이 들어있는 첫번째 바이알의 내용물을 플라스크에 넣는다.

⑧ 프로필렌 산화물(propylene oxide)이 골고루 접할 수 있도록 플라스크를 흔들어 준다.

⑨ 프로필렌 산화물(propylene oxide)과 세포를 바이알에 다시 넣는다.

⑩ 두번째 바이알의 프로필렌 산화물(propylene oxide)을 플라스크에 넣는다.

⑪ 남아있는 세포를 제거할 수 있도록 흔들어 준 후 다시 바이알로 옮긴다.

⑫ 두 바이알을 합쳐 수초간 원심분리를 하여 펠렛을 만든다.

⑬ 프로필렌 산화물(propylene oxide)을 절반 제거한다.

(3) 침투(Infiltration)

① 프로필렌 산화물(propylene oxide)과 에폭시 수지(epoxy resin)의 비율이 2:1이 되도록 에폭시 수지를 첨가해준다. 이후 30분 ~ 1시간 처리한다.

② 프로필렌 산화물(propylene oxide)과 에폭시 수지(epoxy resin)의 비율이 1:1이 되도록 에폭시 수지를 첨가해준다. 이후 30분 ~ 1시간 처리한다.

③ 원심분리 후 혼합물을 제거한다.

④ 순수한 에폭시 수지(epoxy resin)에서 2시간 처리한다.

(4) 포매(Embedding)

① 세포를 포매용 캡슐(embedding-capsule)로 옮긴 후 새로운 수지 (resin)로 채워준다. 이 때, 온도 20 ~ 25℃, 습도 50% 이하에서 포매한다.

② 캡슐을 2,000 × g에서 5분간 원심분리한다. 이 과정을 통해 캡슐의 바닥에 펠렛을 형성할 수 있다.

(5) 중합(Polymerization)

① 60℃의 오븐에서 24 ~ 48시간 동안 중합한다.

② 중합이 완료된 블록은 수분이 없는 조건에서 보관한다.

2) 절편 제작(Sectioning)

(1) 블록의 삭정(Trimming, 그림 14)

① 입체 현미경(stereomicroscope)과 면도칼을 이용하여 절편 제작에 앞서 블록의 불필요한 부분을 제거한다.

② 블록의 윗면을 사다리꼴로 삭정한다.

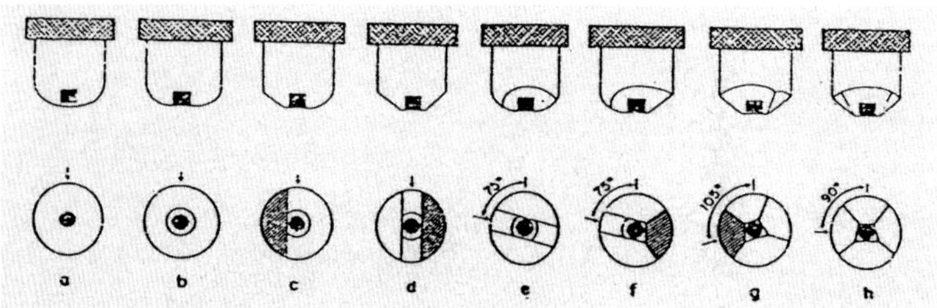

그림 14. 입체 현미경하에서의 면도칼을 이용한 블록 삭정(Trimming) 순서.

(2) 후절편 제작(Semithin sectioning, 그림 15)

① 초박절편기(ultramicrotome)에 블록을 고정시키고 면도날로 다듬은 표면을 유리칼로 조심스럽게 다듬어 전 표면이 노출되도록 한다.

② 유리칼을 이용하여 0.5 ~ 1 μm의 절편을 만든다.

③ 유리봉을 이용하여 절편을 유리 슬라이드에 얹고 80℃의 신전기(hot plate) 위에서 건조시킨다.

⑤ 몇 초간 불 위에서 가열한다.

건조된 절편을 80℃에서 1분간 1%의 톨루이딘 블루(toluidine blue)에 염색한다.

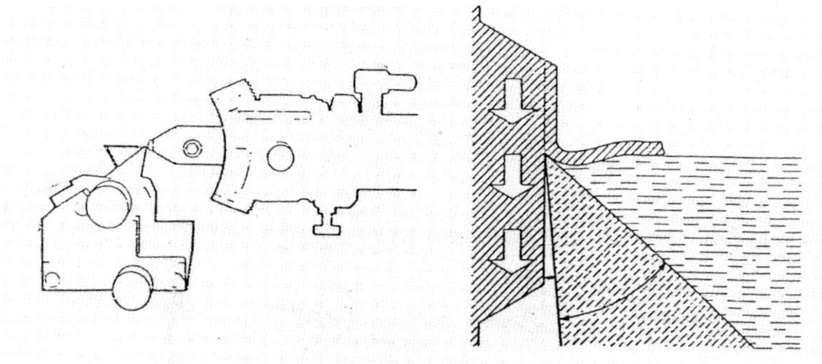

그림 15. 후절편 (Semithin section)이 만들어지는 모습.

⑥ 증류수로 염색약을 씻어낸다.

⑦ 절편을 건조시킨다.

⑧ 광학 현미경에서 관찰한 후 전자현미경에서 관찰하고자 하는 부분을 선정한다.

(3) 박절편 제작(Thin sectioning, 그림 16)

① 광학현미경에서 선정된 부위만을 남기고 다시 한번 블록을 삭정하여 나머지 부분을 제거한다. 이 때 삭정한 부위가 너무 넓을 경우 박절편을 제작하는데 어려움이 있으므로 가급적 작게 삭정한다. 또한 절편을 모으는 과정과 전자현미경에서의 관찰을 용이하게 하기 위해 리본 모양으로 만든다.

② 표본을 초박절편기(ultramicrotome)에 고정시키고 다이아몬드 칼을 이용하여 100 nm의 절편을 만든다.

③ 만들어진 절편을 증류수 표면에 띄워 전자현미경용 격자(grid)를 이용하여 뜬다.

④ 건조시킨다.

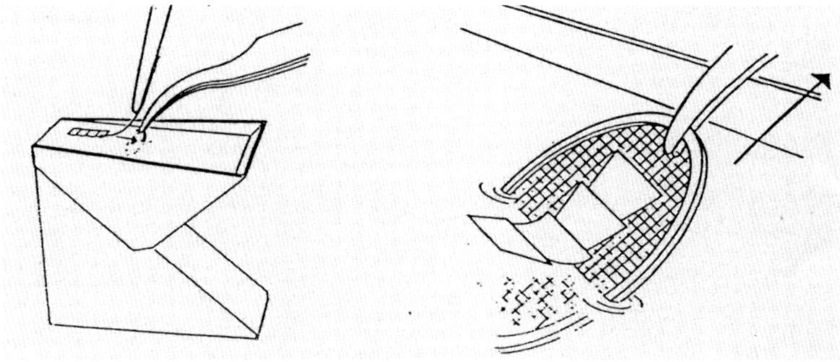

그림 16. 박절편(Thin section) 모으기

3) 염색(Staining)

(1) 페트리 디쉬(Petri dish)에 파라필름을 깔고 우라닐 아세테이트산 (uranyl acetate) 용액을 한 방울 떨어뜨린 후 전자 현미경용 격자(grid)를 완전히 담근다.

(2) 주위가 건조되지 않도록 젖은 종이를 놓고 디쉬의 뚜껑을 덮은 후 실온에서 5 ~ 30분 정도 염색한다.

(3) 전자 현미경용 격자(grid)를 증류수로 세척한다.

(4) 파라필름 위에 구연산 납(lead citrate)을 한 방울을 떨어뜨린 후 전자 현미경용 격자(grid)를 완전히 담근다.

(5) 5 ~ 20분 정도 염색한다.

(6) 증류수로 세척한 후 건조시킨다.

4) 투과 전자 현미경을 통한 표본의 관찰

9. 결과판독

투과 전자 현미경을 통하여 검체를 관찰하고 바이러스나 바이러스 유사 입자, 박테리아, 균류, 효모, 마이코플라즈마 등의 존재를 확인한다. 본 시험을 위해서는 최소 200 여개 이상의 세포 절편을 관찰하여야 한다. 관찰한 결과 세포가 충분히 고정되고 포매, 염색되어 극미세구조가 잘 보여질 때 유효하다고 할 수 있다. 세포의 형태를 촬영한 전자 현미경의 영상이 세포의 극미세구조가 잘 보존됐는지에 대한 증거가 될 수 있다. 즉, 세포의 핵, 세포 기관, 세포질 성분, 원형질막이 투과 전자 현미경에 의해 온전히, 그리고 확실히 보여져야 한다.

10. 결과

결과에는 첫째로 시험하고자 하는 세포의 극미세구조에 대한 명확한 묘사가 있어야 한다. 분열하고 있는 세포와 사멸하고 있는 세포를 명시하여야 하고 만일 원래의 세포주가 있다면 시험 세포주와 비교하여 세포의 형태가 동일한지를 명시하여야 한다.

두번째로, 결과에는 200 개의 세포 절편 중 관찰되는 바이러스와 바이러스 유사 입자, 균류, 효모, 박테리아나 마이코플라즈마의 크기, 형태, 위치 등이 명시되어야 한다. 결과에는 위의 인자를 포함하고 있는 세포를 백분율과 세포수로 표시한다. 한 예로 1 ~ 5, 6 ~ 10, 11 ~ 20, 21 ~ 50, > 50 개의 인자를 포함하는 세포로 각각 분류하여 세포의 백분율과 세포수를 표시할 수 있다(표 1 참조).

투과 전자 현미경으로 얻은 영상은 전형적인 세포의 극미세구조를 보여줄 수 있어야 하고, 외부 인자가 포함되었을 경우 그 인자의 형태를 보여줄 수 있어야 한다. 따라서 이러한 영상을 통해 시험한 세포주의 유효성을 평가할 수 있다.

표 1. 투과전자현미경 관찰 결과 기록 예

Total cells positive for virus-like particles	00/200	00%
Cells with the following levels of particles present:		
1 ~ 5	00/200	00%
6 ~ 20	00/200	00%
11 ~ 20	00/200	00%
21 ~ 50	00/200	00%
> 50	00/200	00%

Total cells positive for fungi	00/200	00%
Cells with the following levels of particles present:		
1 ~ 5	00/200	00%
6 ~ 20	00/200	00%
11 ~ 20	00/200	00%
21 ~ 50	00/200	00%
> 50	00/200	00%

Total cells positive for yeasts	00/200	00%
Cells with the following levels of particles present:		
1 ~ 5	00/200	00%
6 ~ 20	00/200	00%
11 ~ 20	00/200	00%
21 ~ 50	00/200	00%
> 50	00/200	00%

Total cells positive for bacteria	00/200	00%
Cells with the following levels of particles present:		
1 ~ 5	00/200	00%
6 ~ 20	00/200	00%
11 ~ 20	00/200	00%
21 ~ 50	00/200	00%
> 50	00/200	00%

Total cells positive for mycoplasmas	00/200	00%
Cells with the following levels of particles present:		
1 ~ 5	00/200	00%
6 ~ 20	00/200	00%
11 ~ 20	00/200	00%
21 ~ 50	00/200	00%
> 50	00/200	00%

11. 결과기록

1) 기록양식 #1: 세포 표본 준비 기초 기록서

2) 기록양식 #2: 절편 제작 기초 기록서

3) 기록양식 #3: 세포 염색 기초 기록서

12. 참고문헌

1) http://ksemt.com/down/semtem.htm

2) http://www.unl.edu/CMRAcfem/temoptic.htm

3) http://toplon.hyosung.co.kr/main.jsp?ArticleID=221&WebzineNo=14&Cat=article&MenuCategoryID=1

4) JJ Bozzola and LD Russell, Jones & Bartlett: Electron Microscopy - Principles and Techniques for Biologists, 1998.

5) http://www.hei.org/research/depts/aemi/emt.htm

6) Bioreliance 자료집, 2004.

7) A. Doyle, J. B. Newell: Cell & tissue culture - Laboratory procedure, Wiley, 1993.

8) http://www.bioem.com

9) http://www.abdn.ac.uk/emunit/tem.htm

10) http://www.bris.ac.uk/Depts/PathAndMicro/CPL/emtechs.htm

11) 한국 전자 현미경 학회: 제 39차 생물, 의학분야 워크샵 자료집 1-13, 2003.

기록양식 #1

세포 표본 준비 기초 기록서

품 명 :________________ 시 험 일 자 :____________________

제조(구입)번호 :________________ 시 험 자 :____________________

제조(구입)일자 :________________ 확 인 자 :____________________

1. 시험준비

1) 부착성 세포의 경우 기존 배지 제거. 부유성 세포인 경우 원심분리기(기기 번호:)로 175 × g에서 5분간 원심분리 후 기존 배지 제거.

2) 카코딜산 완충액(Lot #: , 유효기간:) 10 ~ 20 mL를 이용하여 세포 세척(75 cm^2 기준).

3) 완충액 제거 후 수 밀리미터 깊이가 되도록 2% 글루타르알데하이드 (Lot #: , 유효기간:) 첨가. 부유성 세포의 경우 제거하고 남은 약간의 완충액 상에서 다시 부유시킴.

4) 1시간 동안 세포를 고정.

5) 0.1 mol/L의 카코딜산 완충액에서 15분 동안 세척. 3 번 반복.

6) 완충액 제거

7) 1 ~ 2 mL의 2% 오스미윰산(Lot #: , 유효기간:)에서 2시간 동안 2차 고정.

8) 1시간 동안 세포를 고정.

9) 0.1 mol/L의 카코딜산 완충액에서 15분 동안 세척. 3 번 반복.

10) 완충액 제거.

11) 0.5% 우라닐 아세테이트산 마그네슘(Lot #: , 유효기간:)을 플라스크의 경우 20 ~ 40 mL, 튜브의 경우 1 mL 첨가.

12) 4℃에서 밤새 방치.

13) 우라닐 아세테이트산 마그네슘을 제거.

14) 물로 세척.

15) 20 ~ 30 mL의 30% 에탄올(Lot #: , 유효기간:)에서 15분간 탈수(플라스크 기준).

16) 20 ~ 30 mL의 60% 에탄올(Lot #: , 유효기간:)에서 15분간 탈수(플라스크 기준).

17) 20 ~ 30 mL의 90% 에탄올(Lot #: , 유효기간:)에서 15분간 탈수(플라스크 기준).

18) 20 ~ 30 mL의 100% 에탄올(Lot #: , 유효기간:)에서 20분간 탈수(플라스크 기준). 3 회 반복.

19) 부유성 세포인 경우 에탄올 제거 후 29) 번 과정으로.

20) 부착성 세포인 경우 10 mL의 프로필렌 산화물(Lot #: 유효기간:)이 들어있는 바이알 2 개 준비.

21) 에탄올 제거.

22) 첫번째 바이알의 내용물을 플라스크에 첨가.

23) 플라스크 교반.

24) 세포를 포함한 프로필렌 산화물을 바이알로 회수.

25) 두번째 바이알의 내용물을 플라스크에 첨가.

26) 잔존 세포를 포함한 프로필렌 산화물을 바이알로 회수.

27) 두 바이알을 합쳐 수초간 원심분리.

28) 프로필렌 산화물 절반 제거.

29) 프로필렌 산화물과 에폭시 수지의 비율이 2:1이 되도록 에폭시 수지(Lot #: , 유효기간:)를 첨가.

30) 30분 1시간 처리.

31) 프로필렌 산화물과 에폭시 수지의 비율이 1:1이 되도록 에폭시 수지를 첨가.

32) 30분 ~ 1시간 처리.

33) 원심분리 후 순수한 에폭시 수지에서 2시간 처리.

34) 세포를 포매용 캡슐로 이동.

35) 새로운 수지 첨가(온도 20~25℃, 습도 50%).

36) 캡슐을 2,000 × g에서 5분간 원심분리.

37) 60℃의 오븐(기기번호:)에서 24 ~ 48시간 동안 중합.

38) 수분이 없는 곳에서 중합된 블록 보관.

기록양식 #2

절편 제작 기초 기록서

품 명 :________________ 시 험 일 자 :______________________

제조(구입)번호 :________________ 시 험 자 :______________________

제조(구입)일자 :________________ 확 인 자 :______________________

1. 시험 준비

1) 입체 현미경(기기번호:)과 면도칼을 이용하여 블록의 불필요한 부분을 사다리꼴로 삭정.

2) 초박절편기(기기번호:)에 블록을 고정.

3) 유리칼로 표면 삭정.

4) 유리칼을 이용하여 0.5 ~ 1 μm의 절편 제작.

5) 유리봉을 이용하여 슬라이드 위로 절편 이동.

6) 80℃ 신전기(기기번호:) 위에서 건조.

7) 수초간 가열.

8) 80℃에서 1분간 1% 톨루이딘 블루(Lot #: , 유효기간:)로 염색.

9) 증류수로 염색약 세척.

10) 절편 건조.

11) 광학 현미경(기기번호:)으로 관찰 후 전자현미경에서 관찰하고자 하는 부분 선정.

12) 선정된 부위를 제외한 부분 삭정.

13) 블록을 초박절편기에 고정.

14) 다이아몬드 칼(기기번호:)을 이용하여 100 nm의 절편 제작.

15) 절편을 증류수 표면에 띄워 전자현미경용 격자(기기번호:)를 이용하여 수합.

16) 건조.

기록양식 #3

세포 염색 기초 기록서

품　　　명 :＿＿＿＿＿＿＿＿ 시 험 일 자 :＿＿＿＿＿＿＿＿

제조(구입)번호 :＿＿＿＿＿＿＿＿ 시　험　자 :＿＿＿＿＿＿＿＿

제조(구입)일자 :＿＿＿＿＿＿＿＿ 확　인　자 :＿＿＿＿＿＿＿＿

1. 시험 준비

1) 페트리 디쉬의 파라필름 위에 우라닐 아세테이트산(Lot #:　　　　　,
유효기간:　　　　) 준비

2) 전자 현미경용 격자를 침지.

3) 건조되지 않도록 한 후 실온에서 5 ~ 30분간 염색.

4) 전자 현미경용 격자를 증류수로 세척.

5) 파라필름 위에 구연산 납(Lot #:　　　　, 유효기간:　　　　)을 준비.

6) 전자 현미경용 격자를 침지.

7) 5 ~ 20분간 염색.

8) 세척 후 건조.

9) 전자 현미경을 이용한 절편 관찰.

2. 시험 결과

결과 사진 부착

별첨 #1

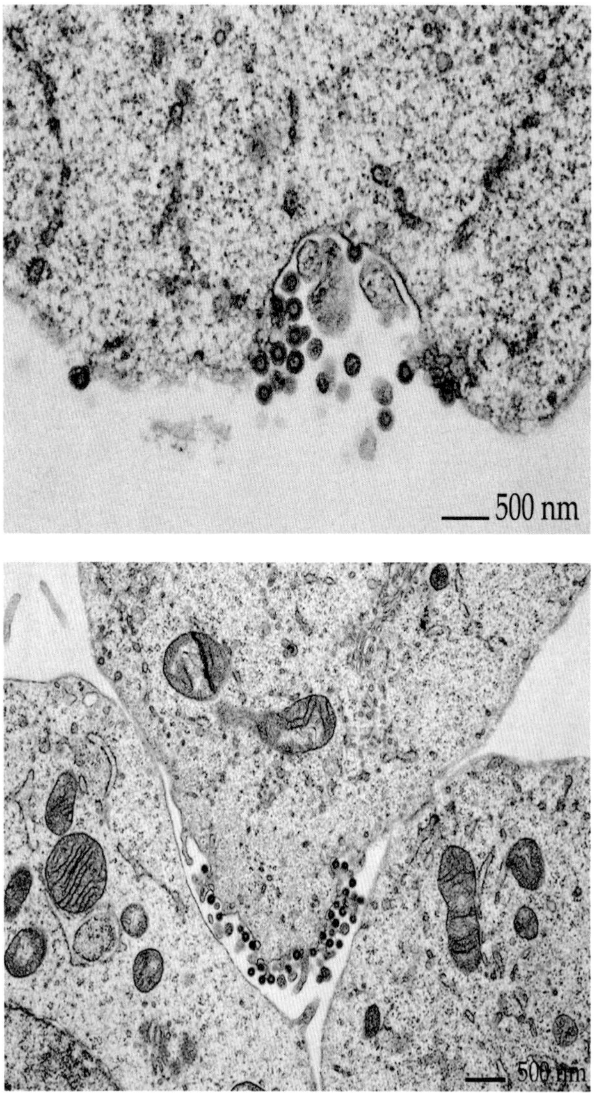

그림 1. RNA 종양 바이러스(Retrovirus)에 감염된

사람 혈구 세포(Lymphocyte).

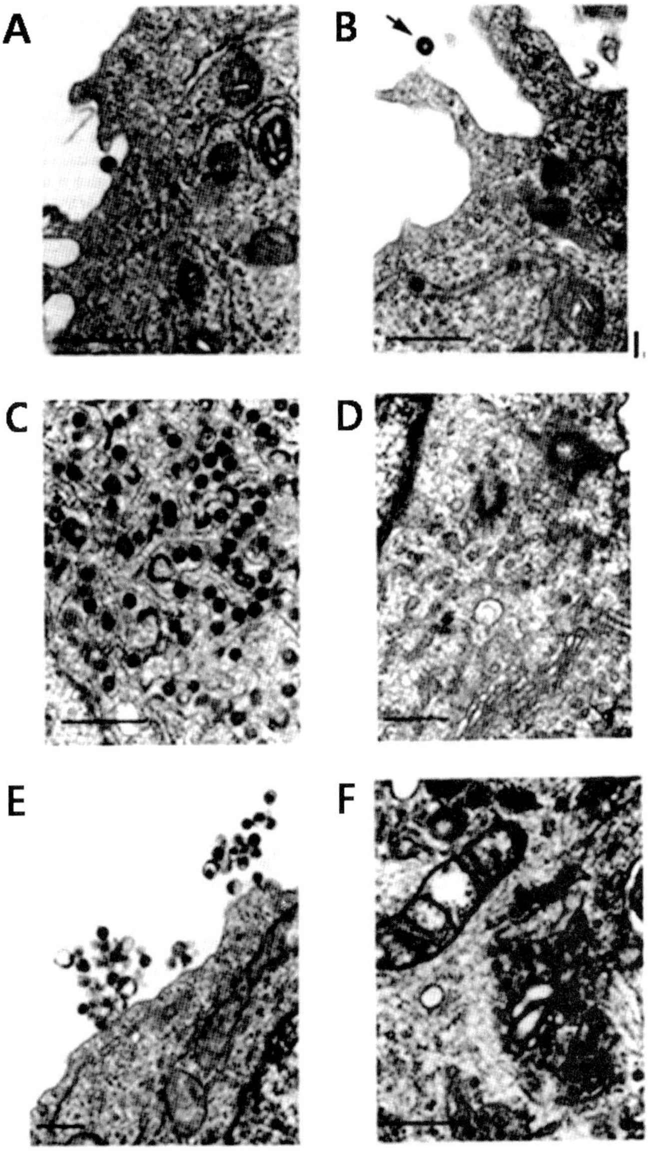

그림 2. 다양한 바이러스 입자들. (A) C-type RNA 종양 바이러스(Retrovirus) 입자. (B) 방출된 RNA 종양바이러스(Retrovirus) 입자. (C) A-type 입자. (D) A-type RNA 종양 바이러스(Retrovirus) 입자. (E) 바이러스 유사 입자(Virus-like particle). (F) R-type 바이러스 입자.

Part II. 제조공정 단계에서 오염 검증

제 9 장. 공정단계에서 세포유래 잔류 DNA 제거검증

(Verification of Residual Cellular DNA Removing in the Manufacturing Process of Biologic Product)

오연선, 박순희

1. 서론 234
2. 목적 237
3. 적용범위 238
4. 기기 및 기구 238
5. 시약 및 시액 240
6. 흐름도 242
7. 시험방법 242
8. 결과판독 248
9. 결과 (예) 248
10. 결과기록 251
11. 참고문헌 252

제 9 장

공정단계에서 세포유래 잔류 DNA 제거검증
(Verification of Residual Cellular DNA Removing in the Manufacturing Process of Biologic Product)

1. 서론

DNA 클로닝 기술의 발달에 힘입어 최근 세포와 재조합 DNA 벡터를 이용한 유용 유전자의 발현에 대한 연구가 활발히 진행되고 있고, 이를 이용한 생물· 생명공학 의약품 생산도 증가하고 있다. 이에 따라 생물·생명공학의약품의 품질(quality)에 대한 고려 또한 증대 되고 있는 추세이다. 동물 세포로부터 생산된 생물·생명공학 의약품의 품질은 외래의 오염물질에 의해 오염 되어 있는지에 따라 크게 영향을 받게 된다. 동물유래 생물·생명공학의약품의 오염원은 크게 세 가지 범주로 나눌 수 있는데, 바이러스나 다른 전염 병원체에 의한 오염, 숙주 세포 유래 DNA(cellular DNA)에 의한 오염, 세포를 배양하는데 이용 되었던 다양한 첨가물에 의한 오염이 그것이다.

숙주 세포의 잔류 DNA가 문제되는 것은 일정한 생명 주기를 갖는 세포주를 산업적으로 편리하게 이용할 수 있도록 연속세포주(continuous cell line)로 변형 시켰다는 데에서 그 문제가 기인한다. 사실 바이러스 백신의 생산에 이용되어 온 초대배양 세포(primary cell)는 백신 생산에 있어 안전하면서도 성공적으로 이용 되었다. 그러나 연속세포주는 초대배양 세포와는 달리 성장을 조절하는 유전자가 제대로 기능을 하지 못하도록 유전적 변형이 이루어진 것이다. 그러므로 이러한 세포주에서 유래한 DNA는 다른 세포에 대하여 성장을 조절하지 못하게 하거나 암을 유발 시킬 수 있는 인자를 포함할 수 있으므로 안전성 면에서 문제를 일으킬 수 있다. 따라서 연속세포주를 생물·생명공학의약품의 제조에 사용하기 위해서는 발암유발성을 지닌 숙주세포 DNA가 포함될 가능성에 대하여 주의를 기울여야 한다.

1986년 WHO 연구그룹(study group)은 연속세포주에서 생산하는 생물·생명공학 의약품에 대한 오염 DNA의 허용 한도를 지정하였다. 보고에 의하면 의약품 일회 용량(dose)에 세포 유전체(cell genome)당 발암성(oncogenic) DNA 100 copy를 함유하는 1 ng DNA의 tumor형성 확률은 10^{-9}이하이다.[(1)] 이를 근거로 하여 WHO 연구그룹은 연속세포주로부터 의약품 생산 시, 세포유래 DNA(cellular residual DNA)가 100 pg 이하일 경우 숙주세포 유래 잔류 DNA와 관련한 위험을 무시할 수 있다고 결정했다. 그러나 여기서 중요한 점은 세포 유래의 잔류 DNA가 갖는 문제가 DNA 자체에 있는 것이 아니라, 활성화된 발암유전자를 암호화하는 특정 DNA 단편에서 기인하므로 이러한 단편을 최소화 해야 한다는 것이다.[(2)]

생물·생명공학 의약품에서 DNA 불순물의 검출과 정량을 위하여 PCR(polymerase chain reaction)을 이용하는 방법, DNA 총량한계분석법(total DNA threshold assay), 방사성 동위원소(radioactive labeling) 또는 비방사성 동위원소(nonradioactive labeling)인 바이오틴 처리를 한 탐침(probe)을 이용한 닷블랏교잡분석법(dot-blot 혼성교잡) 등이 개발되어 왔다. PCR을 이용하는 분석방법이 가장 민감한 실험방법이긴 하지만 각 핵산 단편을 위한 염기서열(sequence) 특이적인 탐침(probe)이 고안되어야 하기 때문에 일반적인 숙주세포유래 잔류 DNA나 RNA의 검출 방법으로는 적합하지 않다. DNA 총량한계분석법은 단쇄 DNA와 단쇄 DNA에 부착할 수 있는 단백질(single-stranded DNA binding protein, SSB), 단클론 항체, 그리고 스트렙타비딘(streptavidin)의 복합체 형성을 이용해서 DNA를 정량하는 것이다. 바이오틴이 접합된 단쇄 DNA 부착 단백질이 특이적 단쇄 DNA에 부착하고 이는 다시 접합된 바이오틴에 의하여 스트렙타비딘에 부착하게 되며 마지막으로 단쇄 DNA에 부착할 수 있는 우레아제(urease)가 접합된 단클론 항체가 단 가닥의 DNA에 부착함으로써 복합체를 형성하게 된다(그림 1). 이렇게 형성된 복합체는 바이오틴화된 멤브레인을 통과할 때 멤브레인에 부착되어 우레아 첨가시 복합체에 포함되어 있는 우레아제의 활성에 의해 pH가 변한다. 이러한 pH의 변화는 실리콘 센서(silicon sensor)의 표면전위에 변화를 일으키고 표면 전위 변화는 pH의 변화에 비례한다. pH 변화의 비율은 효소의 양에 비례하며 따라서 효소에 결합되어 있는 DNA의 양과 상응하므로 이를 통해 잔류 DNA의 양을 측정 할 수 있는 것이다.

생물·생명공학의약품에서 잔류 DNA는 잠재적인 위험 요인이기 때문에 규제기관에서 권장하는 가이드라인에 맞는 제품을 생산하기 위해서 제거 되어야 하고 평가 되어야 한다[4].

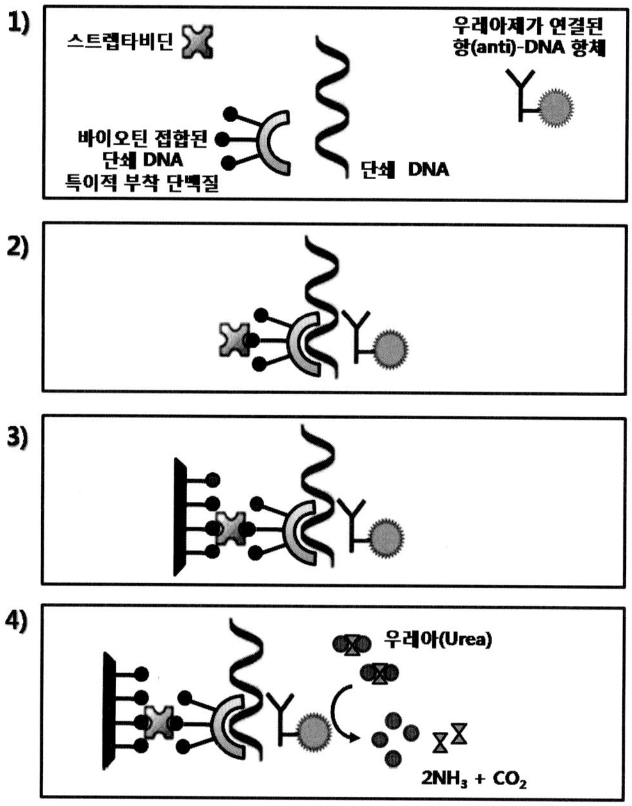

그림 1. DNA 총량한계분석법.

1) 단쇄 DNA, 스트렙타비딘, 바이오틴 접합된 단쇄 DNA 특이적 부착 단백질, 우레아제 접합된 단 가닥 DNA 특이적 부착 단클론 항체가 서로 혼재해 있다.

2) 단쇄 DNA 특이적 부착 단백질과 우레아제가 접합된 단쇄 DNA 특이적 부착 단클론 항체가 단쇄 DNA에 부착하며 복합체를 형성한다.

3) 형성된 복합체가 바이오틴화 된 멤브레인을 통과할 때에 복합체의 자유롭게 노출된 스트렙타비딘에 의하여 멤브레인에 부착된다.

4) 우레아 첨가 시 복합체에 있는 우레아제 작용에 의하여 pH가 변화하고 이에 따라서 residual DNA양을 정량한다.[3]

2. 목적

생물·생명공학의약품의 생산에 이용되는 연속세포주는 순도와 안정성에 있어서 적절한 통제를 받을 수 있도록 특성이 기술 되어야 한다. 또한 생물·생명공학 의약품이 숙주 세포로부터 유래한 발암성 DNA 단편(oncogenic DNA fragment)에 의하여 오염될 경우 이러한 숙주 세포 유래의 잔류 DNA가 재조합 생물의약품에 잠재된 위험 요소로 작용 할 수 있으므로 규제기관의 가이드라인에 따라서 그에 대한 적절한 평가와 제거과정이 필수적으로 이루어져야 한다. 이와 같은 이유에서 최종 산물의 순도와 안전성을 보장하기 위하여 재조합 DNA에 의한 단백질 생산과정에서는 정제되지 않은 대량의 수확물과 세포파쇄물(cell lysate) 그리고 생산과정의 배양액을 이용하여 숙주 세포 유래의 잔류 DNA가 오염되어 있는 지를 테스트 하여야 한다. 이 장에서는 임의적으로 선정된 디옥시게닌(digoxigenin) 표지의 DNA 탐침을 이용한 닷블랏교잡분석법(dot blot 혼성교잡)을 이용하여 재조합 DNA에 의한 단백질의 생산 과정과 최종산물에서의 숙주 세포 유래의 잔류 DNA를 검출하고 정량한다.

3. 적용범위

유전자를 이입(transfection)시켜 제조한 연속세포주를 이용하여 생산하는 생물, 생명공학의약품의 제조공정과 최종제품에서의 숙주유래 DNA를 검출하고 정량하는 데에 이용한다.

4. 기기 및 기구

1) 원심분리 로터

(1) 제조회사 : Beckman / (2) 모델명 : SW41

2) 원심분리 필터 유닛

(1) 제조회사 : Millipore / (2) 모델명: Centri plus YM-100

3) 초음파 파쇄기(sonicator)

(1) 제조회사 : Sonics & Materials inc. / (2) 모델명 : Vibra cell

4) 저울

(1) 제조회사 : Mettler Toledo / (2) 모델명 : B303-S

5) pH 측정기

(1) 제조회사 : Corning / (2) 모델명 : 530

6) 냉장고

(1) 제조회사 : Corning / (2) 모델명 : 530

7) 전자 현미경(inverted microscope)

(1) 제조회사 : JEOL / (2) 모델명 : JP/JEM-1010

8) DNA 전기영동기

(1) 제조회사 : Mupid / (2) 모델명 : Mupid 2-plus

9) DNA 비쥬얼라이저(visualizer)

(1) 제조회사 : 서린 / (2) 모델명 : SL-20

10) 원심분리기

(1) 제조회사 : Eppendorf / (2) 모델명 : 5417R

11) 마이크로 원심분리기

(1) 제조회사 : Labnet / (2) 모델명 : mid-spin C-1200

12) 볼텍스

(1) 제조회사 : Scientific industries / (2) 모델명 : Genie 2

13) 항온수조

(1) 제조회사 : Precision / (2) 모델명 : 180

14) 기타 실험기구

(1) 나일론 멤브레인(Roche Applied Science)

(2) 닷블랏(dot-blot) 여과장치(BIO-RAD)

(3) 진공건조오븐(Heraeus Instruments) / (4) 랙 (Rack)

(5) 피펫 에이드(Drummond) / (6) 1회용 피펫 5 mL(Falcon)

(7) 1회용 피펫 10 mL(Falcon) / (8) 1회용 피펫 25 mL(Falcon)

(9) 마이크로피펫(Gilson) / (10) 마이크로피펫 팁(Sarsted)

(11) 비이커 / (12) 매스실린더 1 L(Nalgene)

(13) 매스실린더 500 mL(Nalgene) / (14) 매스실린더 100 mL(Nalgene)

5. 시약 및 시액

1) 시약

(1) QIAmp DNA blood kit(Qiagen, USA)

(2) QIAGEN blood mini kit(Qiagen, USA) / (3) DNase(sigma, USA)

(4) DIG High Prime DNA Labeling and Detection Kit(Roche Applied Science, Germany)

바이알 1; DIG-하이 프라임(DIG-High Prime)

바이알 2; DIG 표지된 대조군 DNA

바이알 3; DNA 희석 완충액

바이알 4; 항 디옥시게닌 AP 접합체(anti-dioxigenin-AP conjugate)

바이알 5; NBT/BCIP 완충액

바이알 6; 블록킹 용액(blocking solution)

① DNA 혼성화 용액

가. 완충액 1 : 말레익산 완충액

0.1 M maleic acid, 0.15 M NaCl

NaOH로 pH를 7.5로 맞춤

나. 완충액 2 : 블록킹 용액

상기 6번 바이알을 말레익산 완충액으로 1:10 희석

다. 완충액 3 : 검출 완충액

0.1 M Tris, 0.1 M NaCl, 50 mM $MgCl_2$, pH 9.5

② 항체용액

상기 4번 바이알을 (항-디옥시게닌-AP) 완충액 2번으로 1:2000 희석

③ 세척용 완충액

말레익산 완충액에 Tween 20을 0.3% (w/v)가 되게끔 넣음

④ 색 기질 용액

40 μL의 NBT/BCIP 스톡(stock)을 2 mL의 3번 완충액에 넣어 매번 새로 만듦

(5) DIG Easy Hyb (Rohe Applied Science, Germany)

(6) VECTASTAIN ABC-Amp 시약(Vector laboratories, Burlingame CA, USA)

(7) NBT/BCIP (Vector laboratories, Burlingame CA, USA)

(8) Micro BCA kit (Pierce, Rockford, USA)

2) 시액

(1) 10% SDS

(2) 5 × SSC

0.1% (w/v) N-lauroylsarcosine

0.02% (w/v) SDS

1% 블록킹 용액(1/10 부피의 10X 블록킹 용액)

(3) TE 완충액 (10 mM Tris-Cl; 0.5 mM EDTA; pH 9.0)

6. 흐름도

닷블랏혼성교잡법

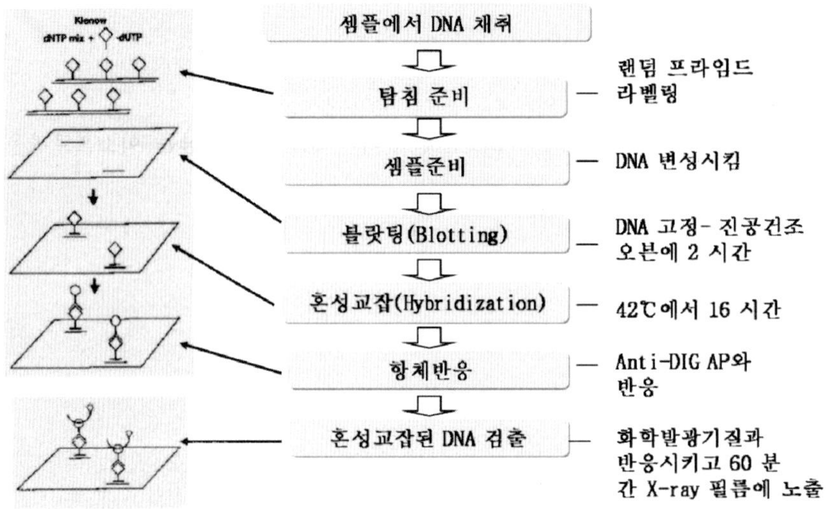

7. 시험방법

1) 숙주 세포로부터의 DNA 분리[5]

QIAGEN blood mini kit(Genomic-tip)을 이용

QIAGEN Tip	20/G	100/G	500/G
DNA 수용 한계	1 ~ 20 μg	10 ~ 100 μg	80 ~ 500 μg
세포 수용 한계	5×10^6	2×10^7	1×10^8

(1) QIAGEN 지노믹-팁 20/G, 지노믹-팁 100/G, 혹은 지노믹-팁 500/G를 1 mL, 4 mL or 10 mL 의 QBT 완충액으로 안정화(equilibrate) 시키고 중력에 의하여 흘러내려 보낸다.

(2) 특정 시료 준비의 마지막 단계 파쇄 프로토콜의 마지막 단계의 시료를 10초 동안 최고 속도로 볼텍스(vortex)하고 그것을 안정화 된 QIAGEN 지노믹-팁에 넣는다. 중력에 의하여 시료가 레진에 들어갈 수 있도록 한다.

(3) QIAGEN 지노믹-팁을 3 × 1 mL, 2 × 7.5 mL 혹은 2 × 15 mL 의 QC 완충액으로 씻어준다. 유전체(genomic) DNA를 2 × 1 mL, 1 × 5 mL 혹은 1 × 15 mL 의 QF 완충액으로 용출(elution)한다.

(4) 1.4 mL, 3.5 mL, 혹은 10.5 mL (전체 부피의 0.7 배)의 상온 이소프로판올(isopropanol)을 용출된 DNA에 넣어서 DNA를 침전 시킨다. 침전된 DNA를 다음 5A나 5B의 단계를 통해 회수한다.

(5A) 튜브를 10 ~ 20 회 뒤집어서 DNA를 침전시키고 유리 막대를 이용하여서 유리막대에 DNA를 감은 후 6A 단계를 진행한다.

(5B) 다른 방법으로는, 섞은 즉시 5,000 × g 이상에서, 4℃로 최소 15 분간 원심 분리한 후 상층액을 조심스럽게 제거하고 6B를 진행한다.

(6A) 즉시 유리막대에 감긴 DNA를 0.1 ~ 2 mL 의 적합한 완충액 (예, TE, pH 8.0, 또는 10 mM Tris-Cl, pH 8.5)이 들어있는 마이크로원심분리 튜브에 옮긴다. DNA 시료를 55℃에서 1 ~ 2시간 동안 놓아 두거나 밤새도록 교반기에 돌린다.

(6B) 원심분리 된 DNA 펠렛(pellet)을 1 mL, 2 mL, 혹은 4 mL 의 차가운 70% ethanol로 씻는다. 짧게 볼텍스해주고 5,000 × g 이상에서 4℃로 10분 동안 원심 분리한다. 펠렛을 건드리지 않도록 조심스럽게 상층액을 제거한다. 5 ~ 10분 동안 공기 중에 말리고 0.1 ~ 2 mL의 적합한 완충액(예를 들면 pH 8.0 혹은 pH 8.5인 10 mM Tris-Cl의 TE 완충액)을 넣는다. 55℃에서 1 ~ 2시간 동안 놓아 두거나 교반기에서 밤새도록 DNA를 녹인다.

2) 표준의 DNA 표지 방법[6]

(1) 1 μg (10 ng - 3 μg)의 주형 DNA를 넣고 반응 바이알(vial)당 멸균된 증류수로 최종 부피를 16 μL까지 맞춰준다.

(2) 끓는 물에 10분간 넣어서 DNA를 열에 의하여 변성시킨다. 재빨리 얼음/염화나트륨 이나 얼음/에탄올에 담근다.

(3) 4 μL 의 DIG-High Prime을 넣고 섞어서 짧게 원심분리한다.

(4) 1 ~ 20 시간 동안 37℃에서 반응시킨다.

(5) 2 μL의 0.2 M EDTA를 넣거나 10분간 65℃에서 열을 가해주면서 반응을 멈춘다.

3) 표지 효율의 정량

(1) DIG 표지된 DNA의 일부를 300, 100, 30, 10, 그리고 3 pg/μL로 희석한다.

① 1 μg/mL (1 ng/μL, 1000 pg/μL) = A

② A를 1:3.3 으로 희석 10 μL 를 23 L H_2O에 넣은 것 = B (300 pg/μL)

③ A를 1:10 으로 희석 5 μL 를 45 L H_2O에 넣은 것 = C (100 pg/μL)

④ B 를 1:10 으로 희석 5 μL 를 45 L H_2O에 넣은 것 = D (30 pg/μL)

⑤ C를 0 으로 희석 5 μL 를 45 L H_2O에 넣은 것 = E (100 pg/μL)

⑥ D를 1:10 으로 희석 5 μL 를 45 L H_2O에 넣은 것 = F (3 pg/μL)

(2) 각 5 개의 희석된 용액을 정량 분석 스트립의 표시된 지역 내에 1 μL의 점으로 찍는다. 공기 중 에서 대략 2분간 말린다.

(3) 테스트 스트립스(strips)를 2 mL의 다음의 용액에 차례로 담근다. 각 단계 사이에는 티슈 페이퍼에 과도한 액체 물방울을 제거한다.

① 바이알 1; 2 번 완충액 - 블록킹(blocking) 2분

② 바이알 2; 항체 용액 3분

③ 바이알 1; 2 번 완충액 - 블록킹(blocking) 1분

④ 바이알 3; 1 번 완충액 - 세척 1분

⑤ 바이알 4; 3 번 완충액 - 평형화 1분

⑥ 바이알 5; 색 기질(DARK)과 함께 반응 5 ~ 30분

(4) 최대 30분 후에 재빨리 증류수에 헹궈서 발색 반응을 멈춘다. 빛으로부터 보호시킨 채 3 MM 와트만 페이퍼(Whatman paper)위에 놓고 공기 중에서 말린다.

(5) 대조군의 색 강도와 비교하여 DIG로 표지 된 DNA를 정량 한다.

4) 정제 단계별 DNA의 추출[(7)]

정제 단계별 시료와 최종 생산물의 시료는 단백질 정량에 의해 각각 약 100 μg의 단백질로 균등화한 후, QIAmp DNA blood kit을 이용하여 정제 단계별 시료로부터 DNA를 추출한다.

(1) 20 μL의 QIAGEN 프로티아제 (혹은 프로티아제 K)를 1.5 mL 마이크로 센트리퓨지 튜브의 바닥에 넣는다.

(2) 200 μL의 시료를 마이크로 원심분리 튜브에 넣는다.

(3) 200 μL의 AL 완충액을 시료에 넣는다. 볼텍싱으로 15초간 섞는다.

(4) 56℃에서 10분간 배양한다.

(5) 마이크로 원심분리기 튜브를 짧게 원심 분리하여 뚜껑의 안쪽에 묻어 있는 액체를 제거한다.

(6) 200 μL의 96 ~ 100% 에탄올을 시료에 첨가하고 볼텍싱으로 15초간 다시 섞는다. 섞은 후에 짧게 원심 분리하여 마이크로센트리퓨즈 튜브의 뚜껑 안쪽에 묻어 있는 액체를 제거한다.

(7) 혼합물을 가장자리가 젖지 않도록 조심스럽게 QIAamp 스핀 컬럼 (2 mL 의 콜렉션 튜브(collection tube)에 들어있는)에 옮기고 뚜껑을 닫고 6,000 × g (8,000 rpm)에서 1분간 원심분리한다. QIAamp 스핀 컬럼을 깨끗한 2 mL의 새로운 콜렉션 튜브에 옮기고 여과되어 나온 액체가 들어있는 튜브는 버린다.

(8) 가장자리가 젖지 않도록 조심스럽게 QIAamp 스핀 컬럼을 열고 500 μL의 AW1 완충액을 첨가한다. 뚜껑을 닫고 6,000 × g (8,000 rpm)에서 1분간 원심 분리한다. QIAamp 스핀 컬럼을 깨끗한 2 mL의 새로운 콜렉션 튜브에 옮기고 여과되어 나온 액체가 들어있는 콜렉션 튜브는 버린다.

(9) 가장자리가 젖지 않도록 조심스럽게 QIAamp 스핀 컬럼을 열고 500 μL의 AW2 완충액을 첨가한다. 뚜껑을 닫고 20,000 × g (14,000 rpm) 에서 3분간 원심분리한다.

(10) AW2 완충액의 잔재가 남아있을 것을 염려한다면 QIAamp 스핀 컬럼을 깨끗한

2 mL의 새로운 collection tube에 옮기고 여과되어 나온 액체가 들어있는 collection tube는 버린다. 20,000 × g (14,000 rpm)에서 1분간 원심분리한다. 단, 이때의 콜렉션 튜브는 키트(kit)에 제공되지 않는다.

(11) QIAamp 스핀 컬럼을 1.5 mL의 마이크로 원심분리기 튜브에 옮기고 여과되어 나온 액체가 들어있는 collection tube는 버린다. 조심스럽게 QIAamp 스핀 컬럼을 열고 200 μL 의 AE 완충액이나 멸균된 증류수를 넣는다. 상온에서(15 ~ 20℃) 1분간 배양하고 6,000 × g (8,000 rpm)에서 1분간 원심 분리한다.

5) DNA 고정을 위한 닷블랏팅(dot-blotting)

(1) DNA의 닷블랏팅(dot-blotting)을 위하여 숙주 세포 DNA 스톡 용액의 표준 DNA는 1000, 500, 250, 100, 50 10, 5, 1, 0.5 그리고 0.1 ng의 농도로 희석하여 준비한다.

(2) 표준 DNA 스톡 용액과 각 정제 단계에서 추출한 DNA 시료에 0.4 M 수산화나트륨(NaOH)과 10 mM EDTA를 첨가한 후, 100℃에서 10분 동안 열을 가한다.

(3) 각 시료는 6 × SSC 완충액에 미리 적셔진 나일론 멤브레인에 점으로 찍는다(spotting).

(4) 시료를 닷블랏 여과장치를 사용하여 여과시킨 후, 나일론 멤브레인을 2 × SSC 완충액에서 세척하여 평형을 유지시킨다.

(5) 고압 멸균 오븐에서 2시간 동안 80℃에 굽는다.

6) 혼성교잡(혼성교잡)과 검출

(1) DNA로 블랏팅 후 구워진 멤브레인을 미리 온도를 맞춘 혼성교잡 완충액(DIG Easy Hyb)를 가지고 42℃에서 30분 동안 부드럽게 흔들어주면서 혼성교잡의 전처리(pre-혼성교잡)를 시행한다.

(100 cm^2의 멤브레인당 20 mL의 완충액 사용)

(2) 랜덤 프라이밍 법으로 표지된(Random primed labeling) DNA 탐침(5 ~ 25 ng/mL)을 끓는 수조에서 5분 동안 열에 의해 변성시킨 후 재빨리 얼음에

식힌다. 42℃에서 미리 온도를 맞춘 혼성교잡 완충액을 멤브레인에 첨가하고 거품이 생기지 않도록 주의하면서 멤브레인을 잠기게 한다.

(2.5 mL의 완충액 사용/100 cm^2의 멤브레인당).

(3) 전처리 혼성교잡 완충용액과 DNA 탐침 혼합액을 멤브레인에 부어서 42℃에서 최소 6시간, 가장 좋게는 16시간 동안 반응 시킨다.

(4) 혼성교잡 반응 후 멤브레인을 2X SSC (0.1% SDS 포함) 완충액으로 상온에서 5분씩 두 차례 씻어낸다.

(5) 이후 멤브레인을 0.5X SSC (0.1% SDS 포함) 완충액으로 42℃ 혹은 68℃ 미만의 온도에서 15분간 두 차례 씻어낸다.

(6) 세척 완충액 (0.1 M 말레익산(Maleic acid, 0.15 M NaCl; pH 7.5; 0.3% (v/v) Tween 20)에 멤브레인을 1 ~ 5분간 세척 후, 100 mL의 블록킹 (blocking) 용액 2 에 30분간 반응시킨다.

(7) 항-DIG-알칼리 포스파타제(Anti-DIG-alkaline phosphatase)를 완충액 2 에 5 mU/ mL로 희석한다.

(8) 멤브레인을 20 mL의 항체 수용액에서 30분간 반응시킨다.

(9) 100 mL의 수세 완충액으로 15분간 2 차례 수세한다.

(10) 2 ~ 5분간 20 mL의 검출 완충액 (0.1 M Tris-HCl, 0.1 M NaCl, pH 9.5)으로 안정화 시킨다.

(11) 멤브레인을 DNA쪽이 위로 가도록 현상 폴더(development folder)에 놓고 20 방울(1 mL)의 CSPD 수용액을 떨어뜨린다. (혹은 NBT/BCIP에 반응시킨다.) 멤브레인 위에 공기방울이 생기지 않도록 즉시 폴더의 두 번째의 시트로 덮어 기질이 균등하게 퍼질 수 있도록 한다. 5분간 반응시킨다.

(12) 여분의 액체는 짜내고 현상 폴더(development folder)의 가장자리를 싼다.

(13) 젖은 멤브레인을 37℃에서 5 ~ 15분 동안 반응시킨다.

(14) 상온에서 X-선 필름에 15 ~ 25분간 노출시킨다.

8. 결과판독

혼성교잡시에 정확한 양의 탐침을 사용하기 위하여 농도를 알고 있는 DIG로 표지된 핵산 대조군의 연속 희석에 의해서 표지 반응시 DIG로 표지된 탐침의 수득률을 산정한다.

다음으로 랜덤 프라이밍 방법으로 표지하여 만든 탐침을 사용한 닷블랏 혼성교잡 분석법의 감광도를 결정한다. 이 경우 0.1 ng까지의 DNA를 검출 할 수 있는 감광도를 가짐을 확인하여야 한다.

검출한계 0.1 ng의 유효성을 가지는 지를 결정하기 위해 반복성과 재연성 실험을 수행한다. 각각 다른 3 일에 걸쳐서 두 개의 다른 멤브레인에 각각 네 번씩 0.1 ng의 숙주 세포 유래 DNA를 블랏팅하여 반복성과 재현성을 확인한다. 반복성과 재현성이 확인된 후에 정량이 된 표준 DNA (standard DNA)를 이용하여 숙주세포 유래 잔류 DNA양을 결정하기 위한 대조군을 만든다.

각 정제 단계에서 얻은 시료와 최종 산물로부터 추출한 DNA를 나일론 멤브레인에 블랏팅하고 거기에 숙주 세포 특이적인 랜덤 프라이밍 방법으로 표지된 탐침을 적용한다. 혼성교잡 분석법은 SSC 완충액을 사용하고, 블랏의 신호는 실험 과정에 묘사된 데로 NBT/BCIP를 이용하여 검출한다. 검출된 숙주 세포의 잔류 DNA의 양을 standard DNA의 결과와 비교하여 결정하고 0.1 ng 이하인 경우 산물에 있는 숙주세포의 잔류 DNA가 안전한 수준으로 있는 것으로 판정한다.

9. 결과 (실험 예)

농도를 알고 있는 DIG로 표지된 핵산 대조군의 연속 희석에 의해서 표지 반응시 DIG로 표지된 탐침의 수득률을 산정한다. 이 때 표지된 DNA의 양을 산정한 결과에 의하면 DNA 시료는 제조자의 매뉴얼에 따라 μL 당 20 ng의 표지된 탐침을 함유하도록 희석 되어야 한다(그림 2).

이 예에서는 재조합 단백질을 정제하는 5 개의 다른 단계로부터 시료와 최종산물을 얻어 분석하였다. 각 단계에 존재하는 잔류 DNA의 양은 랜덤 프라이밍 방법으로 표지하여 만든 숙주 세포 DNA로 만들어진 기준 DNA의 신호 강도와 비교함으로써 결정하였다. 랜덤 프라이밍 방법으로 표지하여 만든 탐침을 사용한 닷블랏 혼성교잡 분석법은 0.1 ng까지의 DNA를 검출 할 수 있는 감광도를 가짐을 확인하였다(그림 3). 검출한계의 유효성을 확인하기 위한 반복 실험을 수행하기 위해 각각 다른 3 일에 걸쳐서 두 개의 다른 멤브레인에 각각 네 번씩 0.1 ng의 숙주 세포 유래 DNA를 블랏팅하여 결과를 확인하였다(그림 4).

재조합 단백질의 정제 과정에서 잔류하는 숙주세포 DNA의 검출과 정량을 위해서 실험방법에 묘사한 방법으로 재조합 바이러스에 감염된 숙주 세포로부터 생산된 5 단계의 정제 과정 시료와 최종 산물을 분석하였다. 각 정제 단계에 존재하는 숙주 세포의 잔류 DNA 양은 랜덤 프라이밍 방법을 사용하여 숙주 세포의 DNA로부터 생산한 기준 DNA에서 관찰된 명암 강도와 비교하여 결정하였다. 각 정제 단계시료와 최종 산물로부터 추출한 DNA를 나일론 멤브레인에 블랏팅하고 거기에 숙주 세포 특이적인 랜덤 프라이밍 방법으로 표지된 탐침을 적용하였다. 실험방법대로 닷블랏혼성교잡 실험을 시행하였고 그 결과는 그림 5에 제시하였다. 이 예에서 잔류 DNA의 양을 감소시키기 위해 염화세슘 평형 밀도구배 초원심분리 단계를 거친 시료에 디엔아제(DNase)를 처리한 경우 최종 생산물에 존재하는 숙주 세포의 잔류 DNA의 양은 50% 이상 감소하였다. 그 결과 단백질 100 μg 당 숙주 세포의 잔류 DNA는 약 0.5 ~ 1 ng으로 나타났다.

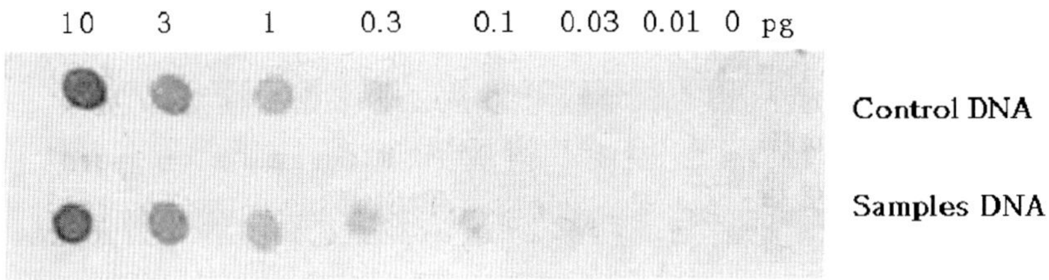

그림 2. DIG 표지된 DNA의 수율 추정.

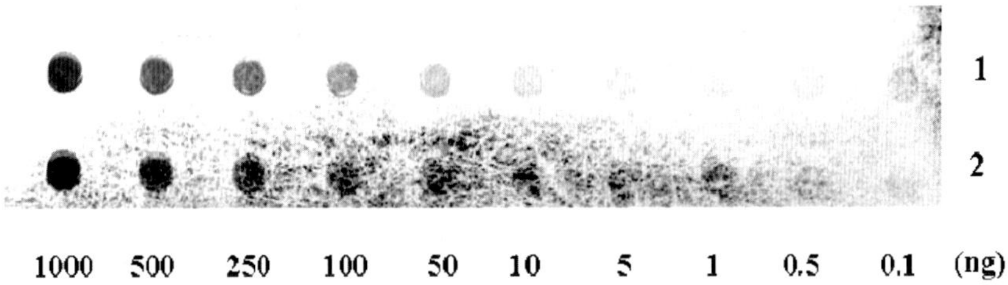

그림 3. 혼성교잡분석법의 검출 한계.

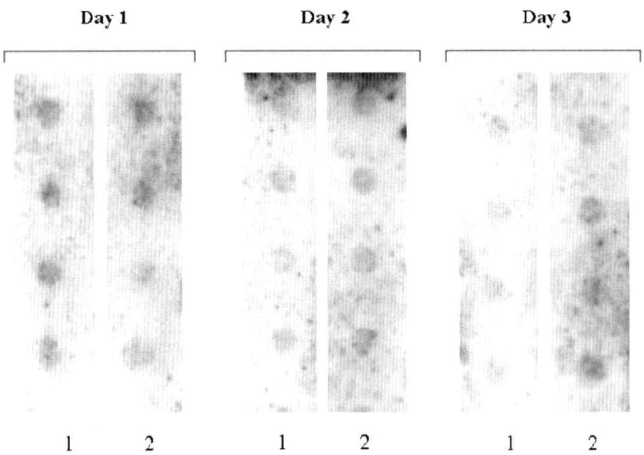

그림 4. 혼성교잡분석법의 반복성과 재현성 확인 (0.1 ng DNA).

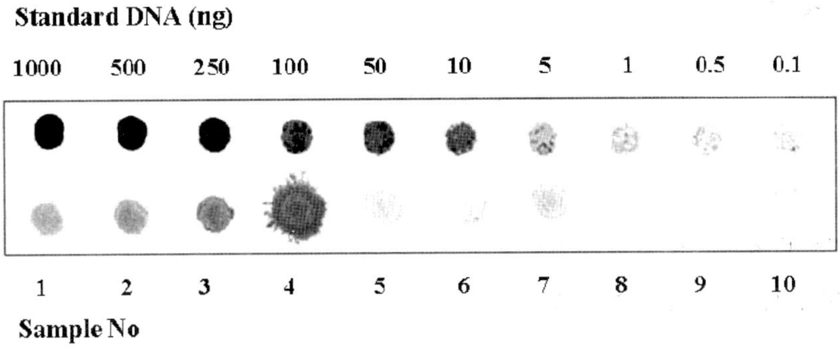

No	Steps of process	ng of DNA/ 100 ㎍ of protein
1	Detergent lysis	< 10
2	Sonication treatment	< 10
3	Sucrose cushion centrifugation	< 10
4	CsCl equilibrium density centrifugation	< 50
5	DNase treatment	< 1.0
6	Dialysis	< 0.5
7	Concentration	< 1.0
8	Vero 9013 cells	< 0.1
9	BHK-21 cells	< 0.1
10	Buffer control	< 0.1

그림 5. 닷블랏 혼성교잡.

10. 결과기록

1) 기록양식 #1 : 잔류 DNA 시험 성적서

11. 참고문헌

1) 김찬화, 생물의약품의 불순물 관리, 한림원, p.93-106, 2004.

2) WHO Requirements for the Use of Animal Cells as in vitro Substrates for the Production of Biologicals (Requirements for Biological Substances No. 50). *Biologicals* **26**, 175-193, 1998.

3) Bucher biotec Protocols, Procedures and references.

4) Son, H.K., Jeong, H.S., Kim, Y.L., Kim, S.N., Shin, J.H., Seong, B.L., Min, H.K. and S.N. Park* Detection and Quantification of Residual DNA during Purification of Recombinant HPV Type 16L1 Virus-Like Particles, 2004.

5) Qiagen, Protocol and Handbook, Qiagen Blood Mini Kit, USA

6) Wendy, P. DIG High Prime DNA Labeling and Detection Kit Protocols. 2002.

7) Qiagen, Protocol and Handbook, QIAamp DNA Blood Mini Kit, USA

기록양식 #1

숙주세포 유래 잔류 DNA의 검출/정량 시험 기록서 (Detection and Quantification of Residual Cellular DNA)

품　　　명 :________________ 시 험 일 자 :____________________

제조(구입)번호 :________________ 시　험　자 :____________________

제조(구입)일자 :________________ 확　인　자 :____________________

1. 시험 준비

1) 단백질 정제를 위해 배양된 세포

2) 숙주 유래의 DNA

3) 나일론 멤브레인

4) 고압 건조 오븐

5) QIAGEN blood mini kit (Lot#________, 유효기간 ____________)

6) DIG Easy Hyb (Lot#________, 유효기간 ____________)

7) QIAmp DNA blood kit (Lot#________, 유효기간 ____________)

8) VECTASTAIN ABC-Amp reagent (Lot#________, 유효기간 ____________)

9) NBT/BCIP (Lot#________, 유효기간 ____________)

10) DNase (Lot#________, 유효기간 ____________)

11) Micro BCA kit (Lot#________, 유효기간 ____________)

12) TE 완충액 (Lot#________, 유효기간 ____________)

2. 방법

1) 표준의 DNA 표지 : __________의 주형 DNA를 넣고 반응 용기당 멸균된 증류수로 최종 부피를 _________μL 까지 맞춰줌. 끓는 물에 ___분간 넣어서 DNA를 열에 의하여 변성시킴. 재빨리 얼음/염화나트륨이나 얼음/에탄올에 담금. _______μL 의 DIG-High Prime을 넣고 섞어서 짧게 원심분리. _____시간 동안 동안 _____℃에서 반응. ________μL 의 0.2 M EDTA를 넣거나 ___________분간 ______℃에서 열을 가해주면서 반응을 멈춤.

DIG 표지된 DNA 수율 :

결과 사진 붙이기

2) 혼성교잡과 검출

(1) DNA로 블랏팅 후 구워진 멤브레인을 미리 온도를 맞춘 혼성교잡 완충액 (DIG Easy Hyb)를 가지고 ______℃에서 ____분 동안 부드럽게 흔들어주면서 전-혼성교잡 시킴 (20 mL의 완충액 사용 / 100 cm^2의 멤브레인당).

(2) 랜덤 프라이밍 법으로 표지된 DNA 탐침(________ng/mL)을 끓는 수조에서 분 동안 열에 의해 변성시킨 후 재빨리 얼음에 식힘. _______℃에서 미리 온도를 맞춘 혼성교잡 완충액을 멤브레인에 첨가하고 거품이 생기지 않도록 주의하면서 멤브레인을 잠기게 함 (2.5 mL의 완충액 사용 / 100 cm^2의 멤브레 인당).

(3) 전-혼성교잡 완충용액과 DNA 탐침 혼합액을 멤브레인에 부어서 ______℃에서 최소 _____시간, 가장 좋게는 16시간 동안 반응 시킴.

(4) 혼성교잡 반응 후 멤브레인을 low stringency 완충액 (2X SSC containing 0.1% SDS)으로 상온에서 ______분씩 ______차례 씻어냄.

(5) 이후 멤브레인을 0.5X SSC 완충액 (0.1% SDS함유, 42℃에서 또는 < 68℃)에서 ______분간 ______차례 씻어냄.

(6) 세척 완충액 (0.1 M maleic acid, 0.15 M NaCl; pH 7.5; 0.3% (v/v) Tween 20)에 멤브레인을 _____분간 세척 후, ______의 블락킹 용액 2에_____분간 반응시킴.

(7) 항-DIG-알칼리 포스파타제를 완충액 2 에 _____mU/mL로 희석함.

(8) 멤브레인을 ______mL의 항체 수용액에서 _____분간 반응시킴.

(9) _____mL의 세척용 완충액으로 _____분간 ______차례 세척.

(10) _________분간 _________mL의 Detection 완충액 (0.1 M Tris-HCl, 0.1 M NaCl, pH 9.5)으로 안정화.

(11) 멤브레인을 DNA쪽이 위로 가도록 현상 폴더에 놓고 ____방울 (____mL)의 CSPD 수용액을 떨어뜨림.(혹은 NBT/BCIP에 반응시킴) 즉시 멤브레인을 멤브레인 위에 공기방울이 생기지 않도록 폴더의 두 번째의 시트로 덮어 기질이 균등하게 펴질 수 있도록 함.

____분간 반응.

(12) 여분의 액체는 짜내고 현상 폴더의 가장자리를 쌈.

(13) 젖은 멤브레인을 37℃에서 _____분 동안 반응.

(14) 상온에서 X-선 필름에 ______분간 노출.

3) 닷블랏혼성교잡분석법의 검출 한계 : (______ng)

따라서 (______μL)당 (______ng)의 표지된 탐침을 함유하도록 한다.

결과 사진 붙이기

4) 닷블랏혼성교잡분석법의 재현성 확인

구분	1 차 확인일	2 차 확인일	3 차 확인일
결 과			
양성대조군			

(______ng DNA 사용)

결과 사진 붙이기	결과 사진 붙이기	결과 사진 붙이기

5) 단백질 정제 과정 중 잔류 DNA량 확인

셈플 번호	정제 과정	100 μg 단백질 당 잔류 DNA 양 (ng)
1		(ng)
2		(ng)
3		(ng)
4		(ng)
5		(ng)
6		(ng)
7		(ng)
8		(ng)
9		(ng)
10		(ng)

결과 사진 붙이기

제 10 장. LAL Kinetic-QCL® 이용 In Vitro 발열물질 검출시험

(In Vitro Pyrogen Test Using LAL Kinetic-QCL®)

장준호, 김현일

1. 서론 260

2. 목적 265

3. 적용범위 265

4. 기기 및 기구 265

5. 시약 및 시액 266

6. 흐름도 268

7. 시험방법 269

8. 결과판독 281

9. 결과 282

10. 결과기록 283

11. 참고문헌 283

제 10 장

Limulus Amebocyte Lysate (LAL) Kinetic-QCL® 이용 *In Vitro* 발열물질 검출시험

(*In Vitro* Pyrogen Test Using Limulus Amebocyte Lysate (LAL) Kinetic-QCL®)

1. 서론

체내에서 발열반응을 일으킬 수 있는 모든 물질을 총칭하여 "발열물질(파이로젠, pyrogen)"이라고 한다.[(1)] 파이로젠에 의한 발열반응은 박테리아나 바이러스 같은 오염원에 의한 병리현상에 비해 급속하게 일어나기 때문에 적절한 처치를 하기 어려운 문제점이 있다. 의약품을 생산하는 과정 중에 가장 흔하게 오염되는 파이로젠이 바로 "엔도톡신(endotoxin)"인데, 1997 년에 발간된 유럽약전(European Pharmacopoeia)에 의하면 인체에 허용가능한 엔도톡신의 양은 kg 체중 당 1 시간에 5 엔도톡신 유닛(endotoxin unit, EU)이다. 엔도톡신 유닛은 엔도톡신의 생물학적 활성을 표시하는 단위로서 대략적으로 1 EU에는 100 pg정도의 엔도톡신이 포함되어 있다.[(2)] 따라서 주사제 같이 체내에 직접 주입하는 의약품의 경우 엔도톡신과 같은 파이로젠을 포함하고 있어서는 안되며, 생산 공정은 파이로젠의 오염을 예방할 수 있어야 한다. 현재 의약품의 발열성시험으로는 발열성물질시험법과 엔토톡신시험법이 고시되어 있는데, 본 장에서는 엔도톡신에 대한 시험법에 한하여 고찰한다.

엔도톡신은 일반적으로 그람음성(gram-negative) 박테리아의 세포외벽에 존재하는 물질(그림 1)로 세포벽에 견고하게 부착되어 있지만 세균이 증식하거나 사멸할 때 지속적으로 주변에 방출된다.[(2)] 자연상태의 엔도톡신은 지질, 탄수화물로 구성되어 있으며 자연상태에서 대단히 안정하고 열에 강하며 음전하를 띄고, 큰 분자량(1,000,000 달톤(dalton) 이상)을 가진다.[3] 이러한 성질로 인해 엔도톡신은 한번 오염되면 제거하기가 힘들고 제거 하더라도 많은 비용과 노력이 들므로 사전에 오염되지 않도록 주의하는 것이 가장 중요하다.

엔도톡신을 정제하여 단백질 부분을 제거했을 때 이 물질을 지방다당체(lipo-polysaccharide, LPS)라 부르며 LAL시험에 있어 표준(standard)으로 사용 된다(그림 1B). 지방다당체의 구성성분은 지방 A(lipid A), 중심다당체(corepoly-saccharide), O-특이적 다당체 사슬(O-specific polysaccharide side chain)로 구성되어 있으며(그림 1B), 이 중에서 발열성을 나타내고 LAL 시약과 반응하는 부분은 지방 A 부분이다. 같은 무게의 지방다당체라 하더라도 LAL 반응성에 차이를 보이는 것은 바로 이 지방 A 부분의 비율이 다르기 때문이다.[3]

일반적으로 파이로젠을 검출하는 방법에는 크게 두 가지가 있는데, 바로 토끼를 이용하는 방법과 LAL 시약을 이용하는 방법이다. 토끼를 이용하여 검출하는 방법은 대상물질을 정맥내로 주사하여 토끼의 체온이 증가되는 정도를 통해 파이로젠을 검출하는 방법이다. 이 방법의 경우 엔도톡신 이외의 파이로젠에 대해서도 검출을 할 수 있는 장점이 있으나, 동물실험의 어려움과 많은 비용이 들고, 정확한 정량적인 판단을 하기 어렵다는 단점이 있다.[3]

LAL 은 아메리카 대륙의 대서양 연안에 분포하는 투구게 (*Limulus polyphemus*)의 순환혈액세포의 추출물로 엔도톡신을 만나게 되면 다단계의 효소반응을 일으켜 최종적으로 겔을 형성한다(그림 2).[4]
LAL 시약을 이용하는 방법은 오직 지방다당체만을 검출하기 때문에 그람양성균 유래의 엔도톡신, 바이러스 및 곰팡로부터 유래한 파이로젠을 검출하지 못한다는 단점이 있다. 하지만 다른 파이로젠은 엔도톡신에 비해 발열성이나 발열성을 기초로 한 다른 부작용이 미미한 편이어서 엔도톡신을 중심으로 하는 파이로젠 검출 방법이 일반화 되었으며, 이미 미국이나 유럽 등에서는 토끼를 이용하는 기존의 발열성물질 시험이 엔도톡신 검출 시험으로 대체 되었다.

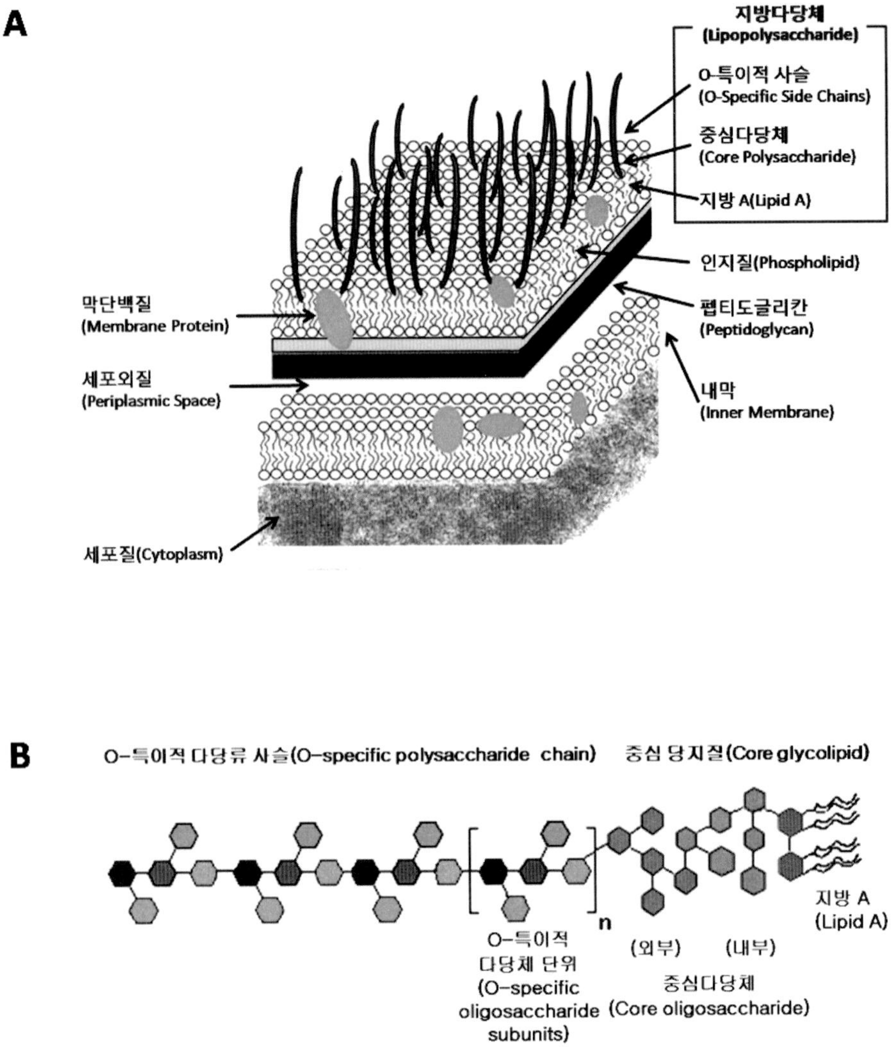

그림 1. (A) 그람음성 박테리아의 세포막의 모식도, (B) 그람음성 박테리아의 지방다당체(lipopolysaccaride, LPS).

엔도톡신 시험법은 크게 두가지로 나눌 수 있다. 즉 제품 내에 들어있는 엔도톡신의 한도를 정해, 그 한도 이상인지 이하인지 만을 판단하는 정성적인 방법인 겔화법과 시험 샘플 내의 엔도톡신을 정량하는 방법인 키네틱법 등이 있다(그림 2).[6,7]

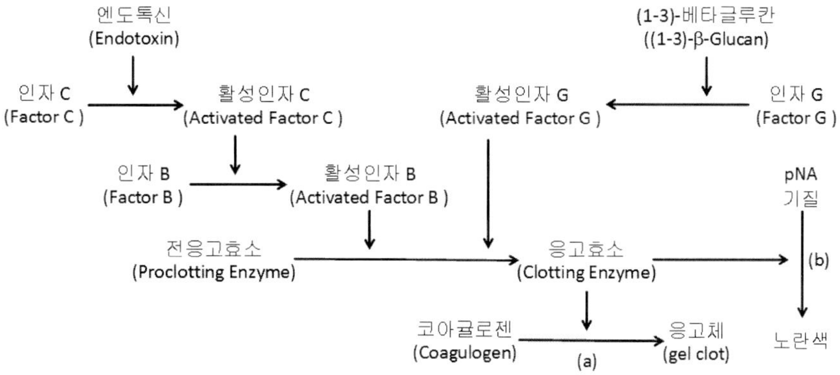

그림 2. LAL 시험법의 원리. (a) 겔화법과 비탁법, (b) 비색법. 엔도톡신이 투구게의 순환혈액세포의 추출물(Limulus amoebocyte lysate, LAL)의 전응고효소(proclotting enzyme)를 활성화 시켜서 겔화를 일으킨다.[5]

1) 겔화법 (정성분석)

이미 정해진 시험감도를 가진 시약에 시료를 넣어, 그 시료 내에 시약과 반응하여 겔화 될 수 있는 농도 이상의 엔도톡신이 함유되어 있는 경우 겔이 형성되고, 그렇지 않은 경우에는 겔이 형성되지 않도록 고안된 방법으로 합격 또는 불합격만을 판단하는 방법이다. 이 방법은 가장 오래된 엔도톡신 시험법으로 전세계적으로 오랫동안 널리 쓰여지고 있다. 이 방법의 장점은 비교적 간단한 실험으로 쉽게 실험할 수 있고 항온조 등의 기본적인 장비만으로 시험이 가능하다는 점이다. 하지만 정량분석이 아니라는 점과 많은 수의 시료를 시험할 경우 번거롭다는 단점이 있다.

2) 키네틱법 (정량분석)

이 방법은 최근 10 년 동안 개발되고 발전된 방법이다. 정량 분석법에는 비탁법 (kinetic turbidimetric assay, KTA)과 비색법 (kinetic chromogenic assay, KCA)이 있다. 비탁법은 엔도톡신과 LAL 시약이 반응해 최종적으로 활성화된 응고효소에 의해 coagulogen 이 coagulin 으로 겔화할 때에 발생하는 탁도 변화를 340 nm 에서 광학분석장치에 의해 측정하는 방법이다.[8] 비색법은 합성 chromogenic peptide 가 coagulogen 을 대체한다. 비색법에서는 효소반응의 활성의 결과로 p-nitroaniline (pNA) 기질로부터 pNA 가 분리되어 나온다. 분리된 pNA 는 노란색을 띠며, 이를 405 nm 에서 측정한다 (그림 2 의 (b)경로). 이 때 발색의 정도는 엔도톡신의 양에 비례한다.[8]

정량분석법에서는 이미 알고 있는 농도의 엔도톡신을 이용하여 표준 직선을 만들고, 동시에 시료를 시험하여 시료가 엔도톡신과 만나 겔을 형성 하는 과정 중의 탁도나 발색의 정도를 측정하여 시료의 엔도톡신 양을 표준직선에 대입하여 정량한다. 이 방법의 장점은 정량분석을 할 수 있다는 점과 많은 수의 시료를 시험할 경우 비용이 저렴하고 시간이 빠르다는 점이다. 단점은 시험을 수행하기 위해 숙련된 분석자가 있어야 하는 점과 별도의 기기가 필요하므로 초기 투자 비용이 많다는 점이다.

이 장에서는 비색법을 이용하여 엔도톡신을 검출 및 정량한다. 시료를 LAL 시약과 섞어준 후, 배양(incubation) 기능이 있는 마이크로플레이트 리더(reader)와 LAL 시험 전용 프로그램(software)을 이용해서 흡광도가 일정 O.D. 값(0.2)에 도달하는 노란색이 발색될 때까지의 반응시간을 측정한다. 이렇게 측정된 반응시간을 표준 엔도톡신 용액을 이용해서 만든 검량선의 반응시간과 비교해서, 시료 내에 존재하는 엔도톡신의 양을 확인 할 수 있다. 만약, 시료 내에 많은 양의 엔도톡신이 존재하면 반응 시간이 짧아지게 되고, 적은 양의 엔도톡신이 존재하면 반응이 늦게 일어나서 반응시간이 길어지게 된다.

2. 목적

본 시험법은 인체 내에서 발열반응을 일으키는 원인 물질인 엔도톡신 양을 비색법으로 정량하는데 목적이 있다.

3. 적용범위

본 시험법은 주사용수, 원액, 최종원액과 완제품에 함유되어 있는 엔도톡신의 양을 측정하는데 실시되는 비색법에 적용된다.

4. 기기 및 기구

1) 자동 마이크로플레이트 리더(Automated Microplate Reader)

(1) 제조회사 : Cambrex / (2) 모델명 : ELx808, QM-AMR1

2) Vortexer

(1) 제조회사 : Thermolyne / (2) 모델명 : M37615

3) 타이머

(1) 제조회사 : RedLion / (2) 모델명 : CUB7T

4) 8채널 멀티피펫(8 channel multipipettor)

(1) 제조회사 : Eppendorf

(2) 모델명 : 30-300 μL, 8-channel, complete(Cat No. 3114 000.158)

5) pH 측정기

(1) 제조회사 : Corning / (2) 모델명 : 440

6) 기타 실험기구

(1) 마이크로 피펫 1,000 μL (Gilson) / (2) 마이크로 피펫 200 μL (Gilson)

(3) 무(無)엔도톡신 폴리스티렌 플라스틱 튜브(endotoxin free poly-styrene plastic tube) 또는 탈(脫)파이로젠 보로실리케이트 유리관(depyrogenated borosilicate glass tube, 10 × 75 mm)

(4) 무(無)엔도톡신 일회용 피펫 팁(endotoxin free disposable pipette tip) 1,000 μL

(5) 무(無)엔도톡신 일회용 피펫 팁(endotoxin free disposable pipette tip) 200 μL

(6) 시험관 랙(test tube rack) 또는 튜브 랙

(7) 96-웰 마이크로플레이트(96-well microplate, Quality Scientific Plastics)

5. 시약 및 시액

1) 시약

(1) 엔도톡신(Endotoxin, Biowhittaker, Cat. No. E50-643)

(2) Kinetic-QCL Reagent® (Biowhittaker, Cat. No. E50-643)

(3) LAL Water (Biowhittaker, Cat. No. W50-640)

2) 시액

(1) 표준 엔도톡신 용액의 준비

비색법(kinetic chromogenic assay, KCA)을 이용해서 시료 내의 엔도톡신의 농도를 알기 위해서는 정확한 검량선이 필요하다. 이 때 최소 3개 농도의 표준 엔도톡신이 필요하며, 0.005 ~ 50.0 EU/mL 사이에서 표준 엔도톡신의 농도를 정하는 것이 최적이다. 하지만 경우에 따라서는 적당한

농도로 표준 엔도톡신의 농도나 범위를 조절할 수 있다.

다음의 표는 표준 엔도톡신의 희석배율을 참고로 나타낸 것으로, 필요에 따라 희석배율을 다르게 변화 시킬 수 있다.

표 1. 농도별 엔도톡신 표준용액의 준비

엔도톡신 표준액의 농도 (EU/mL)	LAL Water의 양 (μL)	엔도톡신 표준용액의 양 (μL)
5	540	50 EU/mL 엔도톡신 표준용액 60
0.5	540	5 EU/mL 엔도톡신 표준용액 60
0.05	540	0.5 EU/mL 엔도톡신 표준용액 60
0.005	540	0.05 EU/mL 엔도톡신 표준용액 60

① 표준 엔도톡신이 들어있는 용기(vial)의 금속테두리(metal ring)를 완전히 제거한 후, 시약의 분석증명서(certificate of analysis, COA)에 명시되어 있는 양의 엔도톡신 시험용 물을 표준 엔도톡신 용기에 첨가한다. 용기의 입구를 파라필름(parafilm)으로 잘 밀봉한 후, 적어도 15분 동안 vortex를 한다. 이렇게 녹인 표준 엔도톡신은 50 EU/mL의 표준 엔도톡신 용액이 된다. 이 표준 엔도톡신 용액을 이용해서, 10 배씩 연속적으로 희석해서 필요한 농도의 표준 엔도톡신 용액을 준비한다.

② 필요한 수만큼의 희석용 희석튜브(dilution tube)를 준비해서 각 농도를 표시한 후, 각 희석튜브에 540 μL의 엔도톡신 시험용 물을 넣는다.

③ 5.0 EU/mL로 표시한 희석튜브에 60 μL의 50 EU/mL의 표준 엔도톡신 용액을 넣고, 적어도 1분간 vortex해서 섞어준다.

④ 0.5 EU/mL로 표시한 희석튜브에 60 μL의 5 EU/mL의 표준 엔도톡신 용액을 넣고, 적어도 1분간 vortex해서 섞어준다.

⑤ 0.05 EU/mL로 표시한 희석튜브에 60 μL의 0.5 EU/mL의 표준 엔도톡신 용액을 넣고, 적어도 1분간 vortex해서 섞어준다.

⑥ 0.005 EU/mL로 표시한 희석튜브에 60 μL의 0.05 EU/mL의 표준 엔도톡신 용액을 넣고, 적어도 1분간 vortex해서 섞어준다.

6. 흐름도

1) 50 EU/mL 표준 엔도톡신 용액의 준비

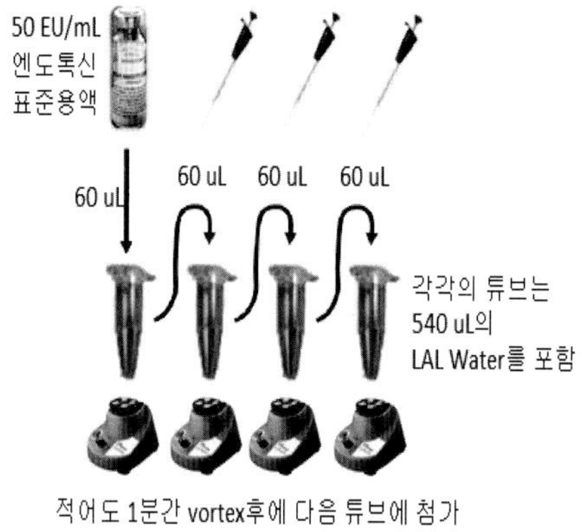

2) 5 EU/mL ~ 0.005 EU/mL 표준 엔도톡신 용액의 준비

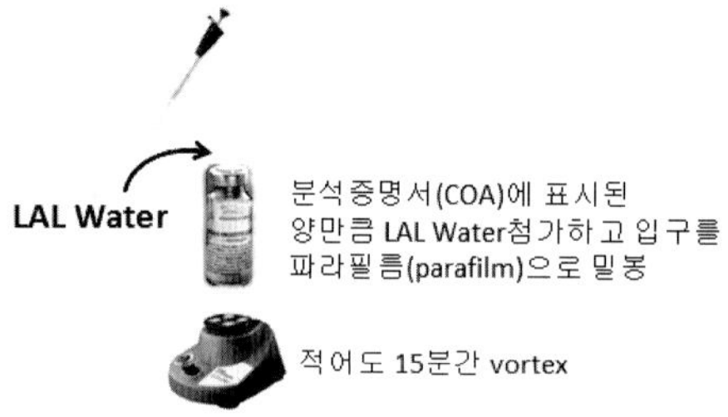

3) 검량선의 신뢰성 확인시험, 반응간섭인자 확인시험 및 일상시험

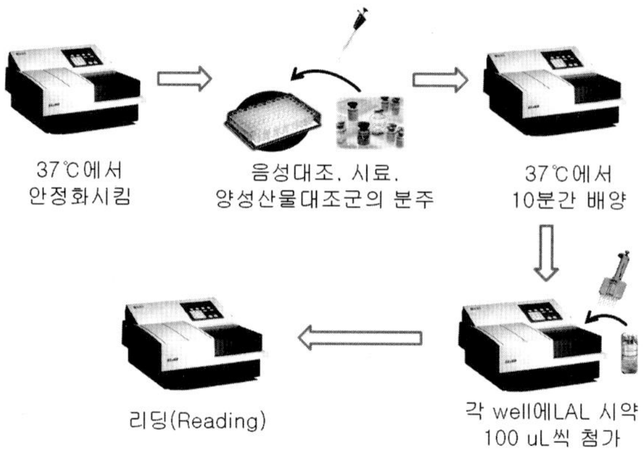

7. 시험방법

1) 시료의 준비

(1) 시료나 시약과 접촉하는 모든 기구들은 무(無)엔도톡신(endotoxin-free) 이어야 한다. 유리 재질의 기구는 250℃에서 30분간 가열해서 무(無)엔도톡신으로 만들고, 피펫, 팁 등과 같은 플라스틱 재질의 기구는 무(無)엔도톡신으로 준비한다.

(2) 시료의 산도는 pH 6.0 ~ 8.0 이어야 한다. 만약, 필요하다면 무(無)엔도톡신 산(endotoxin-free acid) 이나 염기(base), 또는 pH 조절용 완충액를 이용해서 pH를 맞춰준다.

(3) 시료의 저장은 모든 세균학적인 활성도(bacteriological activity)가 정지되는 조건, 또는 엔도톡신의 양이 증가하지 못하는 조건에 저장한다. 예를 들면, 시료는 2 ~ 8℃ 에서 24시간 이하로 보관하고, 만약 더 오랫동안 보관해야 한다면 얼려서 보관한다.

2) 비색법(KCA)에는 다음과 같은 4가지 시험과정이 포함된다. 이 실험을 위해서는 배양(incubation)기능이 있는 마이크로플레이트 리더(micoplate reader)와 LAL 시험 전용 프로그램이 필요하다. 다음에 나오는 시험 과정은 ELx808 reader와 WinKQCL 프로그램을 이용해서 실험할 때의 시험과정이다.

(1) 검량선의 신뢰성확인 시험(Initial Qualification Assay)

검량선의 신뢰성확인시험(Initial qualification assay)은 FDA의 가이드-라인에 따라서 만들어 졌다. 이 시험법은 LAL 시험의 확인 (validation)과 새로운 로트번호(lot number) 시약의 검증을 위해서 수행한다. 다시 말해 시약(엔도톡신, Kinetic-QCL 시약, LAL Water)의 제조번호가 변경되었을 경우 시약의 감도 확인을 위하여 실시한다.

이 시험법을 제외한 다른 LAL 시험법에서는, 반복 실험한 각 농도의 표준 엔도톡신 웰들의 반응시간의 평균값을 이용하여 표준 엔도톡신 검량선을 만드는 반면, 이 시험법에서는 반복 실험한 각 웰들의 반응시간의 평균을

구하지 않고, 각각의 웰의 반응시간을 이용하여 로그/로그 선형상관 (log/log linear correlation)을 통해서 표준 엔도톡신의 검량선을 만든다.

① 자세한 실험방법 및 프로그램 설정은 [일상시험]난을 참고한다.

② 필요한 농도의 표준 엔도톡신 용액을 준비한다.

③ 리더(Reader)를 켜서, 온도를 37℃로 안정화시킨다.

④ 시험 플레이트(plate) 준비

가. 96-웰 플레이트를 준비한다.

나. 음성대조(blank)로 사용할 엔도톡신 시험용 물을 100 μL씩 4회 반복하여 분주한다(그림 3).

다. 준비한 각각의 농도의 표준 엔도톡신 용액을 1 분간 vortex 해준 후에, 100 μL씩 4회 반복하여 분주한다(그림 3).

(S; Endotoxin 표준용액 (S(0.05) = 0.05 EU/mL의 endotoxin 표준용액), B; Blank)

	1	2	3	4	5	6	7	8	9	10	11	12
A	S (5)	S (5)	S (5)	S (5)								
B	S (0.5)	S (0.5)	S (0.5)	S (0.5)								
C	S (0.05)	S (0.05)	S (0.05)	S (0.05)								
D	S (0.005)	S (0.005)	S (0.005)	S (0.005)								
E	B	B	B	B								
F												
G												
H												

그림 3. 검량선의 신뢰성 확인시험(Initial qualification assay) 시 분주해야 할 표준용액 위치의 예.

라. WinKQCL 프로그램의 템플릿(template)에서 실험할 플레이트를 선택하고 [RUN]을 클릭한다.

마. 준비한 96-웰 플레이트를 리더에 넣고, WinKQCL 프로그램을 통해서 실험을 시작한다. 프로그램에서 [OK]를 클릭해서, 37℃ 에서 10분 동안 반응시킨다.

바. 10분 동안의 반응이 끝나갈 무렵, 필요한 양 만큼의 검체를 준비한다.

검체 한 용기당 2.5 mL의 엔도톡신 시험용 물을 넣어서 거품이 생기지 않게 가볍게 섞어준다. 만약 여러 병의 세포파쇄물을 사용해야 한다면 각각의 용기를 녹인 후, 저장기(reservoir)에 넣어서 좌우로 섞어준 후 사용한다.

사. 반응이 완료되면 준비한 세포파쇄물을 8-채널 멀티피펫(8-channel multipipettor)를 이용해서 각 웰에 100 μL씩 첨가한다. 이 때 플레이트는 리더에서 꺼내지 말고, 리더 뚜껑만 열어서 세포파쇄물을 첨가하고, 웰에 거품이 생기지 않도록 주의해서 넣는다. 만약 팁끝이 시료와 닿으면 다른 팁으로 바꿔서 사용한다.

아. 모든 웰에 검체를 첨가한 후, 바로 리더 뚜껑을 닫고 WinQKCL 프로그램에서 [OK]를 클릭한다. 그러면, 자동으로 30초 동안 섞는 (shaking) 과정이 진행된 후에 분석이 시작된다. 이 때, 96-웰 플레이트의 뚜껑은 덮지 않는다.

자. 컴퓨터 모니터를 통해서 실험의 진행과정을 확인할 수 있으며 반응이 끝나면 결과가 자동으로 저장이 된다.

(2) 반응간섭인자 확인시험(Inhibition / Enhancement Assay)

LAL 반응은 여러 효소들의 활성화를 통해서 일어나는 다단계 반응이므로 정확한 반응이 일어나기 위해서는 적당한 pH, 특정 염(salt), 그리고 2가 양이온이 필요하다. 이런 조건들이 반응이 일어나기에 적당하지 않으면 정확한 결과를 얻을 수 없게 된다. 반응간섭인자 확인실험(INH/ENH assay)은 반응간섭인자의 영향을 받지 않도록 시료의 적당한 희석배수를 결정하기 위해서 수행한다. 처음 실험하는 시료의 경우, 최대유효희석배수를 넘지 않는 범위에서 여러 배수로 희석하고, 각각의 희석한 시료에 대한 양성산물대조군 (postivie product control, PPC)과 함께 실험한다.

전용프로그램은 검체 내에 포함되어 있는 엔도톡신의 양과 비교해서 양성산물대조군에서 회수되는 엔도톡신의 양을 자동적으로 계산해준다. 이 때 회수되는 엔도톡신의 회수율이 50 ~ 200% 범위 안에 포함될 때, 반응간섭인자가 없는 것으로 판정한다.

LAL 시험의 반응간섭현상은 시료 내에 포함된 어떤 물질이 LAL 반응을 촉진시키거나 저해시킬 때 나타난다. 이러한 반응간섭현상의 유무를 확인하기 위해 시료에 이미 알고있는 양의 표준 엔도톡신 용액을 첨가한 양성산물대조군(endotoxin spiking)을 함께 실험한다. (양성산물대조군 웰을 만드는 방법은 아래 [일상시험]을 참고한다.) 양성산물대조군 웰에 첨가할 표준 엔도톡신의 농도는 일반적으로 0.5 EU/mL이 되도록 한다. 단, 시료 내에 엔도톡신이 많이 포함되어 있으면, 첨가할 표준 엔도톡신의 농도를 높여준다. (시료 내에 1 EU/mL 이상의 엔도톡신이 포함되어 있을 때는 5 EU/mL이 되도록 첨가해준다.)

예) 반응간섭인자 확인시험 결과

- 양성산물대조군 웰에 첨가한 표준 엔도톡신의 양이 0.5 EU/mL 일 때

시료의 희석배수	회수된 엔도톡신의 양	회수율	판정
1/10	0.125	25%	반응간섭
1/20	0.212	42.4%	반응간섭
1/40	0.550	110%	반응간섭 없음

일반적으로, 처음 시료를 10배씩 희석해서 반응간섭이 일어나지 않는 희석배수를 찾은 후에, 다시 그 희석배수 근처에서 2배씩 희석해서 실험함으로써 반응간섭이 일어나지 않는 좀 더 정확한 희석배수를 찾는다.

시료가 색도(색깔)를 가지는 경우라도 LAL 시험 시에 어느 정도 희석을 해주기 때문에 크게 영향을 받지는 않는다. 시료 자체의 흡광도가 1.5 이상으로 나올 때는 희석을 해서 실험을 해야 한다.

(3) 일상시험(Routine Assay)

시료의 엔도톡신 농도를 표준 엔도톡신 검량선과 비교해서 시료에 포함된 엔도톡신의 양을 정량하는 시험이다. 일상시험을 수행할 때, 시료의 반응간섭인자를 확인하기 위해서 양성산물대조군(PPC)을 준비해서 동시에 실험해야 한다. 양성산물대조군은 시료에 이미 알고 있는 양의 표준 엔도톡신 용액을 첨가해서 만든다.

① WinKQCL 프로그램을 열어서 사용할 시약, 시료 등에 대한 정보를 입력해서 실험에 사용할 템플릿(template)를 만들어서 저장한다. 이 때, 분석형태 (assay type)는 [K-QCL]로 선택하면, 필요한 템플릿 매개변수(template parameter)가 다음과 같이 자동으로 설정된다.

Delta t (seconds)	: 150
Measurement filter (nm) :	: 405
Delta mOD :	: 200
Number of Reads :	: 40

② 필요한 농도의 표준 엔도톡신 용액과 시료를 준비한다.

③ 리더(Reader)를 켜서, 온도를 37℃로 안정화시킨다.

④ 시험 플레이트(plate)의 준비

가. 96-웰 플레이트를 준비한다.

나. 음성대조(blank)로 사용할 엔도톡신 시험용 물을 100 μL씩 적합한 웰에 넣는다(그림 4).

다. 준비한 각각의 농도의 표준 엔도톡신 용액을 1분간 vortex 해준 후에, 100 μL씩 적합한 웰에 넣는다(그림 4).

라. 준비한 시료을 100 μL씩 적합한 웰에 넣는다. 이 때, 양성산물대조군 웰도 다음과 같이 준비한다(그림 4).

※ 양성산물대조군(PPC)의 준비

첨가하는 표준 엔도톡신 용액의 농도는 보통 실험에 사용하는 표준 엔도톡신 검량선의 중간 값을 이용한다. 예를 들어, 사용하는 표준 엔도톡신 검량선의 농도 범위가 50 EU/mL ~ 0.005 EU/mL 이라면, 먼저 100 μL의 시료를 양성산물대조군 웰에 넣어준 후 5 EU/mL의 표준 엔도톡신 용액을 양성산물대조군 웰에 10 μL첨가 한다. 이렇게 하면, 10 배 희석되므로, 최종농도가 0.5 EU/mL이 된다.

(S; Endotoxin 표준용액 (S(0.05) = 0.05 EU/mL의 endotoxin 표준용액), B; Blank)

	1	2	3	4	5	6	7	8	9	10	11	12
A	S (5)	S (5)	검액A	검액A	검액B	검액B						
B	S (0.5)	S (0.5)	Spike (PPC well)	Spike (PPC well)	Spike (PPC well)	Spike (PPC well)						
C	S (0.05)	S (0.05)										
D	S (0.005)	S (0.005)										
E	B	B										
F												
G												
H												

그림 4. 비색법(Kinetic chromogenic assay) 시행시 분주해야 할 표준용액, 시료, 양성산물 대조군(PPC)의 위치의 예.

마. KQCL 프로그램의 템플릿(template)에서 실험할 플레이트(plate)를 선택하고[RUN]을 클릭한다.

바. 준비한 96-웰 플레이트를 리더에 넣고, WinKQCL 프로그램을 통해서 실험을 시작한다. 프로그램에서 [OK]를 클릭해서, 37℃ 에서 10분 동안 반응시킨다.

사. 10분 동안의 반응이 끝나갈 무렵, 필요한 양 만큼의 세포파쇄물을 준비한다. 세포파쇄물 한 용기당 2.5 mL의 엔도톡신 시험용 물을 넣어서 거품이 생기지 않게 가볍게 섞어준다. 만약 여러 병의 세포파쇄물을 사용해야 한다면 각각의 세포파쇄물을 각 용기에 녹인 후, 저장기(reservoir)에 넣어서 좌우로 섞어준 후 사용한다.

아. 반응이 끝나면 준비한 세포파쇄물을 8-채널 멀티피펫(8-channel multipipettor)을 이용해서 각 웰에 100 μL씩 첨가한다. 이 때 플레이트는 리더에서 꺼내지 말고 리더 뚜껑만 열어서 세포파쇄물을 첨가하고 웰에 거품이 생기지 않도록 주의해서 넣는다. 만약 팁끝이 시료와 닿으면 팁을 새로 바꿔서 사용한다.

자. 모든 웰에 세포파쇄물을 첨가한 후, 바로 리더 뚜껑을 닫고 WinQKCL 프로그램에서 [OK]를 클릭한다. 그러면, 자동으로 30초 동안 섞는 (shaking) 과정이 진행된 후에 리딩(reading)이 시작된다. 이 때, 96-웰 플레이트의 뚜껑은 덮지 않는다.

차. 컴퓨터 모니터를 통해서 실험의 진행과정을 확인할 수 있으며, 반응이 끝나면 결과가 자동으로 저장이 된다.

(4) 엔도톡신의 감도확인 시험(RSE/CSE assay)

이 시험은 표준엔도톡신의 감도를 표준엔도톡신(reference standard endotoxin, RES)의 농도단위(concentration units)로 환산하여 확인하기 위한 실험이다. 이 시험을 위해서는 표준엔도톡신의 희석 시리즈(RSE dilution's single series)와 하나 혹은 그 이상의 대조표준엔도톡신(control standard endotoxin, CSE)의 희석 시리즈(dilution series)가 필요하다. 대조표준엔도톡신 (CSE)의 농도 단위에 따라서 EU/mL 혹은 EU/ng으로 환산된다.

이 시험은 각 시약 제조사에서 수행되며, 각 시약의 분석증명서(certificate of analysis, COA)에 이 시험의 결과가 명시되어 있으므로, 사용자가 직접 수행할 필요는 없다.

엔도톡신 시험법의 검증을 위해서는 다음과 같은 6가지 항목에 대하여 검증을 실시한다.

1) 시험법 밸리데이션 평가 항목

(1) 시험에 사용되는 장비 및 시험법 절차서의 적격성 평가

(2) 사용 도구의 적격성 평가

(3) 사용 시약의 적격성 평가

(4) 검액의 적격성 평가

(5) 시약 제조번호에 따른 일치성 확인의 적격성 평가

(6) 3회 반복 시험 적격성 평가

2) 시험에 사용되는 장비 및 시험법 절차서의 적격성 평가 절차

(1) 평가항목 : 시험에 사용되는 장비 및 시험법 절차서의 적격성 평가

(2) 평가목적 : 시험에 사용되는 장비의 적격성(qualification)이 적합하게 완료 되었는지 확인하고 본 시험의 시험법이 적절하게 작성되었는지 확인하기 위하여 실시한다.

(3) 평가방법

① 시험에 사용되는 장비의 적격성(qualification)이 적합하게 완료 되었는지 확인한다.

② 본 시험의 시험법이 적절히 작성되어 검증 되었는지 확인한다.

(4) 합격기준

① 시험에 사용되는 장비의 적격성(qualification)이 적합하게 완료 되어야 한다.

② 본 시험의 시험법의 절차가 적절히 작성되었으며, 검증 되어 있어야 한다.

3) 사용 도구의 적격성평가 절차

(1) 평가항목 : 사용 도구의 적격성평가

(2) 평가목적 : 시험에 사용되는 도구의 적합함을 확인하는데 목적이 있다.

(3) 평가방법

① 사용되는 도구에 대한 내용을 기재한다.

② 사용되는 도구의 제조번호 및 유효기간 등을 확인한다.

③ 제공된 성적서와 사용 도구를 확인한다.

(4) 합격기준

① 사용 도구는 본 시험에 적합하여야 한다.

② 사용 도구는 각 제조번호와 일치하는 성적서가 있어야 한다.

③ 유효기간이 경과되어서는 안된다.

4) 사용 시약의 적격성평가 절차

(1) 평가항목 : 사용 시약의 적격성평가

(2) 평가목적 : 시험에 사용되는 시약의 적합함을 확인하는데 목적이 있다. (시험에 사용하는 제조번호의 엔도톡신 표준원액과 Kinetic-QCL Reagent의 감도 확인)

(3) 평가방법

본 시험은 "엔도톡신 시험법(카이네틱 비색법)"의 새로운 제조 번호의 시약 사용 시 실시하는 "Initial Qaulification"에 따라 시험한다.

① 본 시험에 사용되는 엔도톡신 표준원액과 Kinetic-QCL Reagent을 각 제조번호에 맞도록 준비한다.

② 엔도톡신 표준원액을 각각 0.005, 0.05, 0.5, 5EU/mL로 LAL Water에 희석하여 준비한다.

③ ②의 희석된 엔도톡신 표준용액을 96-웰 플레이트에 분주한 후 검량선의 신뢰성확인 시험(Initial Qaulification)을 실행한다.

(4) 합격기준

① 표준용액 그래프의 R^2값(correlation coefficient 값)이 0.98 이상이어야 한다.

② %CV 값(coefficient of variation 값, duplicate로 분주된 검액의 차이 값)은 10% 미만이어야 한다.

5) 검액의 적격성 평가 절차

(1) 평가항목 : 검액의 적격성평가

(2) 평가목적 : 엔도톡신 측정에 사용되는 검액이 pH와 희석배수에 따른 간섭작용에 영향을 미치지 않는 범위를 설정하는데 그 목적이 있다.

(3) 평가방법

① 주사용수, 제품원액, 완제품, 배지 등의 검액을 준비한다.

가. 주사용수의 검액 조제 방법

주사용수의 희석 배수	주사용수의 양	LAL Water의 양
원액을 그대로 이용	4 mL	-

나. 제품원액 및 완제품의 검액 조제 방법

원액 및 완제품의 희석 배수	원액 및 완제품의 양	LAL Water의 양
5 배 희석	원액 및 완제품 0.8 mL	3.2 mL
10배 희석	5배 희석된 원액 및 완제품 2 mL	2 mL
20배 희석	10배 희석된 원액 및 완제품 2 mL	2 mL
40배 희석	20배 희석된 원액 및 완제품 2 mL	2 mL

다. 배지의 검액 조제 방법

배지의 희석 배수	배지의 양	LAL Water의 양
10배 희석	배지 0.4 mL	3.6 mL
20배 희석	10배 희석된 배지 2 mL	2 mL
40배 희석	20배 희석된 배지 2 mL	2 mL
80배 희석	40배 희석된 배지 2 mL	2 mL

② 각 검액의 pH를 측정한다.

가. 각 검액 500 µL를 채취한 후 pH를 측정한다.

나. 각 검액 250 µL와 Kinetic-QCL Reagent 250 µL를 섞은 후 pH를 측정한다.

③ "엔도톡신 시험법(카이네틱 시험법)" 에 따라 위의 검액의 엔도톡신을 측정한다.

(4) 합격기준

① pH는 다음과 같아야 한다.

가. 검액과 Kinetic-QCL Reagent를 섞은 후 pH는 중성(pH6.5 ~ 8.0) 이어야 한다.

② 측정된 엔도톡신의 판정 기준은 다음과 같다.

가. 표준용액 그래프의 R^2값(correlation coefficient 값)이 0.98 이상이어야 한다.

나. %CV 값(coefficient of variation 값, Duplicate로 분주된 검액의 차이값)은 10% 미만이어야 한다.

다. Spike 용액의 회수율(%PPC recovery값)은 100 ± 25%이어야 한다.

6) 시약 제조번호에 따른 일치성 확인의 적격성 평가 절차

(1) 평가항목 : 시약 제조번호에 따른 일치성 확인의 적격성평가

(2) 평가목적 : 시험에 사용되는 시약의 제조번호 간 동일 검액의 결과 값이 일치함을 확인하는데 그 목적이 있다.

(3) 평가방법

① "5) 검액의 적격성 평가 절차" 에서 적합한 희석 배수와 pH를 만족한 배지의 검액을 희석하여 조제한다.

② 서로 다른 제조번호의 엔도톡신 표준원액과 Kinetic-QCL Reagent을 준비한다.

③ "엔도톡신 시험법(카이네틱 비색법)" 에 따라 시험을 실시한다.

가. 검액은 동일하며, 각 엔도톡신 표준원액과 Kinetic-QCL Reagent은 서로 다른 제조번호를 사용하여 실시한다.

(4) 합격기준

① "5) 검액의 적격성 평가 절차" 의 (4) 합격기준의 ②항과 동일하다.

② 서로 다른 제조번호를 사용한 시약의 각 엔도톡신 함유량 값의 차이에 대한 판정 기준은 다음과 같다.

가. %CV 값 < 20% 이어야 한다.

7) 3회 반복 시험의 적격성 평가 절차

(1) 평가항목 : 3회 반복 시험의 적격성평가

(2) 평가목적 : 검액의 pH와 희석배수에 따른 설정이 완료된 후 이에 대한 엔도톡신 시험을 3회 반복함으로써 그 값이 적합한 지에 대하여 확인하는데 그 목적이 있다.

(3) 평가방법

① "5) 검액의 적격성 평가 절차" 에서 적합한 희석 배수와 pH를 만족한 제품원액 및 완제품, 주사용수, 배지의 검액을 조제한다.

② "엔도톡신 시험법(카이네틱 비색법)" 에 따라 시험을 실시한다.

(4) 합격기준

① "5) 검액의 적격성 평가 절차" 의 (4) 합격기준의 ②항과 동일하다.

② 각 동일 검액의 엔도톡신 함유량 값의 차이에 대한 판정 기준은 다음과 같다.

가. %CV 값 < 20% 이어야 한다.

8. 결과판독

1) 검량선의 신뢰성확인 시험 (Initial Qualification)은 표준엔도톡신 검량선의 상관계수의 절대값(correlation coefficient, |r|)이 0.98 이상이어야 신뢰성이 있는 것으로 판정한다. 만약 상관계수의 절대값이 0.98보다 작은 경우에는 표준엔도톡신 용액을 새로이 준비하여 시험을 다시한다.

2) 반응간섭인자 확인시험 (Inhibition / Enhancement)은 양성산물대조군(PPC)의 엔도톡신 회수율이 50 ~ 200% 범위 안에 포함될 때, 반응간섭인자가 없는 것으로 판정한다. 만약 반응간섭 인자가 있는 것으로 판정된 경우에는 희석배수를 높게 하여 시험을 다시 한다.

3) 모든 대조군과 검체는 2개 이상의 반복(duplicate)으로 시험하며, 분석된 검액의 변동계수(coefficient of variance, CV)가 10% 미만 이어야 유효한 것으로 판정한다. 만약 변동계수가 10% 이상인 경우 대조군과 검체를 다시 준비하여 시험을 다시 한다.

9. 결과

1) 검량선의 신뢰성확인 시험 (예)

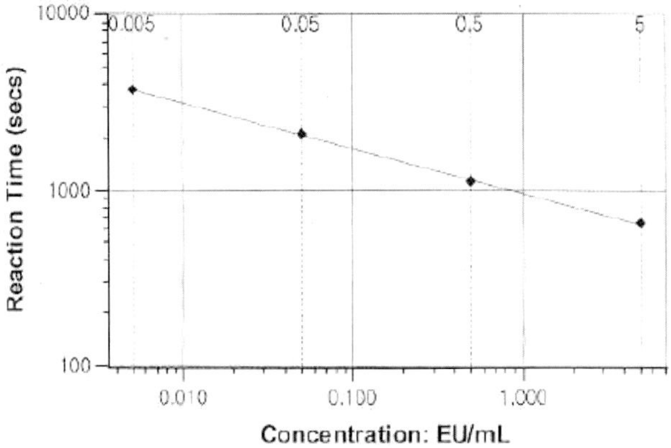

상관계수의 절대값(correlation coefficient, 직선의 기울기의 절대값, |r|) = 1.00으로 상관계수의 절대값이 0.98보다 크므로 신뢰성이 있다.

2) 반응간섭인자 확인 시험 (예)

양성산물대조군(PPC)의 농도 : 0.5 EU/mL

검체	희석 배수	CV (%)	검량선을 통해 계산된 농도 (EU/mL)	양성산물대조군의 엔도톡신농도 - 검체의 엔도톡신농도 (EU/mL) - (1)	양성산물대조군의 엔도톡신 회수율 (%) ((1) / 0.5 × 100)
S1	20	0.19	0.022	0.549	109.8
PPC1		0.32	0.571		
S1	40	0.18	0.009	0.461	92.2
PPC1		0.40	0.470		

S1; 검체, PPC1; 양성산물대조군

양성산물대조군 (PPC)의 엔도톡신 회수율이 50 ~ 200% 범위 안에 포함되므로 희석배수 20, 40에서는 검체에 의한 반응간섭 인자가 없다.

3) 일상 시험

검체	희석배수	CV (%)	검량선을 통해 계산된 농도 (EU/mL) - (1)	(1) × 희석배수 (EU/mL)	평균값 (EU/mL)
S1	20	0.19	0.022	0.440	(0.440+0.360)/2 = 0.400
	40	0.18	0.009	0.360	

검체 S1에 포함된 엔도톡신의 농도는 0.400 EU/mL이다.

10. 결과기록

1) 기록양식 #1 : 시험기록서

2) 기록양식 #2 : Raw data 기록서

11. 참고문헌

1) http://www.thefreedictionary.com/pyrogen

2) http://bric.postech.ac.kr/webzine 2002년 10월호

3) http://www.endosafe.co.kr/lal.html

4) Takashi, M., Shigenori, T., Takanori, N. and Sadaaki, I. A new (1→3)-β-D-glucan-mediated coagulation pathway found in Limulus amoebocyte lysate, *FEBS Lett*. 129, 318-321, 1981.

5) James, F.C. and Susan, M.P. Detection of endotoxin in biological products by the Limulus Test, *Dev. Biol. Stand.* **34**, 7-13, 1977.

6) Korean Pharmacopoeia, 8th ed., 1601-1607, 2002.

7) USP 28-NF23. <85> Bactrial Endotoxins. Rockville, MD: United States Pharmacopeia, 2004.

8) Hwang, S.Y., Choi, H.J., Suh, C.W., Ahn, Y.M., Kim, Y.S. and Lee, E.K. Feasibility study for a Lab-chip development for LAL test, *Korean J. Biotechnol. Bioeng.* **18**(5), 429-433, 2003.

기록양식 #1

엔 도 톡 신 시 험 기 록 서

품 명 : ________________ 시 험 일 자 : ____________________

제조(구입)번호 : ________________ 시 험 자 : ____________________

제조(구입)일자 : ________________ 확 인 자 : ____________________

1. 시험준비

1) 시험에 필요한 기기 및 기구는 준비가 되었는가? (적합, 부적합)

2) 시험에 필요한 시약 및 시액의 잔량 및 유효기간은 시험에 적합한가?

(적합, 부적합)

3) 시험에 필요한 기구 및 초자류는 무(無)엔도톡신(endotoxin-free) 등급이 맞는가? (적합, 부적합)

Kinetic-QCL Reagent® (Lot#_______, 유효기간_________)

LAL water (Lot#_______, 유효기간_________)

Endotoxin (Lot#_______, 유효기간_________)

2. 시험과정

1) 표준 엔도톡신이 들어있는 용기의 금속테두리를 완전히 제거한 후, 시약의 분석증명서(certificate of analysis, COA)에 명시되어 있는 양의 엔도톡신 시험용 물을 용기에 첨가하여 50 EU/mL의 표준엔도톡신 용액을 만든다.

2) 용기의 입구를 파라필름(parafilm)으로 잘 밀봉한 후, 적어도 15분 동안 vortexer를 이용하여 섞어준다.

3) 4개의 무(無)엔도톡신 튜브에 엔도톡신 시험용 물을 540 μL씩 첨가한다.

4) 50 EU/mL의 표준 엔도톡신 용액 60 μL을 첫번째 튜브에 첨가하고 1분간 Vortex하여 5 EU/mL 표준엔도톡신 용액을 만든다.

5) 같은 방법으로 0.5 EU/mL, 0.05 EU/mL, 0.005 EU/mL 표준엔도톡신 용액을 만든다.

6) 엔도톡신 시험용 물을 이용하여 반응 간섭이 없는 희석배수로 검액을 희석한다. 이 때, 2개 이상의 희석배수를 이용하여 희석한다.

(예, 20배 희석과 40배 희석)

7) 준비한 각각의 농도의 표준엔도톡신 용액과 희석된 검액을 1분간 vortexer를 이용해 섞어준 후에, 100 μL씩 2회 반복하여 분주한다. 이 때 양성산물대조군(PPC)도 같이 준비한다.

(S; Endotoxin 표준용액 (S(0.05) = 0.05 EU/mL의 endotoxin 표준용액), B; Blank(LAL water))

	1	2	3	4	5	6	7	8	9	10	11	12
A												
B				S (5)	S (5)	검액A (1/20희석)	검액A (1/20희석)	검액A (1/40희석)	검액A (1/40희석)			
C				S (0.5)	S (0.5)	검액A (1/20희석)	검액A (1/20희석)	검액A (1/40희석)	검액A (1/40희석)			
D				S (0.05)	S (0.05)							
E				S (0.005)	S (0.005)							
F				B	B							
G												
H												

8) 양성산물대조군웰에 5 EU/mL의 표준엔도톡신 용액을 10 μL씩 첨가(spiking) 한다.

(S; Endotoxin 표준용액 (S(0.05) = 0.05 EU/mL의 endotoxin 표준용액), B; Blank(LAL water))

	1	2	3	4	5	6	7	8	9	10	11	12
A												
B				S (5)	S (5)	검액A (1/20희석)	검액A (1/20희석)	검액A (1/40희석)	검액A (1/40희석)			
C				S (0.5)	S (0.5)	검액A (1/20희석)	검액A (1/20희석)	검액A (1/40희석)	검액A (1/40희석)			
D				S (0.05)	S (0.05)							
E				S (0.005)	S (0.005)							
F				B	B							
G												
H												

5 EU/mL 표준엔도톡신 용액을 10 uL씩 첨가하여 양성산물대조군(PPC) well을 준비

9) WinKQCL 프로그램의 템플릿(template)에서 실험할 플레이트(plate)를 선택하고 [RUN]을 클릭한다.

※ 템플릿 매개변수(template parameters)는 아래와 같이 설정되어 있는가?

(적합, 부적합)

Delta t (seconds)	Measurement filter (nm)	Delta mOD	# Reads
150	405	200	40

10) 준비한 96-웰 플레이트를 리더에 넣고, WinKQCL 프로그램을 통해서 실험을 시작한다. 프로그램에서 [OK]를 클릭해서, 37℃ 에서 10분 동안 반응시킨다.

11) 10분 동안의 반응이 끝나갈 때쯤, 필요한 양 만큼의 세포파쇄물을 준비한다. 세포파쇄물 한 용기당 2.5 mL의 엔도톡신 시험용 물을 넣어서 거품이 생기지 않게 가볍게 섞어준다.

12) 반응이 끝나면 준비한 세포파쇄물을 8-채널 멀티피펫(8-channel multi-pipettor)을 이용해서 각 웰에 100 μL씩 첨가한다. 이 때 플레이트는 리더에서 꺼내지 말고 리더 뚜껑만 열어서 세포파쇄물을 첨가하고 웰에 거품이 생기지 않도록 주의해서 넣는다. 만약 팁끝이 시료와 닿으면 팁을 새로 바꿔서 사용한다.

13) 모든 웰에 세포파쇄물을 첨가한 후, 바로 리더 뚜껑을 닫고 WinQKCL 프로그램에서 [OK]를 클릭한다. 이 때, 96-웰 플레이트의 뚜껑은 덮지 않는다.

14) 컴퓨터 모니터를 통해서 실험의 진행과정을 확인할 수 있으며, 반응이 끝나면 결과가 자동으로 저장이 된다.

3. **판정**

1) 검량선의 신뢰성확인 시험

	농도 (EU/mL)	**웰 (well)**	**반응시간 (초)**	**평균시간 (초)**	**변동계수 (CV, %)**	**검량선으로부터 역으로 구한 농도 (EU/mL)**
Blank	0	F4				
		F5				
S (0.005)	0.005	E4				
		E5				
S (0.05)	0.05	D4				
		D5				
S (0.5)	0.5	C4				
		C5				
S(5)	5	B4				
		B5				

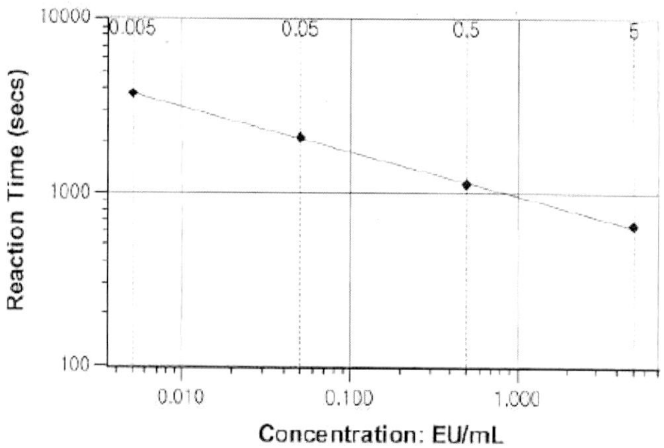

검량선의 식 : y = __________ × x + __________

상관계수의 절대값 (correlation coefficient, |r|) =

상관계수의 절대값이 0.98보다 (크므로 / 작으므로) 신뢰성이 (있다 / 없다).

2) 반응간섭인자 확인 시험

양성산물대조군(PPC)의 농도 : 0.5 EU/mL

검체	검액A		PPC		검액A		PPC	
희석배수	20				40			
웰(well)	B6	B7	C6	C7	B8	B9	C8	C9
반응시간(초)								
평균시간(초)								
변동계수(CV, %)								
검량선으로부터 구한 농도(EU/mL)								
양성산물대조군의 엔도톡신농도 - 검체의 엔도톡신농도 (EU/mL) - (1)								
양성산물대조군의 엔도톡신 회수율(%) ((1) / 0.5 × 100)								

양성산물대조군(PPC)의 엔도톡신 회수율이 50 ~ 200% 범위 (안에 포함되므로 / 밖에 있으므로) 희석배수 (20 , 40)에서는 검체에 의한 반응간섭 인자가 (있다 / 없다).

3) 일상 시험

	검액A			
희석배수	20		40	
웰 (well)	B6	B7	B8	B9
반응시간 (초)				
평균시간 (초)				
변동계수 (CV, %)				
검량선을 통해 계산된 농도 (EU/mL) - (1)				
(1) × 희석배수 (EU/mL)				
평균값 (EU/mL)				

검액 A에 포함된 엔도톡신의 농도는 __________ EU/mL이다.

기록양식 #2

RAW DATA 기록서

BIOWHITTAKER, INC. - WinKQCL Version 2.00

Analyst ID : Juno	BWI LAL Lot # : FL029A	Exp : 8/24/2008	Time :
Routine Assay	Water Lot # : FL0091	Exp : 8/8/2008	3:47:35오후
Template : Medium	Endotoxin Lot # : EL0990	Exp : 8/24/2008	Date : 9/19/2006
Temp : 36.9℃ - 37.0℃			BioTek - 191161

Linear Regression : CORR. = -1.000 SLOPE = -0.256 Y INT. =2.981

Reader Parameters : Delta t = 150 Meas. Filt. = 405 Delta mOD = 200 # Reads = 40

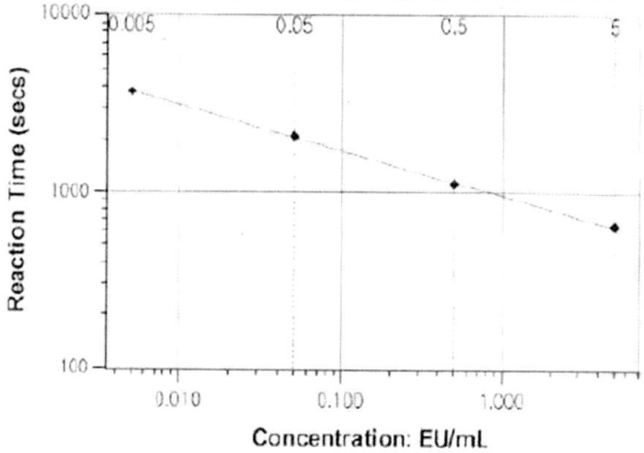

STANDARDS	CONCENTRATION	WELL	REACTION TIME (sec)	AVG. TIME	BACK PREDICTION (LR)
Blank	Blank	E5	3911	3967	< 0.00500
		E6	4062		
Std. 1	0.005	D5	3772	3725	0.00495
		D6	3677		
Std. 2	0.05	C5	2068	2072	0.0490
		C6	2076		
Std. 3	0.5	B5	1119	1120	0.541
		B6	1121		
Std. 4	5	A5	640	643	4.73
		A6	645		

Performed By : ____________________ (et-sig) Date/Time : 9/19/2006 5:03:09오후

Reviewed By : ____________________ (et-sig) Date/Time : 9/19/2006 5:03:18오후

(!! = Masked; **** = reaction time > 4350 sec; ???? = atypical)

BIOWHITTAKER, INC. - WinKQCL Version 2.00

Analyst ID : Juno	BWI LAL Lot # : FL029A	Exp : 8/24/2008	Time :
Routine Assay	Water Lot # : FL0091	Exp : 8/8/2008	3:47:35오후
Template : Medium	Endotoxin Lot # : EL0990	Exp : 8/24/2008	Date : 9/19/2006
Temp : 36.9℃ - 37.0℃			BioTek - 191161

Linear Regression : CORR. = -1.000 SLOPE = -0.256 Y INT. =2.981

Reader Parameters : Delta t = 150 Meas. Filt. = 405 Delta mOD = 200 # Reads = 40

배지(r060915-001)

Lot # PF4860604A

Rel. Limit : N/A

SAMPLES	DILUTION	WELL	REACTION TIME (sec)	AVG. TIME	RAW EU	RESULTS (LR) EU/mL
S1	40	C7	3166	3170	0.00930	0.372
		C8	3174			
PPC	40	D7	1163	1161	0.470	
		D8	1158			

PPC Value: 0.5 (PPC - SAMPLE1) Endotoxin Recovered : 0.461

Performed By : ______________ (et-sig) Date/Time : 9/19/2006 5:03:09오후

Reviewed By : ______________ (et-sig) Date/Time : 9/19/2006 5:03:18오후

(!! = Masked; "**" = reaction time > 4350 sec; ???? = atypical)

BIOWHITTAKER, INC. - WinKQCL Version 2.00

Analyst ID : Juno	BWI LAL Lot # : FL029A	Exp : 8/24/2008	Time :
Routine Assay	Water Lot # : FL0091	Exp : 8/8/2008	3:47:35오후
Template : Medium	Endotoxin Lot # : EL0990	Exp : 8/24/2008	Date : 9/19/2006
Temp : 36.9℃ - 37.0℃			BioTek - 191161

Linear Regression : CORR. = -1.000 SLOPE = -0.256 Y INT. =2.981

Reader Parameters : Delta t = 150 Meas. Filt. = 405 Delta mOD = 200 # Reads = 40

Curve Parameters

Parameter	Vaule	Specification	Status
Correlation Coefficient	-1.000	-1.000 to -0.980	PASS
Slope	-0.256	-0.400 to -1.00	PASS
Y intercept	2.981	2.500 to 3.500	PASS

Standards

Concentration	Vaule	Specification	Status	Notes
0.005	1.80%	< 10%	PASS	
0.05	0.27%	< 10%	PASS	
0.5	0.13%	< 10%	PASS	
5	0.55%	< 10%	PASS	

(In Notes : ! - Masked Point(s), * - Point(s) Did Not React, ? - Atypical Point(s))

Product Summary

Conc/Dil	Parameter	Result(LR)	Spec	Status	Notes
배지(R060915-001)			Lot# : PF4860604A		
20	%CV	0.19%	< 10%	PASS	
PPC	%CV	0.32%	< 10%	PASS	
PPC	% PPC Recov	109.78%	50 to 200	PASS	
배지(R060915-001)			Lot# : PF4860604A		
40	1.80%	0.18%	< 10%	PASS	
PPC	0.27%	0.30%	< 10%	PASS	
PPC	0.13%	92.14%	50 to 200	PASS	

(In Notes : ! - Masked Point(s), * - Point(s) Did Not React, ? - Atypical Point(s))

Performed By : ____________________ (et-sig) Date/Time : 9/19/2006 5:03:09오후

Reviewed By : ____________________ (et-sig) Date/Time : 9/19/2006 5:03:18오후

(!! = Masked; **** = reaction time > 4350 sec; ???? = atypical)

제 11 장. 곤충세포에서 생산하는 생명공학 의약품의 바이러스 제거검증

(Evaluation of Viral Clearance for Biopharmaceuticals Produced in Insect Cells)

정혜성, 박순희

1. 서론 296
2. 목적 301
3. 적용범위 302
4. 기기 및 기구 302
5. 시약 및 시액 303
6. 흐름도 305
7. 시험방법 306
8. 결과판독 (예) 309
9. 결과 312
10. 결과기록 315
11. 참고문헌 315

제 11 장

곤충세포에서 생산하는 생명공학 의약품의 바이러스 제거 검증
(Evaluation of Viral Clearance for Biopharmaceuticals Produced in Insect Cells)

1. 서론

생물·생명공학의약품의 바이러스 오염은 동물 기원의 세포은행, 사람의 혈액, 사람 또는 동물의 조직 등과 같은 원료물질과 생산공정에서 유입된 외래성 물질 등에 의해 생길 수 있다. 역사적으로 생물·생명공학의약품에서 바이러스가 오염된 사례는 다음과 같다(표 1). 예를 들면, 선천적 조류 백혈병 바이러스(avian leukosis virus)에 감염된 닭의 알에서 생산된 황열 백신(yellow fever vaccine)과 1950년대 SV 40에 감염된 Rhesus 원숭이 신장세포에서 생산된 폴리오바이러스(poliovirus) 백신 및 아데노바이러스(adenovirus) 백신 등의 오염된 사례 등이 있다. 또한 사람 혈장에 존재하는 바이러스(HIV, HCV 등)는 혈액제제를 오염시켜왔다.[(1)]

생물·생명공학의약품에 대한 바이러스 안전성을 확보하기 위해서는 세포주(cell line)로 사용하는 마스터 세포은행(master cell bank)이나 제조용 세포은행(working cell bank)에 대한 바이러스 오염 가능성을 검사하는 세포의 품질평가와 제조 시 유입될 수 있는 외래성 바이러스에 대한 바이러스 제거 검증(viral clearance validation) 등이 고려되어야 한다.[(1)] 바이러스의 제거 검증을 위한 연구에는 제품의 생산에 사용되는 원료 및 제조공정에 적합한 관련성이 있는 바이러스(relevant virus)나 모델 바이러스(model virus) 등을 선정하고 이러한 바이러스를 이용하여 제조공정의 전체적인 바이러스 감소인수(overall cumulative reduction factor)를 구하여야 한다.

표 1. 생물·생명공학의약품에서의 바이러스오염 사례

생물의약품	오염 바이러스	참고
황열 백신	Avian leukosis virus, Hepatitis B virus	*a*
폴리오바이러스 백신	SV40, Live poliovirus	*b*
아데노바이러스 백신	SV40	*c*
혈액제제	HIV	*d*
사람성장호르몬	Creutzfeldt-Jakob disease	*e*

<참고문헌>

a, Parkman PD et al. *Dev Biol Stand* 1996; 88:5-7 and Norman JE et al. *Hepatology* 1993; 18: 790-797; ***b***, Fraumeni JF et al. *Journal of the American Medical Association* 1963, 185: 713-718 and Shah K et al. *American Journal of Epidemiology* 1976, 103:1-12; ***c***, Sherwood RW et al. *JAMA* 1961, 178: 1125-1127; ***d***, Lowe GD et al. *Scott Med J* 1987 32(4): 109-111; ***e***, d' Aignaux JH et al. *Neurology* 1999, 53: 1197-201.

이러한 전반적인 바이러스 제거 검증은 미국, 유럽 및 일본 등이 참여하는 국제조화 회의(International Conference on Harmonisation, ICH) 등 국제적인 가이드라인(guideline)에 근거하여 수행하도록 제시되고 평가가 수행되고 있다.[1] 바이러스의 제거 검증에는 크게 용매나 세정제(solvent/ detergent) 처리와 같은 바이러스 불활화(inactivation)와 원심분리, 이온 교환칼럼이나 필터를 이용한 제거(removal) 단계 등을 포함할 수 있다.

바이러스의 제거 검증에 사용되는 바이러스는 다음과 같이 분류할 수 있다.

1) **관련성 있는 바이러스**(relevant virus)

바이러스 제거 연구의 공정 평가에 사용되는 바이러스로서 생산공정에 사용된 세포기질 또는 다른 시약이나 물질을 오염 시키는 것으로 확인되었거나 혹은 알려졌거나 또는 오염 가능성 있는 바이러스와 같은 종의 바이러스를 말한다.

2) **모델 바이러스**(model virus)

모델 바이러스는 크게 특이 모델 바이러스(specific model virus)와 비특이 모델 바이러스(non-specific model virus)로 나눌 수 있다. 모델 바이러스는 관련성이 있는 바이러스가 유용하지 않거나, 바이러스 제거 연구의 공정 평가에 적합하지 않을 때(*in vitro* 상에서 배양되기 어렵거나 충분한 고 역가 상태로 배양되지 않을 때) 사용되며, 같은 속 또는 과 이거나 비슷한 물리·화학적 특성을 가진 바이러스가 될 수 있다. 비특이 모델 바이러스는 제조 공정의 내구성(robustness)등의 특성을 결정하는 것이 목적일 때 물리적 처리나 화학적 처리에 현저히 저항성을 보이는 바이러스를 선택하여 사용되는 바이러스다.[1] 바이러스 제거 검증에 사용된 바이러스 예는 다음과 같다(표 2).

표 2. 바이러스 제거 검증에 사용된 바이러스의 종류

바이러스	과(family)	자연 숙주	게놈	외피	크기(nm)	형태	저항성[a]
VSV[b]	Rhabdo	Equine, Bovine	RNA	yes	70×150	Bullet	Low
Parainfluenza Virus	Paramyxo	Various	RNA	yes	100-200+	Pleo/Spher	Low
MulV	Retro	Mouse	RNA	yes	80-100	Spherical	Low
Sindbis Virus	Toga	Human	RNA	yes	60-70	Spherical	Low
BVDV	Flavi	Bovine	RNA	yes	50-70	Pleo/Spher	Low
Pseudorabies Virus	Herpes	Swine	DNA	yes	120-200	Spherical	Med
Poliovirus	Picorna	Human	RNA	no	25-30	Icosahedral	Med
EMC[c]	Picorna	Mouse	RNA	no	25-30	Icosahedral	Med
Reovirus3	Reo	Various	RNA	no	60-80	Spherical	Med
SV40	Papova	Monkey	DNA	no	40-50	Icosahedral	Very high
Parvoviruses	Parvo	Canine, Porcine	DNA	no	18-24	Icosahedral	Very high

[a]생산공정연구에서의 물리·화학적 처리에 대한 저항성을 기초로 한 것. 생산공정의 특성과 바이러스의 생물학적 이해에 바탕을 두고 특정 처리가 이뤄졌으며, 이에 대한 바이러스의 저항성을 의미한다. [b]VSV, (소포성 구내염 바이러스, Vesicular stomatitis virus; [c]EMC, (뇌 심근염 바이러스, Encephalomyocarditis virus). 이 표에서 poliovirus는 Sabin Type 1이며, parvovirus들은 개와 돼지로부터 얻은 것들이다.[(1)]

최근 곤충세포와 재조합 배큘로바이러스(baculovirus) 매개체(vector)를 이용한 특정유전자 발현에 대한 연구가 활발히 수행되고 있으며 제조공정에도 널리 이용되고 있다.[2,3,4] 따라서 이 장에서는 곤충세포를 이용한 유용 단백질을 생산하는 공정을 예로 들어 제조 공정 중의 바이러스 제거 검증에 관해 설명하고자 한다. 관련성 있는 바이러스로 세 종류의 바이러스를 선택하였으며 일본뇌염바이러스(Japanese encephalitis virus, JEV)와 소 바이러스성 설사병 바이러스(Bovine viral diarrhea virus, BVDV) 그리고 Minute virus of mice(MVM)을 선택하였다. 이는 공정에 이용되는 세포기질이나 시약 및 시액으로부터 오염가능한 바이러스이기 때문이다. JEV는 *flaviviridae* family의 flavivirus genus에 속하는 절지동물 매개의 바이러스(arthropod-borne virus, arbovirus)로서 모기를 매개로 하여 사람에게 전파된다. 이러한 JEV는 척추동물뿐만 아니라 무척추동물 숙주에도 감염하므로 Sf9 곤충세포의 경우에도 JEV에 감수성이 있어 오염될 가능성을 가지고 있다.[5,6,7] BVDV는 세포배양에서 사용되는 소 태아 혈청(fetal bovine serum, FBS)으로 인해 생물의약품 제조과정에서 유래 될 수 있는 대표적인 오염가능 바이러스이다.[8] MVM은 *Parvoviridae*에 속하며 척추동물에서 곤충에 이르기까지 넓은 범위의 숙주세포에 감수성을 가지고 있으며 열이나 건조, 낮은 pH 등의 물리·화학적 저항성이 매우 강한 것으로 알려져 있다[9,10,11](표 3).

표 3. 이 장에서 사용된 바이러스의 종류와 특징

바이러스 특성	JEV	BVDV	MVM
과(Family)	*Flaviviridae*	*Flaviviridae*	*Parvoviridae*
바이러스 크기(nm)	40-50	50-70	18-24
핵산	RNA	RNA	DNA
외피	Yes	Yes	No
물리·화학적 저항성	Low	Medium	Very high
바이러스 밀도(g/mL)	1.20	1.20	1.39-1.42
감염역가시험에 사용된 세포	BHK-21	MDBK	A9 세포

바이러스 제거검증을 위한 실험은 생산공정을 실험실 규모로 축소(scale-down)하여 수행하여야 한다. 이러한 실험실 규모로 축소하는 방법은 가능하면 실제 생산공정과 매우 유사하도록 고안하여야 한다. 또한 바이러스 제거검증연구는 바이러스 제거(removal)나 불활화(inactivation) 정도를 파악하기 위해 생산공정 단계별로 각각 분석하여야 한다. 만약 생산공정 단계에서 제거나 불활화 정도가 매우 낮은 것으로 확인되는 경우 기존 생산단계에 바이러스 제거나 불활화를 위한 추가적인 단계를 넣는 것을 고려하여야 한다.

2. 목적

사람파필로마바이러스 16형 L1(Human Papillomavirus type 16 L1, HPV-16 L1) 바이러스 유사입자(virus-like particles, VLPs)는 *Spodoptera frugiperda* 9(Sf9) 곤충세포를 세포기질로 하여 재조합백신을 생산하는데 포함되어 판매허가가 나와 있다. 이러한 재조합백신 제조 과정에서 바이러스 유사입자를 분리 정제할 때 세정제처리와 초음파처리, sucrose cushion 초원심분리, 그리고 cesium chloride (CsCl) 평형밀도 초원심분리를 이용한 정제방법을 포함하여 생산할 수 있다.

이 장에서는 재조합 사람파필로마바이러스(recombinant Human Papillomavirus, rHPV) 백신 후보물질인 HPV-16 L1 바이러스 유사입자의 제조과정에서 관련성이 있는 바이러스에 대한 제거 검증을 수행하는 것을 목적으로 한다. 이를 위해 관련성이 있는 바이러스(relevant virus)로 일본뇌염 바이러스(JEV)와 소 바이러스성 설사병 바이러스(BVDV), 그리고 Minute virus of mice(MVM)를 선정하고, 소규모로 축소(scale-down)된 생산공정에서 바이러스를 첨가(시료의 10% 미만)하고 생산단계 전과 후의 바이러스 역가(virus titer)를 분석하여 바이러스 제거(clearance) 감소인수(reduction factor, RF)를 결정 한다.

3. 적용범위

곤충 세포를 이용한 생물·생명공학의약품 생산공정에서 오염 가능성이 있는 바이러스에 대한 제거 검증을 하는 데에 적용한다.

4. 기기 및 기구

1) 27℃ incubator

(1) 제조회사: 비전과학 / (2) 모델명: VS-1203P5N

2) 37℃ CO_2 incubator(5% CO_2 농도)

(1) 제조회사: Forma / (2) 모델명: Model 3033

3) 클린 벤치(Clean bench)

(1) 제조회사: 비전과학 / (2) 모델명: VS-14000L-VN

4) 항온수조(Water bath)

(1) 제조회사: Lab companion / (2) 모델명: CW-20G

5) 초원심분리기(Ultracentrifuge)

(1) 제조회사: Beckman Optima

(2) 모델명: LE-80K ultracentrifuge, SW41 Ti

6) 광학현미경

(1) 제조회사: Olympus / (2) 모델명: JP/1X70

7) Vortex mixer

(1) 제조회사: Thermolyne / (2) 모델명: M37615

8) 원심분리기

(1) 제조회사: 비전과학 / (2) 모델명: VS-5000N

9) -80℃ 초저온 냉동고

(1) 제조회사: Revco Scientific / (2) 모델명: US/ULT-1786-5D

10) 기타 실험기구

(1) 세포계수기(cell counter) / (2) 세포배양용 배양 플라스크

(3) 다채널 마이크로 피펫(Multi-channel pipettes) / (4) 튜브(tubes)

5. 시약 및 시액

1) 시약

(1) Grace's insect 배지(Gibco-BRL, USA)

(2) EMEM 배지(Eagle's minimum essential medium, GibcoBRL USA)

(3) DMEM 배지(Dulbecco's modified Eagle' s medium, GibcoBRL USA)

(4) 우혈청 알부민(FBS, Fetal Bovine Serum, GibcoBRL 16140)

(5) 트립신 용액(0.05% Trypsin(1:250), 0.53 m mol/L EDTA · Na, 0.085% NaCl)

(6) Antibiotic-antimycotics / (7) Penicillin-streptomycin

(8) 검사용 세포

① BHK-21(Baby hamster kidney 21): ATCC number CCL-10™

② MDBK cells(Madin-Darby bovine kidney): ATCC number CCL-22™

③ A9 cells: ATCC number CCL-1.4™

(9) 바이러스

① Bovine viral diarrhea virus(BVDV): ATCC number VR-534

② Japanese encephalitis virus(JEV): ATCC number VR-1259CAF

③ Minute virus of mice(MVM): ATCC number VR-1346

(10) 기 타

① Cesium chloride(CsCl) / ② Sucrose / ③ NP-40/PBS

④ Diethyl pyrocarbonate treated distilled water(DEPC-DW)

2) 시액

(1) 세포 배양용 배지

① Sf9 cells

Grace's insect medium + 10% FBS+ 1%(v/v) Antibiotic-antimycotics

② BHK-1 cells

EMEM+ 5% FBS + 100 U/mL Penicillin and 100 μg/mL of Streptomycin

④ MDBK cells

EMEM+ 5% FBS + 100 U/mL Penicillin and 100 μg/mL of Streptomycin

⑤ A9 cells

DMEM+ 5% FBS + 100 U/mL Penicillin and 100 μg/mL of Streptomycin

(2) 유지 배양액: EMEM 또는 DMEM + 2% FBS + 100 U/mL Penicillin and 100 μg/mL of Streptomycin

(3) 0.5% NP-40 / (4) 40% Sucrose / (5) 40% Cesium chloride

6. 흐름도

제조된 재조합 HPV-16 L1 VLPs의 분리 및 정제과정은 아래 그림 1에 제시한대로 0.5%(v/v) Nonidet P-40(NP-40)에 의한 세정제, 초음파 처리(amplitude 35%, 15초 동안 3회 처리), 40%(w/v) sucrose cushion 초원심분리 단계, 그리고 마지막 단계로 40%(w/v) CsCl 평형밀도구배 초원심분리를 거쳐 수행한다.

Recombinant baculovirus infected Sf9 cells

↓

Detergent lysis (0.5% v/v, NP-40/ PBS) — Load pool → Treatment pool

↓

Sonication (amplitude 35%, 15 sec) — Load pool → Treatment pool

↓

Sucrose cushion centrifugation (40% w/v) — Load pool → Product pool *

↓

CsCl equilibrium density centrifugation (40% w/v) — Load pool → Product pool **

↓

HPV-16 L1 virus like particles

그림 1. 이 장에서 설계한 HPV-16 L1 VLPs의 생산공정과 바이러스 제거 검증 연구.

*초원심분리 (186,700 × g, 2.5시간) 후의 생산물

**초원심분리 (130,400 × g, 20시간) 후의 생산물.

7. 시험방법

1) 백신 후보물질 생산용 곤충세포 배양

(1) Sf9 곤충세포(Invitrogen, USA)는 Grace's insect medium(Gibco-BRL, USA)에 10%(v/v) fetal bovine serum과 1%(v/v) antibiotic-antimycotics를 첨가하여 27℃ incubator에서 배양한다.

(2) 0.5 mL spinner flask(Bellco, USA)에 1.0 × 10^6 cells/mL을 첨가하여 약 3.0×10^6 cells/mL까지 배양시킨 것을 바이러스 감염에 이용한다.

2) HPV-16 L1 VLPs의 정제

(1) Sf9 cells 150 mL에 재조합 baculovirus를 1 (multiplication of infection, MOI)로 감염시켰고 감염 약 5 일째에 세포를 수확한다.

(2) 세포는 2,500 rpm에서 10분 동안 원심분리과정을 거친다.

(3) 0.5% Nonidet P-40(NP-40)을 포함하는 PBS 20 mL을 사용하여 15분 동안 얼음에서 처리한다.

(4) 초음파 처리(Vibra cell, Sonics & Materials inc, USA)는 35% amplitude 강도로 15초 동안 3회 처리한다.

(5) 세포파쇄물은 4℃에서 Beckman SW41 rotor(186,700 × g for 2.5 h)를 사용하여 40%(w/v) sucrose/PBS cushion 초원심 분리한다..

(6) 40% CsCl/PBS 평형밀도구배 초원심분리(130,400 × g for 20 h, SW41 rotor, USA) 한다.

(7) 닷블랏(dot-blot)을 이용하여 최종 생산물의 분획(fraction)을 확인한 다음 투석하고 농축하여 최종산물인 VLPs를 얻는다.

3) 관련성이 있는 바이러스(relevant virus)를 이용한 바이러스 제거 검증

(1) 재조합 HPV-16 L1 VLPs의 분리 및 정제과정 중 관련성이 있는 바이러스로

JEV와 BVDV, MVM을 첨가(시료 부피와 첨가한 바이러스의 비율 10:1)하여 바이러스의 제거 검증을 수행한다.

(2) 먼저, 세정제 처리(0.5% (v/v), NP-40/PBS) 10 분과 초음파 처리(amplitude 35%, 15 초 3 회)는 각각의 처리 전(pre-treatment)과 처리 후(post-treatment)의 감염역가를 측정한다.

(3) Sucrose cushion 초원심분리의 경우 원심분리 전(load pool)에 첨가한 바이러스 감염역가와 초고속원심분리기 SW41 Ti(Beckman Optima LE-80K ultracentrifuge, USA)를 사용하여 186,700× g, 4℃의 조건으로 2.5시간 원심분리하여 침전된 시료(product pool)의 감염역가를 측정하여 감소인수를 구한다.

(4) CsCl 평형밀도구배 초원심분리 단계에서도 원심분리 전과 원심분리 후의 최종단계에서 바이러스의 제거 정도를 분석한다. 먼저 JEV와 BVDV, MVM의 stock solution과 VLPs가 포함된 시료를 혼합하여 초기시료(load pool)로 하였으며, 40%(w/v) CsCl가 담긴 튜브 상단에 주입한 후 약 20시간 초고속 원심분리(134,000 × g, 4℃)한다.

(5) 각 단계에서 JEV와 BVDV, MVM의 제거 검증에는 BHK-21 세포와 MDBK 세포, A9 세포를 이용한 감염역가 시험법($TCID_{50}$, tissue culture infectious dose 50)를 이용 한다.

4) 감염역가 시험법($TCID_{50}$, Median tissue culture infectious dose 50 assay)

감염역가 시험법인 $TCID_{50}$은 종말역가(endpoint titration)에 의한 바이러스 역가시험방법이다. 고려해야 할 사항으로 시료에 의한 세포독성(cytotoxic effect)과 바이러스 감염 방해(viral interference) 등이 있다.

(1) 96-웰 플레이트(96-well plates)에 약 1×10^5 cells/mL(각 웰 당 100 μL)의 세포를 각각 주입한다.

(2) 세포가 배양용기의 약 80 ~ 90% 찬 상태(80 ~ 90% confluence)까지 37℃ CO_2 incubator에서 배양한다.

(3) 세포독성과 바이러스의 감염에 영향을 주지 않을 농도로 시료를 희석한다. 시료에 의한 세포독성의 경우 MTT assay에 의해 분석하고 바이러스 감염 방해실험의 경우 각각의 바이러스를 시료에 희석한 역가와 대조군으로 배지에 희석한 역가가 같은 희석 단계 구간을 정하여 결정한다.

(4) 배지를 제거하고 2 배 또는 10 배씩 계단 희석한 시료(10^{-2} ~ 10^{-9})를 96-웰 플레이트에 주입한다(각 웰 당 100 μL). 양성시료는 감염 역가가 확인된 바이러스를 사용하고 음성시료로는 사용한 배지를 주입한다.

(5) 바이러스 접종 후 37℃에서 90분간 둔 다음 배지를 제거하고 새로운 배지 약 200 μL를 주입한다.

(6) 37℃ incubator에서 배양 후 현미경을 이용하여 약 7일 ~ 10일까지 세포병변효과를 관찰한다.

(7) 바이러스의 역가는 *Spearman and Karber* 방법에 의거하여 계산한다(아래 결과판독 항 참조).

5) 세포병변 효과(Cytopathic effect, CPE)의 관찰

바이러스의 증식에 의해 세포 괴사가 일어나거나 거대 다핵 세포가 형성되는 것을 세포병변효과라 하는데, 이런 현상을 이용하여 바이러스의 존재 유무를 알 수 있다. 본 실험에서 사용한 BHK-21, MDBK, A9 세포의 형태와 바이러스 감염 후 세포병변효과의 형태는 그림 2에 제시하였다.

8. 결과판독(예)

1) 감염역가 시험법($TCID_{50}$)

	V/C	1	2	3	4	5	6	7	8	9	10	C/C	Sum
1	10^{-2}	1	1	1	1	1	1	1	1	1	1		10
2	10^{-3}	1	1	1	1	1	1	1	1	1	1		10
3	10^{-4}	1	1	1	1	1	1	1	1	1	1		10
4	10^{-5}	1	1	1	1	1	1	1	1	1	1		10
5	10^{-6}		1					1	1				3
6	10^{-7}												0
7	10^{-8}												0
8	10^{-9}												0

V/C, virus control; C/C, cell control

$$TCID_{50} = 10^{Yo-d/2+d/n\times \Sigma Yi}$$

Y_o, 모두 양성으로 검출된 최대 시료희석구간의 지수 값

d, 희석단계의 log값

n, 측정 수

ΣYi, Y_o를 포함해서 모두 양성인 시료까지의 총 수

총 희석구간	100000		Yo	5	부피 전환 인수	10
log 희석단계	10		d	1		
측정 수	10		n	10	$TCID_{50}$ / 100 μL	5.8
ΣYi	10	3	ΣYi	13	$TCID_{50}$ / mL	6.8

< Spearman and Karber method >

2) $TCID_{50}$ 분석의 통계적 변화량

$$S_{\log 10}\ TCID_{50} = \Delta[\Sigma\ p(1-p)/(n-1)]^{1/2}$$

n, 희석구간당 시험한 수

Δ, $\log_{10}$ 희석구간 사이의 일정한 간격

p, 감염된 세포의 비

희석구간	세포병변수	웰수	비율(p)	(1-p)	P(1-p)
10^{-2}	10	10	1.00	0.00	0.00
10^{-3}	10	10	1.00	0.00	0.00
10^{-4}	10	10	1.00	0.00	0.00
10^{-5}	10	10	1.00	0.00	0.00
10^{-6}	3	10	0.30	0.70	0.21
10^{-7}	0	10	0.00	1.00	0.00
10^{-8}	0	10	0.00	1.00	0.00
10^{-9}	0	10	0.00	1.00	0.00

N:	10
Σ p(1-p):	0.21
$\Delta[\Sigma\ p(1-p)/(n-1)]^{1/2}$:	0.30

95% 신뢰할 수 있는 수준에서의 standard error

3) 결과 해석

감소인수(reduction factor, RF)의 계산 방법은 아래와 같다.

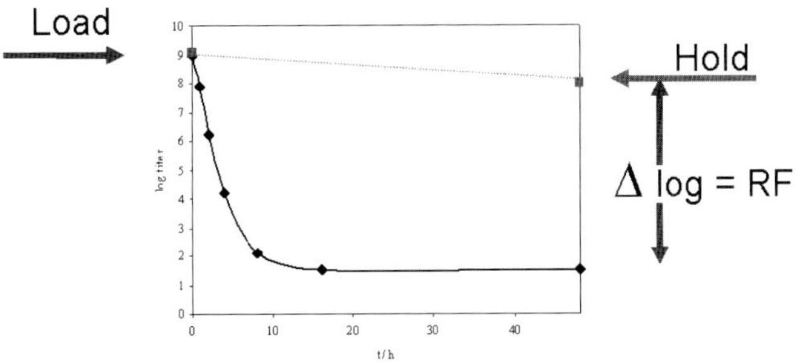

$$RF = \log_{10} ((V_1 \times T_1)/ (V_2 \times T_2))$$

V_1, 초기 시료의 부피

T_1, 초기 시료의 농도

V_2, 공정 단계 후 부피

T_2, 공정 단계 후 농도

바이러스 검증의 목적은 바이러스 불활화와 제거에 효과적인 단계를 확인하고, 바이러스를 불활화하고 제거하기 위한 제조공정의 전체적인 능력에 대한 추정치를 얻는 것이다. 전체적인 감소인수는 일반적으로 개별적인 단계에서의 감소인수들의 합으로 나타낸다.

일반적으로, 제조 단계에서 감소인수 값이 4 $\log_{10}$ 정도 또는 그 이상의 $\log_{10}$ 감소 값은 그 단계가 바이러스에 대한 감소 효과(effective)가 있음을 말해준다. 1 $\log_{10}$ 정도이거나 그보다 적은 바이러스의 감소는 바이러스의 검증연구의 한계로 여겨지며 무시하도록 한다.

9. 결과

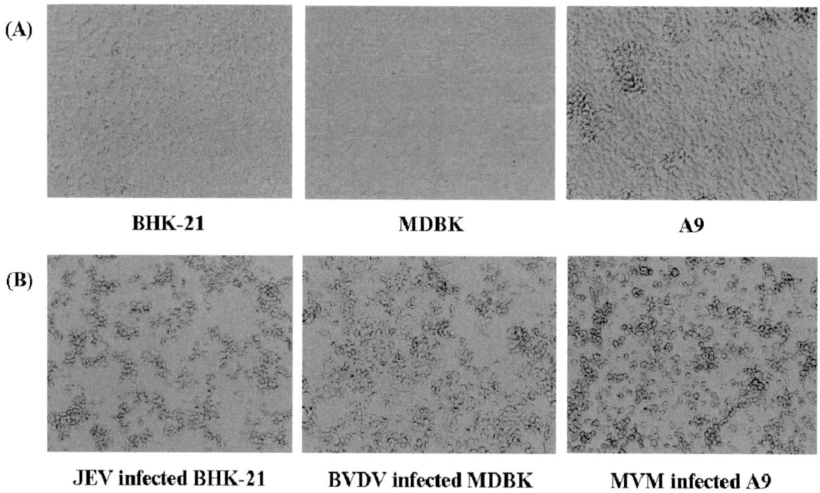

그림 2. BHK-21, MDBK, A9 세포의 형태와 바이러스 감염 후 세포병변효과.

(A), 바이러스 감염되지 않은 세포(BHK-21, MDBK, A9); (B), 바이러스(JEV, BVDV, MVM)가 감염된 세포(BHK-21, MDBK, A9). 바이러스는 1 MOI로 감염하였으며, 감염 후 세포병변효과(cytopathic effect, CPE)를 잘 나타내주고 있다.

표 4. 사람파필로마바이러스 16형 L1 VLPs의 정제과정 중의 바이러스 제거검증

정제 단계	부피 (mL)	바이러스 역가 ($log_{10}TCID_{50}$/ml)[a]		
		JEV	BVDV	MVM
세정제 처리				
초기 바이러스 농도	20	7.50 ± 0.38	6.50 ± 0.46	6.80 ± 0.38
처리 후 바이러스 농도	20	-	-	6.10 ± 0.44
감소인수[b]		≥ 4.40	≥ 3.70	0.70
Sonication 처리				
초기 바이러스 농도	20	7.40 ± 0.41	6.70 ± 0.33	6.80 ± 0.28
처리 후 바이러스 농도	20	7.20 ± 0.32	6.40 ± 0.26	6.70 ± 0.36
감소인수		0.20	0.30	0.10
Sucrose cushion **초원심분리**				
초기 바이러스 농도	20	7.30 ± 0.45	6.20 ± 0.46	6.50 ± 0.37
생산물의 바이러스 농도	2	6.50 ± 0.38	4.80 ± 0.43	5.50 ± 0.32
감소인수		1.80	2.40	2.00
CsCl **평형밀도 초원심분리**				
초기 바이러스 농도	2	7.10 ± 0.48	6.30 ± 0.36	6.90 ± 0.33
생산물의 바이러스 농도	1	3.10 ± 0.38	3.50 ± 0.28	-
감소인수		4.30	3.10	≥ 4.40
전체적인 감소인수 (log_{10})		≥ 10.50	> 9.20	≥ 6.40

[a]바이러스 역가는 log_{10}($TCID_{50}$/mL ± 95% confidence limit)으로 나타내었다.

[b]감소인수는 log_{10}(초기 주입한 시료의 바이러스역가) - log_{10}(처리 후 또는 생산시료의 바이러스역가)로 나타내었다.[(12)] 바이러스의 역가가 검출되지 않은 경우에는 각각 바이러스의 검출 한계(detection limit)을 적용하여 계산하였다.

이 장에서는 HPV-16 L1 VLPs의 제조 공정 중에서 JEV, BVDV, 그리고 MVM의 불활화 및 제거 효과를 측정하여 제조 공정에 대한 바이러스 안전성을 검증하는 시험법을 확립하는 과정을 제시하였다. 재조합 HPV-16 L1 VLPs의 분리 및 정제는 세정제 처리 단계와 초음파 처리, sucrose cushion 초원심분리 및 CsCl 평형밀도구배 초원심분리 등을 이용하였다.

제조과정 중 세정제처리(0.5% v/v, Nonidet P-40/PBS)는 JEV와 BVDV와 같은 외피(envelop)를 가지고 있는 바이러스에 효과적이었으며 외피를 가지고 있지 않은 MVM에는 감소인수가 1.0 log_{10} 이하로 거의 영향을 미치지 않았다(표 4). CsCl 평형밀도구배 초원심분리는 HPV-16 L1 VLPs와 다른 부유밀도를 가진 관련성 바이러스에 어느 정도 효과적으로 나타났다(JEV, BVDV와 MVM = 4.30, 3.10, ≥ 4.40 log_{10}). 종합적으로 초기 곤충세포 배양액 150 mL 에서 출발하여 상기 과정을 거친 경우에 바이러스 전체 누적감소인수(overall cumulative reduction factor)는 즉 제거인수(Clearance factor)는 JEV, BVDV, 그리고 MVM이 각각 ≥ 10.50, ≥ 9.20, 그리고 ≥ 6.40 log_{10}으로 나타났다.

만약 세포배양 수확물(harvest)에서 예측되는 바이러스(JEV와 BVDV, 그리고 MVM) 역가가 1회 배양 working volume 150 mL에서 10^6 바이러스 입자이고 제품의 1 dose를 생산하기 위한 배양액 부피의 경우 150 mL일 때라면 dose 당 바이러스 하나가 검출될 위험요소(risk factors)는 다음과 같이 계산 할 수 있다.

(10^6 virus units/150 mL)× (150 mL/ dose)/ (Clearance factor ≥ $10^{10.50}$, ≥ $10^{9.20}$, ≥ $10^{6.40}$)

= (10^6 particles/dose)/ (Clearance factor ≥ $10^{10.50}$, ≥ $10^{9.20}$, ≥ $10^{6.40}$)

= JEV $10^{-4.5}$ particles/dose, BVDV $10^{-3.2}$ particles/dose, MVM $10^{-0.4}$ particles/dose

따라서 JEV, BVDV, MVM이 각각 $10^{4.5}$ (약 3.2×10^{5}), $10^{3.2}$ (약 1.6×10^{4})그리고 $10^{0.4}$ (2.5) dose 당 하나 이하의 바이러스입자가 오염될 가능성을 가지고 있다고 위해 평가를 할 수 있다.

비록 실제 생산조건과 다소 다를 수 있고 여러 가지 변수의 영향이 있을 수 있으나 위의 결과로 미루어보아 MVM과 같은 비외피(non-envelop) 바이러스의 제거를 위해서는 본 연구에서 제시한 정제공정에서는 바이러스의 제거능을 높이기 위한 추가적인 공정을 포함하는 것을 고려하여야 할 것으로 제안할 수 있다.

10. 결과기록

1) 기록양식 #1 : 바이러스 검체 준비
2) 기록양식 #2 : 세포병변효과 관찰 시험 기록서

11. 참고문헌

1) International Conference on Harmonisation. Viral safety evaluation of biotechnology products derived from cell lines of human or animal origin Q5A(R1). *ICH harmonised tripartite* guideline, 1999.
2) Ikonomou, L., Schneider, Y. and Agathos, S. Insect cell culture for industrial production of recombinant proteins. *Appl. Microbiol. Biotechnol.* 62(1), 1-20, 2003.
3) Kost, T.A. and Condreay, J.P. Recombinant baculoviruses as expression

vectors for insect and mammalian cells. *Current Opinion in Biotechnology* 10(5), 428-433, 1999.

4) McCarroll, L. and King, L.A. Stable insect cell cultures for recombinant protein production. *Current Opinion in Biotechnology* 8(5), 590-594, 1997.

5) Igarashi, A. Epidemiology and control of Japanese encephalitis. *World Health Stat* Q45(2-3), 299-305, 1992.

6) Poidinger, M., Hall, R. and Mackenzie, J. Molecular characterization of the Japanese encephalitis serocomplex of the flavivirus genus. *Virology* 218, 417-421, 1996.

7) Sumiyoshi, H., Mori, C., Fuke, I., Morita, K., Kuhara, S., Kondou, J., Kilkuchi, Y., Nagamatu, H. and Igarashi, A. Complete nucleotide sequence of the Japanese encephalitis virus genome RNA. *Virology* 161, 497-510, 1987.

8) Makoschey, B., van Gelder, P., Keijsers, V. and Goovaerts, D. Bovine viral diarrhoea virus antigen in foetal calf serum batches and consequences of such contamination for vaccine production. *Biologicals* 31(3 SU -), 203-208, 2003.

9) Boschetti, N., Wyss, K., Mischler, A., Hostettler, T. and Kempf, C. Stability of minute virus of mice against temperature and sodium hydroxide. *Biologicals* 31(3), 181-185, 2003.

10) Korneyeva, M., Hotta, J., Lebing, W., Rosenthal, R.S., Franks, L. and Petteway, S.R. Jr. Enveloped virus inactivation by caprylate: a robust alternative to solvent-detergent treatment in plasma derived intermediates. *Biologicals* 30(2), 153-162, 2002.

11) Mahnel, H. Variations in resistance of viruses from different groups to

chemico-physical decontamination methods. *Infection* 7 (5), 240-246, 1979.

12) Jeong, H.S., Shin, J.H., Choi, J.Y., Kim, Y.L., Bae, J.J., Kim, B.G., Ryu, S.R., Kim, S.N., Min, H.K., Kim, H.J. and Park, S.N. Evaluation of viral clearance in the production of HPV-16 L1 virus-like particles purified from insect cell cultures. *Biologicals* **34**(4), 273-279, 2006.

기록양식 #1

바이러스 검체 준비

품　　　명 : ____________ 시 험 일 자 : ____________

제조(구입)번호 : ____________ 시　험　자 : ____________

제조(구입)일자 : ____________ 확　인　자 : ____________

1. 시험 준비

1) 사용한 세포 (Lot #:　계대수 #:　　배양조건:　　　　)

2) 바이러스 (Lot #:　　Origin:　　　초기역가:　　　　)

3) 세포배양 플라스크 (회사명:　　　　국가명:　　　　)

4) 세포배양용 배지 및 항생제 (회사명:　　국가명:　　　　)

5) 세포 계수기로 세포 수 측정 (　　　　　　cells/mL)

2. 시험 과정

1) 75 T-세포배양 플라스크에 각각의 세포 수 (　　　　cells/mL)를 주입한다.

2) 온도 (　　　)℃에서 약 (　　)% confluence 상태로 배양한다.

3) 배지를 제거하고 (　　)로 세척 후 바이러스를 (　)분 동안 감염시킨다.

4) 세포에 잘 감염되도록 (　　　)분 간격으로 흔들어 준다.

5) 감염 (　　　)분 후에 접종한 시료를 제거하고, 유지 배양액(제조일자:　　　　)을 넣어 준다.

6) 세포병변 효과를 (　　　　　)일 동안 관찰한다.

7) 세포를 냉동과 해동 (-80℃ & 37℃)을 (　　　　　)회 실시한다.

8) 약 (　　　　)rpm에서 세포파쇄물을 제거한다.

9) 바이러스가 포함된 상등액을 각각 분주한 다음 -80℃냉동고 또는 LN_2에 보관한 다음 시험에 사용한다.

10) 각 Lot별로 바이러스 감염역가를 측정한다.

특징	바이러스의 종류		
	1)	2)	3)
사용된 세포			
바이러스의 보관			
바이러스의 lot번호			
바이러스 분주(mL)			
보관중인 개수(Vials)			
바이러스의 역가($TCID_{50}$/mL)			
기 타			

기록양식 #2

세포병변효과 관찰 시험 기록서

품　　　명 :＿＿＿＿＿＿＿＿ 시 험 일 자 :＿＿＿＿＿＿＿＿

제조(구입)번호 :＿＿＿＿＿＿＿＿ 시　험　자 :＿＿＿＿＿＿＿＿

제조(구입)일자 :＿＿＿＿＿＿＿＿ 확　인　자 :＿＿＿＿＿＿＿＿

1. 시험 준비

1) 세포 (Lot #:　　　계대수 #:　　　배양조건:　　　)

2) 트립신 (Lot #:　　　유효기간:　　　첨가량:　　　)

3) PBS (Lot #:　　　유효기간:　　　첨가량:　　　)

4) 세포 계수기로 세포 수 측정: (　　　cells/mL)

2. 시험 과정

1) 96-웰 플레이트에 검사세포를 주입한다.

2) 37 ± 2℃에서 약 (　　)시간 동안 배양한다. (기기번호:　　　)

3) 배지를 제거하고 PBS로 세척 후 단계적으로 희석한 바이러스를 감염 시킨다.

4) 세포에 잘 감염되도록 (　　　)분 간격으로 흔들어 준다.

5) 감염 (　　　)분 후에 접종한 시료를 제거하고, 유지 배양액 (제조일자:　　　)을 넣어 준다.

6) 약 (　　　)일 동안 세 번씩 세포병변 효과를 관찰한다.

7) 시료 접종 후 최종 일에 100 ~ 200 배의 현미경 상에서 세포병변 효과를 관찰한다.

3. 시험 결과

세포병변 효과를 확인하고 다음 표에 결과를 양성(+), 음성(-)로 기록한다.

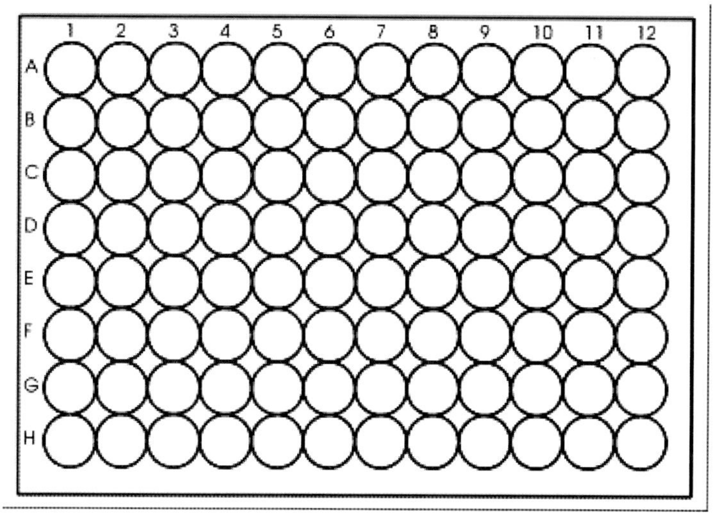

4. 판정

1) 음성대조(cell control)에서는 세포병변 효과가 나타나지 않아야 하며, 양성대조(virus control)에서는 세포병변효과가 관찰되어야 한다.

2) 시료에서 음성대조와 같이 세포병변효과가 나타나지 않으면 음성(-)으로 판단하고, 시료에서 양성대조와 같은 세포병변효과를 보이면 양성(+)으로 판단한다.

<참 고 #1>

투여량(dose)당 예측되는 바이러스입자 계산

이 경우는 내인성 레트로바이러스(endogenous retroviruses)와 같이 초기 수를 예측할 수 있는 바이러스에 적용 할 수 있다 [(4)].

예를 들면)

1) 가정(Assumptions)

만약 세포 배양 수확물(Cell culture harvest)에서 예측되는 바이러스역가는 약 10^6/mL이고, 바이러스제거 검증에서의 전체 감소인수는 = > 10^{15} 이라면 제품의 1 dose를 생산하기 위한 세포 수확물 부피(culture harvest volume)의 경우 1 liter (10^3 mL)일 때,

2) 예측되는 바이러스입자 수/Dose

$(10^6$ virus units/mL) × $(10^3$ mL/dose)/ (clearance factor > 10^{15})

= $(10^9$ particles/dose)/ (clearance factor > 10^{15})

= < 10^{-6} particles/ dose

따라서 위의 경우 백만 투여량(10^6 dose)당 1개 이하의 바이러스 입자가 오염될 가능성을 예측 할 수 있다.

책 말미에

책을 최종 교정하고 마무리 말을 쓰려고 하니 참으로 감회가 깊다. 일단 많이 기쁘고 내가 해야만 할 일을 마친 것이므로 참으로 후련하다. 마치 만학도가 학위 논문을 마치듯 이제 한 단계 정리한 듯한 느낌이 들기도 한다. 이 책은 한 권의 표준시험서로서가 아니라 나에게 박사학위 이상으로 의미가 깊고 식품의약품안전청에서 공직에 몸을 담고 있던 지난 10년 가까이 되는 세월을 돌아 보게 하는 책으로 참으로 만감이 교차하기도 한다.

돌아보면 지난 10여 년간 우리나라는 연구결과의 신뢰성에 대한 논란으로 너무나 많은 국민적 에너지가 손실되고 국가적 명예가 실추되는 등 다양한 사건들을 겪어 왔다. 이제 벌써 10년이 다 되어가는 1999년 초 나는 한국생명공학연구원에서 바이러스종양연구실 실장을 담당하고 있었다. 그 때 어떤 계기가 있어 여러 동료들의 만류를 뒤로 하고 우리나라 생명공학제품 개발에 필요한 역할을 할 수 있기를 기대하면서 식품의약품안전청의 생물의약품 담당부서에 공채과장으로서 뒤늦게 공직에 몸을 담았다. 그리고 업무를 수행하면서 우리나라 생명공학제품이 선진국 진입을 하려면 먼저 우리나라 연구자, 개발자들이 생산하는 자료의 신뢰성확보는 물론 국가기관 평가자의 평가에 대한 신뢰성확보가 더욱 중요한 것을 깨달았다. 그래서 바로 이러한 국가기관 신뢰성확보의 선진화를 통해 우리나라 생명공학제품의 개발 및 선진국 진입에 일역을 하기를 기대하면서 연구자, 개발자, 산업체 그리고 규제기관이 협력하는 장을 만들기 위해 많은 노력을 기우려 왔다.

특히 백신, 혈액제제, 진단제제, 세포조직공학제제 등의 허가와 관련 평가업무를 담당한 것은 물론 바이러스전문가라는 입장 때문에 철분제제,

인태반제제 등 안전성평가에도 관련이 됨으로 인해 실험 결과의 신뢰성확보를 시스템화해야만 한다는 것을 더욱 절실하게 느꼈다. 허가 관련 실험데이터의 신뢰성에 대한 논란으로 내가 담당하지 않았던 업무에 대해서 참고인 자격으로 고등검찰 특수부에까지 출석요구를 받은 적도 있다. 만일 여러분 실험실에서 누군가가 거짓 자료를 만들어 제출했을 때 그것을 어떻게 확인할 수 있는가라는 질문을 받는다면 여러분은 어떻게 대답할 것인가? 실험실에 실험이 바르게 진행되고 있는 것을 어찌 실험자가 아닌 사람이 알 수 있는가? 이런 질문에 책임자가 100% 확신을 가지고 답할 수 있도록 하는 것, 그것이 소위 신뢰성 보증시스템인데 나는 가능한 모든 실험실에 이러한 신뢰성보증 시스템이 보강되어야 한다고 생각했다.

결국 우리나라는 제품을 생산하는 기업은 물론 평가업무를 담당하는 규제기관 실험실을 포함, 모든 실험실의 실험결과를 선진국 수준의 신뢰성 보증 시스템을 구축하지 않으면 그 결과를 신뢰하기 어렵다는 것을 알게 되었다. 그래서 생물의약품평가부서에서 이 신뢰성을 구축하는 일을 시도하였다. 먼저 <백신등생물학적제제안전강화사업>, <생물의약품안전관리사업>, <생물의약품국가표준품사업>, <생물의약품평가부실험실ISO인증사업> 등을 기획하고 수행했다. 직원들 자체교육을 체계적으로 시키고 <GMP교육인증서> 등을 발급받도록 하는 시스템을 만들었다. 국제표준화를 위해 <생물의약품 국가표준품 카다로그>를 발행하기 시작하고 <생물의약품 생산에 사용되는 세포기질관리 가이드> 발간에 참여함과 함께 <세포주로부터 개발한 생물공학제제의 바이러스안전성 평가 가이드> 등 다수의 가이드라인 발간 및 산학연관의 협동연구사업 및 프로그램, 국내외 공동심포지움 등 개최를 통해서 생명공학제품의 평가수준 및 개발 수준을 높이려고 노력했다.

그러는 사이 물백신과 오염혈액, 광우병인자 오염우려 철분제제, 바이러스 오염우려 인태반제제, 불량 진단제제 평가의 파고를 건너고 세포조직공학제제의 평가의 능선을 넘었다. 파필로마바이러스 관련 등 WHO와 공동워크셥, 선진국규제기관담당자들과의 국제공동심포지움, 한국생명공학연구원과 식약청의 공동심포지움, 한국부인암재단과의 공동심포지움 등을 개최했다. 이러한 업무를 통해서 WHO와 긴밀한 연관을 가지고 일을 하게 되었고 국제기구에서도 신뢰성을 확보하였다. 그 결과 2005년에는 제네바본부의 추천으로 <WHO의 생물학적제제표준위원회 전문위원>에 임명되는 기쁨을 누리기까지 했으며 WHO의 신인도제고를 통해서 국내기업의 수출에 일역을 하였다고 자부한다.

이러한 시절을 통해서 어려움과 기쁨을 함께 해준 바이러스제제과, 혈액제제과 그리고 바이러스백신팀에서 근무하는 동안 늘 믿어주고 격려를 아끼지 않았던 반상자박사, 백선영박사, 민경일선생님, 류승렬선생님, 민혜경박사, 김병국박사, 김도근선생님, 최정윤선생님, 김재옥선생님, 안광수박사, 김순남선생님, 홍충만박사, 유시형박사, 강혜나박사, 임재현박사, 신인수박사, 강주혜박사에게 감사를 표한다. 그리고 나의 제안을 많이 존중해 준 이석호박사님, 공직초기에 백신허가 관련으로 어려움을 함께 해 주신 민홍기박사님, 어려운 상황에서도 신뢰를 아끼지 않은 허숙진박사님, 손여원박사님, 홍성화박사님, 신원박사님에게 고마움을 전한다.

그리고 멀리 제네바에 있는 신진호(J Shin)박사, 수 차례 WHO에 초청해 준 Dr. Sonia Pagliusi, Dr. Ana Padilla, Dr. David Wood, 영국국립생물표준연구소(NIBSC, UK)의 Dr. Morag Ferrguson, 그리고 일일이 거론하지 못해서 미안하지만 나와 함께 했던 모든 직원들과 지인들에게 이 길을 걸어오는 동안 믿어주고 격려해 준 것에 대해 다시 한번 고마움을 전하고 싶다. 특히 내가 어려운 일이 부딪쳤을 때 자신의 어려움까지도 불사하고 끝까지 나를 신뢰해준 신진호박사에게 이 기회를 빌어 감사의 뜻을 전한다. 또한 제네바 WHO본부에서 수 차례 만나뵐 기회를 통해 많은 우리나라 신인도 제고에

힘을 다하라고 격려를 해주셨던 불행히도 지금은 고인이 되신 이종욱(JW Lee) 전 WHO사무총장님께도 감사를 드린다.

의약품을 허가하는 일과 관련된 실험실에서 누군가가 거짓자료를 생산하게 되면 귀한 사람의 목숨이 왔다 갔다 하는 것에 영향을 미치게 되는 것은 누구라도 잘 알 것이다. 그런데 실험자들이 일반연구실에서 생산하는 자료에 조금이라도 거짓자료가 포함된다면 논문하나쯤이야 하고 쉽게 생각할 수 있는지 모른다. 그러나 바로 그러한 상황이 습관이 되면 바로 의약품개발 연구에서도 거짓이 끼어들게 되는 것이다. 내가 나에게 하는 말이 있다. 한번은 실수고 두번은 습관이고 세번은 본성이다. 물론 꼭 그렇지는 않겠지만 일선 학교 실험실에서부터 정직성이 습관이 되고 그러한 습관이 유지되도록 자체적으로 최소한의 시스템을 만들어 관리해야할 필요가 있다. 따라서 회사의 제조시설에서는 물론 기초연구 실험실에서도 신뢰성을 확보할 수 있는 표준화 된 실험 수행에 대한 좀 더 구체적인 가이드가 필요하다고 생각했다. 이에 생물생명공학의약품은 물론 모든 생물학적 분석방법을 사용하는 실험에 모델이 되는 시험서가 필요하다고 생각했다. 생물학적실험은 분석기기와 같은 매뉴얼이 없고 한두번 시연을 해보아도 따라서 하기가 쉽지 않다. 그리고 늘 하는 실험도 변수가 많이 작용한다.

마침 생물법제학으로 인연이 된 여러 회사에 근무하는 제자들이 내 생각에 동참하여 생물분석실험의 <표준화된 실험 수행에 대한 좀 더 구체적인 가이드>로서 이 책의 발간에 참여하였다. 2005년 12월 어느 휴일에 모여 포맷 등을 최종 결정하고 작성하기 시작하였다. 여러 사람이 참여하다 보니 포맷과 양, 그리고 질의 수준을 적절하게 만드는 것과 그 마무리가 그리 쉽지 않았으나 여러 주말을 투자하여 마침내 2006년 1월에 본 표준시험서의 초안을 마련하였다. 동참해준 제자들, 일차 포맷 만드는데 큰 역할을 해 준 최성철(한미약품), 이재운(씨제이제일제당주식회사)과 안미진(식품의약품 안전청),

그리고 김현일(이수앱지스(주)), 문성현(셀트리온), 오연선(고려대학교), 장준호(고려대학교), 정혜성(국립환경과학원), 최옥미((재)목암생명공학연구소), 한지희(한국생산기술연구원) 등 제자들과 이도연박사님(씨제이제일 제당주식회사), 여러 공동저자들에게 깊은 감사를 드린다.

한편 지난 2년 동안 이 책의 초고는 책상 속에서 잠자고 있었다. 불행히도 내가 개인적으로 전혀 시간이 여의치 않아 완성된 초고를 교정할 여유조차 없었기 때문이다. 참여해준 분들에게 늘 미안한 마음이 들었다. 다행히 2006년 말에 들어서서 장준호선생님이 수 차례 교정 및 전체 편집을 위해 수고해 주지 않았더라면 이 책은 쉽게 세상에 빛을 보기 어려웠을 것이다. "구슬이 서말이라도 꿰어야 보배가 된다" 하듯이 마무리 작업을 하는데 열과 성을 다해 준 장준호선생님에게 책임저자로서 깊이 감사를 드린다.

짚고 넘어가야 할 것이 있다. 본 저서 내에 언급된 기자재나 재료들은 가능한 자료작성자가 사용하고 있거나 사용한 경험이 있는 것들을 현실적으로 구체성이 있도록 하기 위해서 활용한 것일 뿐이다. 특정 제품을 광고하는 것이 아님을 밝힌다. 독자는 얼마든지 각 연구자의 실험실에 있는 기자재나 구입하고자 하는 재료들을 활용해서 자신의 실험실에 적합한 기술문서와 표준 시험서를 만들 수 있으므로 본 서에 제시된 것은 단지 참고자료임을 밝힌다.

식약청 생물의약품본부에서는 2002년에 <생물의약품 생산에 사용되는 세포기질관리 가이드> 및 <세포주로부터 개발한 생물공학제제의 바이러스 안전성 평가 가이드>를 발간한 바 있다. 마침 2007년 말에 <생명공학의약품 생산 세포주 관리를 위한 시험방법> 가이드가 발간되었는데, 이들 세 권의 가이드는 본 저서 <생명공학 의약품 표준시험서>의 필요성을 이해하고 활용하는데 좋은 길잡이가 되리라고 생각된다. 이 3권의 가이드와 본 저서가 생명공학제품, 융합기술제품 개발자는 물론 Bioassay를 수행하는 모든 연구자들에게 조금이라도 도움이 되기를 진심으로 기원한다.
그리고 고려대학교 생물법제학부의 김찬화교수님, 김익환교수님, 김미령 교수님을 포함 박영인교수님 등 여러 교수님께 특별한 감사를 전하고 싶다. 또한 식약청에 발을 디디는데 있어 한국생명공학연구원의 많은 동료들의 만류에도 불구하고 내가 생명공학분야에 도움이 되는 일을 잘 할 수 있을 것이라고 격려를 아끼지 않으신 이경광박사님과 유장렬박사님께 감사를 드린다. 뒤늦게 공직에 들어와 너무나 어려움이 많았지만 멀리서 늘 응원을 해주신 두 분께 깊이 머리를 조아려 감사의 인사를 드린다. 사군자 친구들과 제일갈래머리와 SG71 친구들, 엠마우스자매들, 11회 회원들, 바깥가족들, 생명공학산학연관연구회 일로 끊임없이 수년간 수고를 해준 양은경박사, 윤도영교수, 김홍진교수 그 밖의 일일이 거명하지 아니한 여러 친구들과 선후배들 그들의 사랑의 힘이 지난 10년간 내가 어려운 길을 걸어 올 때 징검다리가 되어 주었음을 잊지 않는다.

또한 이 책을 마치기까지 조금이라도 더 신경을 써 주고 싶은 일들이 있었으나 마음만큼 다 하지 못한 어머님과 남편 포함 모든 가족들에게 미안함 그리고 딸 세연과 선화가 자신들의 길을 잘 걸어가주고 있음에 대해 고마움을 전한다. 늘 어려울 때 이 세상 것이 전부가 아니라고 인간적 친구이자, 영적지도자로서 의논과 격려를 아끼지 않으시고 내가 삶의 끝까지 열정을 다하여 희소식을 일구며 꽃으로 피어나되 본질적 초월적 자아에 대한 추구를 잃지 않도록 붙들어 주시는 유스티노신부님께 감사를 드린다. 이렇게 작은 마침을 허락 하시고 우리 가족에게 건강을 허락해 주신 하느님께 그 분의 은총이 없이는 어떠한 것도 이루어질 수 없음을 알고 있으므로 깊이 감사를 드린다.

인왕산 자락에서 2008년 3월 박 순 희

▌책임저자 : 박순희
▌공동저자 : 김현일, 문성현, 안미진, 오연선, 이도연, 이재운,
장준호, 정혜성, 최성철, 최옥미, 한지희

생명공학 의약품 표준시험서

부제: 생명공학 제품 개발을 위한 안전성 · 유효성 보증 실험 길잡이
(A Laboratory Manual: Standard Bioassay Methods for
Biotechnology Products and Biopharmaceuticals)

초판 인쇄 • 2008년 3월 10일
초판 발행 • 2008년 3월 15일
지은이 • 박순희 외
펴낸이 • 박순희
편집인 • 박순희, 장준호
펴낸곳 • 한림원(주)
Tel • 02-2273-4201
Fax • 02-2179-9083
http://www.hanrimwon.co.kr

ISBN • 978-89-959463-2-9

값 20,000 원